全国高等卫生职业教育口腔医学、口腔医学技术专业
实用技能型"十三五"规划教材

供口腔医学、口腔医学技术专业使用

口腔医学美学

KOUQIANG YIXUE MEIXUE

主　编　孙建欣　彭　澜

副主编　梁珊珊　张晓光　张海英

编　委（以姓氏笔画为序）

刘艺萍　安阳职业技术学院
闫一梵　重庆三峡医药高等专科学校
孙建欣　邢台医学高等专科学校
苏晓亚　安阳职业技术学院
张晓光　辽东学院
张海英　肇庆医学高等专科学校
郭　盛　邢台医学高等专科学校
梁珊珊　武汉大学
彭　澜　荆门市第一人民医院
谢红帼　荆门市第一人民医院

华中科技大学出版社
http://www.hustp.com
中国·武汉

内 容 简 介

本书是全国高等卫生职业教育口腔医学、口腔医学技术专业实用技能型"十三五"规划教材。

本书共十二章，包括概述，口腔医学美学基础，口腔临床摄影，口腔美学设计与信息传递，牙体缺损的美学修复，牙列缺损的美容修复，牙列缺失的美容修复，牙周美学，口腔正畸美学，口腔颌面美容外科，口腔种植美学，口腔美容保健。本书在内容编排上侧重临床实践，具有较强的实用性。

本书可供口腔医学专业和口腔医学技术专业使用。

图书在版编目(CIP)数据

口腔医学美学/孙建欣，彭澜主编. —武汉：华中科技大学出版社，2019.5(2024.8重印)
全国高等卫生职业教育口腔医学、口腔医学技术专业实用技能型"十三五"规划教材
ISBN 978-7-5680-5150-7

Ⅰ.①口…　Ⅱ.①孙…　②彭…　Ⅲ.①口腔科学-医学美学-高等职业教育-教材　Ⅳ.①R783-05

中国版本图书馆 CIP 数据核字(2019)第 070887 号

口腔医学美学　　　　　　　　　　　　　　　　　　　　　　　孙建欣　彭　澜　主编
Kouqiang Yixue Meixue

策划编辑：蔡秀芳
责任编辑：张　帆
封面设计：原色设计
责任校对：张会军
责任监印：周治超
出版发行：华中科技大学出版社(中国·武汉)　　　电话：(027)81321913
　　　　　武汉市东湖新技术开发区华工科技园　　　邮编：430223
录　　排：华中科技大学惠友文印中心
印　　刷：武汉市洪林印务有限公司
开　　本：889mm×1194mm　1/16
印　　张：13.25
字　　数：368千字
版　　次：2024 年 8 月第 1 版第 5 次印刷
定　　价：68.00 元

全国高等卫生职业教育口腔医学、口腔医学技术专业实用技能型"十三五"规划教材

编委会

网络增值服务使用说明

欢迎使用华中科技大学出版社医学资源服务网yixue.hustp.com

1.教师使用流程

（1）登录网址：http://yixue.hustp.com （注册时请选择教师用户）

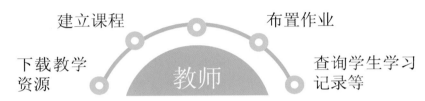

（2）审核通过后，您可以在网站使用以下功能：

管理学生

建立课程　　　　　　　　　布置作业

下载教学资源　　　　　　查询学生学习记录等

教师

2.学员使用流程

建议学员在PC端完成注册、登录、完善个人信息的操作。

（1）PC端学员操作步骤

①登录网址：http://yixue.hustp.com （注册时请选择普通用户）

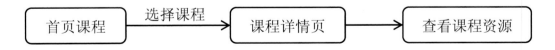

② 查看课程资源

如有学习码，请在个人中心-学习码验证中先验证，再进行操作。

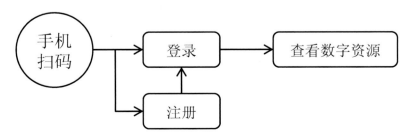

```
首页课程  --选择课程-->  课程详情页  -->  查看课程资源
```

（2）手机端扫码操作步骤

```
手机扫码  -->  登录  -->  查看数字资源
         -->  注册  -->  登录
```

总　序

　　长期以来,口腔医学、口腔医学技术专业职业教育基本是本科的压缩版,以学科系统化课程模式为主,强调知识的完整性和系统性,各门课程虽各有关联但又都自成体系。在职业教育学制短的情况下,很难达到培养目标的要求,学生往往需要毕业后再教育才能胜任岗位要求。

　　在国家大力发展职业教育的新形势下,高职教育的指导思想不断成熟,培养目标逐渐明确。

　　为了在"十三五"期间进一步贯彻落实《国务院关于加快发展现代职业教育的决定》和《教育部关于深化职业教育教学改革全面提高人才培养质量的若干意见》等系列配套文件精神,服务"健康中国"对高素质口腔人才培养的需求,进一步强化高职口腔医学、口腔医学技术专业学生的职业技能培养,我们有必要进行教材建设,使专业教学符合当前高职教育发展的需要,以实现"以服务为宗旨,以就业为导向,以能力为本位"的课程改革目标。

　　经我社调研后,在教育部高职高专相关医学类专业教学指导委员会专家和部分高职高专示范院校领导的指导下,我们组织了全国近40所高职高专医药院校的近200位老师编写了这套全国高等卫生职业教育口腔医学、口腔医学技术专业实用技能型"十三五"规划教材。

　　本套教材积极贯彻教育部《教育信息化"十三五"规划》要求,推进"互联网＋"行动,全面实施教育信息化2.0行动计划,打造具有时代特色的"立体化教材"。此外,本套教材充分反映了各院校的教学改革成果和研究成果,教材编写体系和内容均有所创新,在编写过程中重点突出以下特点:

　　(1)紧跟医学教育改革的发展趋势和"十三五"教材建设工作,具有鲜明的高等卫生职业教育特色。

　　(2)以基础知识点作为主体内容,适度增加新进展、新方向,并与劳动部门颁发的职业资格证书或技能鉴定标准和国家口腔执业医师资格考试有效衔接,使知识点、创新点、执业点三点结合。

　　(3)突出体现"校企合作"、"医教协同"的人才培养体系,以及教育教学改革的最新成果。

　　(4)增设技能教材,实验实训内容及相关栏目,适当增加实践教学学时数,增加学生综合运用所学知识的能力和动手能力。

　　(5)以纸质教材为载体和服务入口,综合利用数字化技术,打造纸质教材与数字服务相融合的新型立体化教材。

　　本套教材得到了专家和领导的大力支持与高度关注,我们衷心希望这套教材能在相关课程的教学中发挥积极作用,并得到读者的青睐。我们也相信这套教材在使用过程中,通过教学实践的检验和实际问题的解决,能不断得到改进、完善和提高。

**全国高等卫生职业教育口腔医学、口腔医学技术专业实用技能型
"十三五"规划教材编写委员会**

本书以三年制高职高专学生为服务对象,在内容选择上力求贴近专业临床需求,在编写上深入浅出,坚持体现科学性、实用性、创新性和可读性。

口腔医学美学是一门新兴的口腔学科。随着社会经济的发展,人民生活水平的不断提高,人们对口腔美学的需求也在不断增加,这就对口腔医生提出了更高的要求。因此,作为一名口腔医生,只是单纯地恢复患者的牙齿功能,解决牙齿的"痛苦和缺陷",在目前看来就显得远远不够。为了更好地为患者服务,满足患者对于"美"的需求,口腔医生还需要掌握一定的美学知识和审美能力,并将其运用到临床工作中。

参加本书编写的教师均具有丰富的临床一线工作经验,在编写过程中能够紧密联系临床需要,因此本书具有较强的实用性。在内容编排上,侧重于临床实践,从口腔医学美学临床涉及的口腔修复、牙周病学、口腔正畸、口腔颌面美容外科、种植外科、口腔美容保健等方面分章讲述,具有很强的临床实用性。另外,要想达到良好的美学修复效果,还需要医生和技师的良好配合,在本书中特别增加了关于口腔临床摄影、口腔美学设计与信息传递部分的内容。在基础理论知识部分,进行了一定的压缩和整理,侧重于口腔各部分软硬组织美学和色彩学方面,内容较易理解且适合临床,降低了高职高专学生的学习难度,便于学生理解和掌握。在形式上,为了让学习过程更加直观明了,本书增加了大量的彩图,便于学生直观理解和掌握。另外,在每章中还加入了学习目标、案例导入、知识链接、目标检测和本章小结等内容,以期达到开阔学生眼界、提高教学效果的目的。

随着人们对口腔美学需求的不断增加,对于口腔医生的美学要求也越来越高,口腔医生也需要越来越多的口腔医学美学知识。口腔医学美学的发展需要各方面专家和同仁的共同努力。由于本书编者的水平有限,时间仓促,不足之处在所难免,恳请广大师生和各位专家、读者批评指正。

编者

目 录

MULU

第一章 概　　述

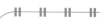

本章PPT

学习目标

掌握：口腔医学美学的概念、学科特点及治疗范围。

熟悉：美的概念、形式美的概念和基本规律；人体美学的特点。

了解：美学发展史、医学美学发展史、口腔医学美学发展史。

第一节　美学基础

美学是研究美的本质、美感产生的原因、美的规律及其在审美实践活动中的应用的一门学科，是哲学的一个分支学科。美原意是指由感官与外部世界接触而产生的内心感受。18 世纪，德国著名的哲学家亚历山大·戈特利布·鲍姆加登在《关于诗的哲学默想录》中首先提出了美的概念。1750 年，鲍姆加登的专著《美学》第一卷的出版标志着美学作为一门独立的学科正式产生，而鲍姆加登也被国际社会公认为"美学之父"。19 世纪，随着心理学的发展和完善，人们开始使用心理学的观点和方法来阐述和研究美的本质。根据人的不同心理需求层次，将美分成以下几个层次：满足基本生理需求的美，满足社会和情感需求的美和满足人对自我实现的美。

一、美的基本概念

美是人类的本能追求。无论种族、性别、年龄，只要有人类存在的地方就存在着对美的追求和各种不同形式的审美活动。人类从不同的出发点以不同的角度观察，运用不同的思维方法分析，美可以有多种不同的解释和定义。

（一）美的形式

美无时不在、无处不在，美包罗万象，它不仅存在于自然环境和人类社会中，而且存在于人的思想意识中。

1. 自然美　自然美是指自然界中各种自然事物所呈现出来的美。自然属性是指自然事物的形状、颜色、线条、声音、比例等人的审美感官能够感知到的属性。自然美可以是自然环境，如广阔的草原、险峻的高峰、一望无垠的沙漠等。自然美也可以是自然界中的各种生物，比如蝴蝶、鲜花、小草等。因此，自然美更侧重于形式美，而它的内容相对模糊和隐约。自然美不是一成不变的，它具有易变性和多样性，人与自然的联系使得自然美富于情感和更深的寓意。

2. 社会美　社会美是指人类在长期的社会活动中，为了满足人际交往的需求和情感的需求，慢慢积淀出的善良、可贵、高尚的行为美，这些美的行为在社会活动中让双方都感受到精神

Note

1

上的愉悦,美的行为得到美的结果。社会美的内容重于形式,其本质是以感性的形式表现出来的善。社会美体现在社会生活的方方面面,随着社会的进步和发展,社会美的内容还会不断丰富,体现人的健康向上的外在活动和体现人的内在的善良品质的活动都是美的。评价社会美要看其是否符合绝大多数人的需要,是否有利于整个社会向好的方向发展。

自然美和社会美都属于现实的美,普遍存在于现实生活中,共同构成了我们多姿多彩的生活环境。

3. 艺术美 将现实生活中的美按照一定的审美观点、审美思想进行总结、概括、去伪存真,提炼出美的规律,然后将美的规律充分表达到各种艺术作品和艺术创作中去,以更精确、更充分地表达美的本质。艺术美来源于自然美和社会美,但却高于自然美和社会美。艺术美将现实生活融入艺术家的创作之中,比现实生活更理想、更典型、更强烈、更集中。艺术美在给人以美的享受的同时,还能提高人的审美能力,推动社会的发展和进步。

4. 科技美 包括科学美和技术美,是人类在探索自然规律、科学研究中所创造的成果和形式。

科学美表现在人类运用科学研究方法、思维形式及其产生的结论和理论体系对宇宙万物的运行规律、社会发展的演变规律等自然或社会的真理的追求过程中。技术美表现在人们对各种已发现的科学规律进行实际应用,通过发明创造等方式对客体进行加工从而改善人类生存环境、改善人们生活体验的各种先进技术的过程中。如载人航天技术、人造卫星技术、器官移植技术、纳米技术等。科技美是理性的美,同时,它还具有简约性、体系性、真理性等特点。科技美是人类在更高层次上驾驭客观规律,按照一定的目的改造世界的一种外在的美的体现。

(二)形式美

形式美是指构成事物外在自然属性及其组合规律呈现出来的审美特征。形式美具有独立性、直观性和变异性。形式美是美的形式和美的内容的辩证统一。相对于内容美,形式美给人的感觉更普遍、更直接、更具体,人类在长期的审美活动中,对形式美的感性因素组合规律进行了经验总结,形成了形式美的基本规律。

1. 单纯与齐一 又称整齐律,是最简单的形式美规律。单纯指形式美各构成要素之间没有明显的差异性和对立性。如颜色、大小、长短、形状等相同或相似。无边的蔚蓝天空、大片的金黄麦海、一望无垠的大草原等,给人以明净、纯洁、有序、舒适的感觉。齐一指同一种形式连续反复出现,给人以规律性和齐整感。凡是被认为美的事物,都会呈现出一致性和反复性,完全凌乱的事物很难呈现出美感。如规整的麦田、阅兵式中整齐的队列等都体现了整齐一律的美感。

2. 对称与均衡 对称指以一条假象轴为中线,物体在其上下、左右、前后的形体均等。对称包括上下对称、左右对称和辐射对称。如人的双耳、双眼、双唇、左右肢体、两侧的同名牙等为左右对称,雪花为辐射对称。对称的物体给人以稳重、静态、和谐的审美感觉。均衡指中线两侧的物体未必完全对称,但在重量、吸引力和给人的感觉上大体相当。均衡是一种动态的对称,在空间距离上大体相近,给人一种均衡感,如布达拉宫。美的物体,要不然是完全对称的,要不然就要能体现出均衡感。

3. 调和与对比 调和与对比反映了两种对立的状态。调和指若干个差异性的元素以相近的形式相互融合、统一,在变化中保持一致的过程。它强调的是在差异之中找一致。如色彩学中的蓝色与绿色、红色与橙色等都是相近的颜色,它们既有区别之处又有相通之处,在变化中保持一致,使人感到柔和、协调、和谐而统一。对比指若干个差异性的元素以相反的形式组合在一起,形成强烈的反差。它是在差异之中找对立,如"万绿丛中一点红""唇红齿白"等通过强烈的对比使人感受到鲜明、醒目、振奋,形成美的感受。调和与对比可以使人感受到更加丰富的美感。

4. 比例与匀称 比例指整体和局部或事物自身各部分之间的关系,是用数学方法来描述美。匀称是能引发好感、恰到好处的符合美学标准的比例关系。中国画中强调"丈山、尺树、寸马、分人",如果画面不符合这个比例,就会有不协调的感觉。西方美学研究中,最著名的比例关系是黄金分割比。在人体美学中,人的躯干、身高、臂长等满足黄金分割比则是最美的比例。

5. 节奏与韵律 节奏指同一元素间隔重复所表现出的形式。节奏广泛存在于人类社会和自然界中。如日夜交替、四季变换、潮起潮落等。节奏能带来视觉、听觉、触觉的快感,能够增强艺术作品的感染力。韵律指在节奏的基础上加入一定的变化从而产生不同的感官体验。它比节奏的内涵丰富,使人能够感受到更多的情感,给人以精神上的享受和满足。

6. 多样与统一 又称和谐,是形式美的最高规律。多样体现事物的个性,指事物的个性在形式上存在差异性。统一体现事物的共性或整体联系,指各种个性的差异性彼此相互协调、相互作用,形成新的整体美。它是对形式美的单纯、齐一、均衡、对称、调和、对比、节奏、韵律等规律的概括总结。日常生活中的形式美多数由各种不同的形式美组合而成,这些审美元素共同构成了形式美的多样与统一。

二、美学发展史

(一)西方美学发展史

1. 美学学科的建立 1750 年,德国著名的哲学家亚历山大·戈特利布·鲍姆嘉通首先使用"Aesthetic"命名他撰写的一部书,该书的出版标志着美学作为一门独立学科的产生。鲍姆嘉通被誉为"美学之父"。

2. 西方美学的四个发展阶段

(1)本体论阶段(古希腊时期到 16 世纪):古希腊著名的哲学家、政治家柏拉图明确提出美的本质问题,第一次提出"美"和"美的东西"的区别。他认为美是理念,形式美是真正的美。古罗马时期的著名哲学家,新柏拉图主义创始人普罗提诺认为美是来自神的理性。柏拉图和普罗提诺都是唯心主义者。古希腊美学家亚里士多德认为美只存在于客观存在的事物中,艺术的本质是现实的模仿。亚里士多德是唯物主义者。

(2)认识论阶段(文艺复兴时期到 19 世纪末):该阶段为美学发展的繁荣时期,各种流派相继出现。英国经验主义代表人物博克提出审美趣味具有共同的客观生理基础,明确崇高和美的起源为自我保全和社会交往两种基本情欲。而大陆理性主义代表人物德国著名哲学家鲍姆加登建立了美学这一哲学学科。德国古典美学主义代表人物德国哲学家黑格尔则将美学称为"艺术哲学",并第一次将辩证法和历史主义运用于美学研究。

(3)语言学阶段(19 世纪末到 20 世纪 80 年代):该阶段主要研究语言或形式。代表流派有俄国形式主义、英美新批评、结构主义、后结构主义、存在主义等。

(4)文化学阶段(20 世纪 80 年代以来):包括后现代主义、后殖民主义、女性主义等文化分析流派。

(二)中国美学发展史

1. 中国古代美学

(1)先秦时期:中国美学的起始阶段,儒家以孔子为代表,主张加强人文教化,人与社会和谐共处,"美善相乐"。道家以庄子为代表,主张人与自然和谐相处。

(2)秦汉时期:《乐记》是我国古代第一部音乐美学专著,它总结了先秦时期的儒家音乐美学思想。其丰富的美学思想,对两千多年来中国古典音乐的发展有着深刻的影响。

（3）魏晋时期：中国南朝文学理论家刘勰创作的《文心雕龙》全面总结了齐梁时代以前的美学成果，细致地探索和论述了语言文学的审美本质及其创造、鉴赏的美学规律。第一次提出了"意象"一词。

（4）唐宋时期：该时期百家争鸣。韩愈"修其辞以明其道"，主张文学创作"不平则鸣"。苏轼主张"有道有艺"。

（5）明清时期：提倡以表现人纯真的自然本性为美。

2．中国现代美学

（1）第一次美学争论（20世纪50年代到20世纪60年代）：仍然讨论美的本质问题，分为四个流派。客观自然派：美是客观的自然属性。客观社会派：美是客观的社会属性。主观派：美是主观的感觉。主客观统一派：承认美是客观的属性，但是美又符合主观的标准。

（2）第二次美学争论（20世纪80年代）：仍然探讨美的本质问题，实践美学占据主导地位，以李泽厚发表《批判哲学的批判》为开端，认为美的本质是人的本质，美的实践产物是人化自然的产物。反映论美学认为美是客观属性，审美是对它的反映。

（3）第三次美学争论（20世纪90年代）：随着市场经济的发展，审美文化突出的变化有两点：一是审美文化重点不再在纯粹理性领域，而在日常生活当中；二是审美文化不再在高雅、精英层面，而在世俗、大众层面。

（4）第四次美学争论：关于日常生活美学和超越性美学的争论。日常生活美学主张"日常生活审美化"。超越性美学主张超越艺术美学与身体美学对立。

第二节 医学美学

一、医学美学的概述

美学在医学中最初应用于整形外科，二战后，逐渐从外科中分离出来并形成了一门独立的学科。1988年，我国学者邱琳枝、彭庆星编写的《医学美学》出版，标志着我国医学美学学科正式成立。医学美学有众多分支学科，如美容中医学、美容皮肤科学、美容牙科学、美容外科学、口腔医学美学等。

（一）医学美学的概念

医学美学是美学的一个分支学科，是医学与美学相结合而形成的一门新型交叉学科。医学美学主要应用于人体，是美学原理在医学领域中的运用，它以人体形式美学法则为基础，以美学和心理学原则为指导，通过医学手段或医疗技术来恢复、维护、创造人体形态美。医学美学是医学、美学、医疗技术三者相结合的产物。随着医学科学技术的发展和人类健康水平的不断提高，医学美学的重要性日益显著。在近十年内，医学美学得到了快速的发展。

（二）医学美学的特点

医学美学是临床医学的一个分支，具有临床医学的某些共同特征。但医学美学又不仅仅是单纯的治疗疾病，它还有美容和心理方面的需求。因此，美容医学还具有一些自己的独特特征。

1．主诉明确 患者就诊有着明确的目的和要求。患者就诊的目的主要是修复缺损或缺陷，满足自己对美的需求，在生理和心理上达到对美的满足。

2．患者期望值较高 患者希望通过手术达到心理和生理的双重满足，是一种外在和性格的双重改造。

3. 术前需要明确患者治疗动机 人和人对美的需求不一样，有的是正常的需求，有的是非正常需求。所以在术前要明确患者的治疗动机和需求，了解患者的审美价值观。对于有心理疾病或心理障碍的患者，要预先进行心理辅导和治疗。对于有非正常需求的患者，医生可以推迟或拒绝手术治疗。

4. 易出现医疗纠纷 美容医疗较其他临床医疗更易发生医疗纠纷。一是医生的技术水平有限，导致手术失败或达不到预期的效果。二是患者因期望值过高导致其对手术效果不满意。

5. 手术效果分析的特殊性 医学美学的诊疗侧重于满足患者的心理需求，因此，手术效果的评估与患者的心理期望值有很大关系。手术效果的分析不仅由医生来完成，而且更侧重患者的满意度和认同感。

二、人体的美

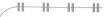

知识链接 1-1

人体美是指人体在正常情况下的形体结构、姿态动作、生理功能的协调统一。人体美包括广义和狭义。广义的人体美包括人的身材、外貌、五官、形态等外在形态美，还包括气质风度、言谈举止、思想性格等精神风貌和内在美。狭义的人体美是指人的身材比例、五官容貌的形态美。人体蕴藏着大量的美学法则，人体的比例、线条、轮廓等包含了几乎所有形式美的规律。

（一）人体美的基本要素

1. 人体的比例 人类对人体美的认识经历了漫长的岁月。从古埃及开始就有了对人体标准比例的研究，到了文艺复兴时期，达·芬奇首次应用了"黄金比例"。他提出，人体美的比例标准为：双臂平展长度等于身长，头长为身高的 1/8，肩宽为身高的 1/4，人体自然中心为脐，以脐为圆心所做的圆可以被人的手、脚触及等。我国古代人体比例的标准是"三庭、五眼、立七、坐五、盘三半"。

2. 人体的色彩 包括装饰色和固有色两种类型。装饰色只是对人体美起装饰作用，如化妆、服饰等。固有色表现在皮肤和毛发上。皮肤光洁、细腻、红润，就会显得人精力充沛、光彩照人，给人以美的享受。毛发的色彩具有明显的地域性，西方人金发碧眼，东方人黑发黑眼。

3. 人体的线条 人体的线条是由曲线和直线共同构成的。直线给人以稳重感，曲线给人以律动感。所以，直线在理性上偏于冷漠，曲线在理性上偏于热情。这种线条的变化，蕴含在人体的框架结构中，形成了不同风姿的人体美。人体以直线为中轴，与各式各样的曲线相关联，造就了各种各样的形体，如丰满、苗条、干瘪等形体。不同的种族对线条美的理解不同，东方人崇尚苗条，西方人喜欢健美。

（二）人体美的特点

1. 身材相貌比例匀称 人体美的基本条件是身材相貌比例匀称，姿态动作和谐自然，气质风度大方得体。另外，在现代医学中提出健康是人体美的基础，健康的人体自然呈现出各种人体美的特点，包括积极向上的精神面貌和乐观向上的身心状态。

2. 姿态动作和谐 人体美往往由不同姿势动作共同表现为动态的美。日常生活中，人的坐、立、行等基本活动均能体现出运动状态下的美。古人云："站如松、坐如钟、行如风"。

3. 气质风度得体 是形式美与内容美的和谐统一，是人的内在修养的外在体现。气质风度、个人修养为后天培养所得，是人体内心活动的外在体现。

三、医学美学发展史

医学美学是一门新兴学科，但其起源可以追溯到几千年前。我国在先秦时期就开始探索延年益寿之道。《黄帝内经》奠定了中医美学的理论体系。东汉的华佗创立"五禽之戏"，开创

Note

了我国医疗保健操的先河。《肘后备急方》记录了面疱、发秃等美容保健秘方。《晋书》首次记载了先天性唇裂矫正术。1988 年,我国学者邱琳枝、彭庆星编写的《医学美学》出版,标志着我国医学美学学科正式成立。1990 年 11 月 14 日,成立了"中华医学会医学美学与美容学会",标志着医学美学的学科地位在我国正式确立。

在西方医学史上,医学美学同样有着悠久的历史。在古希腊和古罗马的一些艺术作品和神话作品中,多次提到了美学和医学的关系。古罗马建筑师、工程师维特鲁威在《建筑十书》中认为世界上最美的比例关系是人体比例。达·芬奇依据维特鲁威的描述画了《建筑人体比例图》(维特鲁威人),最早提出了"黄金比例"这一说法。法国名医安布洛兹·巴雷首次在截肢患者的肢体上装上假肢,提高了患者的生活质量,改善了患者的形体美。发明了"8"字缝合法,改善了唇裂手术的效果。1979 年,美国成立"国际美容整形外科协会",《美容整形外科杂志》正式出版,这是世界上第一本医学美容杂志。

第三节　口腔医学美学

一、口腔医学美学的概念

口腔医学美学是口腔医学与美学相结合形成的一门新兴学科,以口腔医学和美学的基础理论为指导,运用口腔修复、口腔正畸、口腔种植、正颌外科等途径实施治疗或手术,用以恢复或改善患者的容貌外观。口腔医学美学涉及口腔医学、美学、心理学、行为科学、计算机科学等多个领域。与口腔医学相比,口腔医学美学更注重"美"的改善,比如通过医学手段使面型更美观或使牙齿变得更加整齐和亮白。

与口腔医学相比,口腔医学美学有如下特点:①口腔医学美学侧重于对容貌的改善,如果患者颜面被毁,治疗后仅能维护患者起码的尊严和外观,则不纳入口腔医学美学的范畴。②有些患者从传统的口腔医学诊断标准来看是正常情况,无需治疗,仅仅为了改善容貌或牙齿的外观就诊。③不同的人对于"美"的标准不同,医生不应以自己的主观判断为准,要充分尊重患者的意愿,共同商讨决定治疗方案。④医生不仅要有过硬的技术,还要有一定的美学基础。

二、口腔医学美学的治疗范围

口腔医学美学是口腔医学和美学的结合,侧重于更舒适地行使口腔功能和牙齿、面容美观性的恢复,涉及口腔种植、口腔修复、口腔内科、口腔正畸、口腔外科等临床分支。

(一) 口腔美学种植

种植义齿修复临床上应用于牙列缺损、牙列缺失两类情况。相较于传统的可摘局部义齿、全口义齿来说,种植义齿不需要借助卡环、基托等部件来固位,缩小了修复体的体积,增加了患者的舒适性。同时,种植义齿无需摘戴,更能恢复咀嚼效能,人工牙的颜色、色泽更贴近天然牙齿,美观和功能性上与天然牙相近,更易满足患者的生理和心理要求。

(二) 口腔美学修复

1. 牙体缺损美学修复　牙体缺损会造成牙体正常形态、外观的异常或破坏,从而引起咬合和邻接关系的改变,对于牙齿的美观性、牙列的排列和面部美容造成一定的影响。临床常用的牙体缺损美学修复方法有:①美容树脂充填修复技术;②美容全冠(烤瓷冠、全瓷冠)修复技术;③美容贴面修复技术;④牙齿漂白美容修复技术。

2. 牙列缺损美学修复 牙列缺损后，牙列的完整性遭到破坏，咬合关系异常，面部缺牙区的唇颊侧软组织塌陷，对于患者的面容和心理影响较大。牙列缺损的美学修复方法有：①固定义齿修复。采用烤瓷或全瓷固定桥修复少数牙齿的缺失，美观性好，咀嚼效能高，无需摘戴，从美观性和功能性上患者的满意度都较高。②可摘局部义齿。用于多数牙齿的缺失。传统的可摘局部义齿体积较大、材料性能较差，美观性和舒适性较差，患者满意度较低。近年来，多采用美观的卡环、舌侧连接体、附着体等形式固位，大大提高了美观性和舒适度。③种植义齿。

3. 牙列缺失美学修复 牙列缺失后，患者的面容会有较大的变化。面下 1/3 高度降低、口角下垂、唇颊部软组织内陷、鼻唇沟、颏唇沟加深，口周的皱纹明显增多，会使整个人显得苍老。对于牙列缺失的修复，临床上常采用全口义齿的形式，近年来，对于牙槽嵴吸收明显，全口义齿修复时间久、效果较差的患者，也可采用种植义齿的形式来修复。

（三）牙周疾病的美容治疗

牙龈的颜色、形态、位置、龈缘曲线与牙齿的美学有很大关系，在口腔医学美学中常作为辅助手段来使用。临床常用的牙周手术有牙龈切除术、冠延长术、膜龈手术等。

（四）口腔美学正畸

错𬌗畸形是口腔医学临床常见病之一。随着口腔医学美学的发展，对于错𬌗畸形的治疗不再局限于牙齿的排齐，更多的是关注颜面部整体面型的改善，成人正畸的需求大大增加。成人正畸不同于青少年，一是成年人的生长发育已经停止，牙槽骨改建和牙齿的移动速度相对缓慢，矫治时间较长。二是成年人多希望在"隐秘"的状态下完成牙齿的矫治。通常所用的口腔美学正畸的方法包括舌侧矫治、隐形矫治和陶瓷托槽。

（五）口腔颌面的美容治疗

1. 口腔颌面美容修复 可用于修复颌面部软硬组织的缺损或畸形，如唇、腭裂的修复，或用于口唇、面部的整容手术，如丰唇术、唇珠整形、重睑术、隆鼻术、酒窝成形术等。

2. 正颌外科 对于生长发育、外伤等造成的牙颌面畸形，如果通过正畸的手段不能达到理想的效果，可采用正颌外科手术方法治疗，通过口腔颌面外科医生和正畸医生的合作，达到满意的效果。临床常用方法有：上颌骨前部截骨术、上颌骨后边截骨术、下颌升支部截骨术、颏部水平截骨术等。通过正颌外科和正畸的联合治疗，可使人的面型发生巨大变化，相当于重新创造了一个美的面部容貌。

3. 面部微创美容整形手术 微创美容整形手术是应用先进的设备和技术，力求以微小切口和最小的组织损伤，完成精细的手术操作。具有出血少，术后疼痛轻，恢复快，住院时间短或不需住院，瘢痕不明显或无痕的显著特点。如皮肤磨削术、面部除皱术、面部注射除皱、电波拉皮除皱、光子嫩肤等。

三、口腔医学美学国内外发展情况

口腔医学与美学的结合，始于"好莱坞牙医学"。1976 年，美国牙科医生 Goldstein 出版专著《牙医学美学》。1984 年，Goldstein 出版了另一部专著《改变你的微笑》，该书在美国引起巨大反响。1988 年，《美学牙医学杂志》创刊，这是国际上首部口腔医学美学相关杂志，1992 年，Goldstein 开始担任该杂志总编辑。Goldstein 被欧美誉为"牙医学美学之父"。1994 年，国际美学牙医学联盟成立，标志着口腔医学美学开始走上正轨，并进入了快速发展阶段。

中国的口腔医学美学起步较晚，在 20 世纪 80 年代开始成为一门独立学科。1987 年初，安徽医科大学口腔医学院举办了《美学与口腔医学》《容貌美学初探》《口腔修复临床中的审美问题》等专题讲座。1989 年，孙少宣在《华西口腔医学杂志》上发表《全口义齿的美学》。1989 年 4 月，安徽省医学美学研究会及其口腔美学学组在合肥成立，首次提出"口腔医学美学"的概念。1990年,在武汉成立了中华医学会美学与美容学会口腔学组,标志着国内的口腔医学美学研究走上了规范化道路。1994年,孙少宣主编了《口腔医学美学》。1999年,潘可风、蔡中主编《美容牙医学》。2001年10月,中国加入国际美学牙医学联盟。2004年12月,全国第三次口腔医学美学与美容学术大会在海口召开。

口腔医学美学起步较晚,在进入21世纪以来,随着市场需求的持续加大,口腔医学美学得到了迅猛的发展,口腔科医生的观念和视角随之发生的巨大的变化,不仅是通过治疗恢复患者的口颌系统功能,而且要考虑到美观性和容貌的恢复,这给口腔科医生带来了巨大的挑战。

本章小结

本章主要介绍了美的基本概念和规律,美学发展史,医学美学的概念和特点,医学美学的发展史,口腔医学美学的概念和主要内容,口腔医学美学发展史等内容。通过本章的学习,使同学们对美学、医学美学和口腔医学美学有了一定的了解。

概述	学习要点
美学	美的基本概念
	美的形式
	形式美的规律
医学美学	医学人体美的内容和概念
	医学美学的发展史
口腔医学美学	口腔医学美学的概念和主要内容
	口腔医学美学的发展史

能力检测

选择题

1. 美的形式包括(　　　)。

A.自然美　　　　B.社会美　　　　C.艺术美　　　　D.科技美

2. "黄金比例"是(　　　)提出的。

A.达·芬奇　　　　B.达尔文　　　　C.毕达哥拉斯　　　　D.鲍姆嘉通

3. 达·芬奇提出人体美的标准比例为:双臂平展长度等于身长,头长为身长的(　　　)。

A.1/8　　　　B.1/7　　　　C.1/6　　　　D.1/4

4. 口腔医学美学的治疗范围包括(　　　)。

A.口腔修复　　　　B.口腔种植　　　　C.口腔正畸　　　　D.口腔外科

参考文献

[1] 于海洋,胡荣党.口腔医学美学[M].3版.北京:人民卫生出版社,2015.

[2] 叶文忠.口腔医学美学[M].南京:江苏科学技术出版社,2014.

[3] 韩科,刘峰.美容口腔医学[M].北京:人民卫生出版社,2010.

(孙建欣　郭盛)

参考答案

Note

第二章　口腔医学美学基础

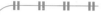

学习目标

掌握：颌面部软硬组织的美学特征；唇部的美学特征；牙及牙列形式美学的特征；牙体色彩的基本特征、变化规律及表述方法。

熟悉：面部美学的测量方法；面部增龄性改变的基础；牙龈美学评价指标；牙及牙列形式美学的特征；色彩的三要素、色光及色彩混合原理、物体色彩变化规律及牙体色彩美学的结构基础。

了解：额部、外鼻的美学特征；颌面部组织的美学特征、微笑及牙龈美学评价在口腔学科临床治疗中的应用；色彩的产生原理、表述方法、色彩生理过程及色彩心理学现象。

案例导入

患者，女，18岁，沉默寡言，不苟言笑，不愿交流。自诉开唇露齿、排列不齐影响美观，伴牙龈出血、口腔异味，晨起时明显。至某院就诊后诊断为：①安氏Ⅰ类错𬌗畸形；②慢性龈缘炎。接受全口洁治术后行拔牙矫治，患者唇肌功能改善，侧貌明显改变，性格开朗，主动微笑交流，取得了良好的疗效。

1. 如何进行容貌美学评估？
2. 审美平面在侧貌美学分析中的作用是什么？
3. 微笑的美学标准是什么？

追求美是人类与生俱来的天性。我国古代既有对四大美女沉鱼落雁、闭月羞花之美貌的描写，又有"增之一分则太长，减之一分则太短，着粉则太白，施朱则太赤"的经典描述，而人的容貌受种族、年龄、性别以及性格特点等多因素影响从而千差万别。国内外多位学者通过大数据研究，探讨容貌结构的解剖特点和基本规律，从而使医学技术加上艺术手段可以在一定的美学规律基础上，对容貌美进行个性化的创造。本章内容对于容貌美的衡量、颌面部整形修复设计以及效果评估具有很高的美学意义，亦是学习后续章节必备的基础知识。

第一节　口腔软硬组织美学

由颅骨和颌面部骨构成的面部硬组织框架和由皮肤、肌肉等构成的面部软组织结构是对于面部美容美观造成重要差异的两个基本因素。容貌美的基础是面部软硬组织间的协调、对称。

Note

一、面部美学特征

世界各国均认为"瓜子脸、鹅蛋脸"是女性最美的脸型,从标准脸型的美学标准来看面部长度与宽度的比例为 1.618:1,这也符合黄金分割比例。这种脸型具有曲线线条的美学优势,外形轮廓流畅,下颌角隐蔽,而且无论是正面观还是侧面观比例都是协调的。在容貌美三要素中,和谐是最高级形式。要满足这个要求既要达到垂直方向的和谐,又要达到宽度的协调,通常要从正面和侧面去评价容貌。

在不同的历史时期,对于容貌结构中的比例,人们有不同的审美观点。在古埃及,美容标准为脸的长度是中指的倍数。在古罗马则参照身高为标准的原则,即身高为脸的长度的 8 倍。在文艺复兴时期,相继出现了身高分别为鼻的长度的 32 倍和脸的长度的 10 倍的比例关系。著名艺术品《蒙娜丽莎》中就是匀称的丰满放宽脸型,同时上半部颅顶到鼻根部和下半部鼻根到颏底部应该是相等的,将颜面部横分成两等份。现代学者通过对公认的美貌人群研究发现,容貌各部分比例并不存在绝对的标准,除了标准区分之外,还存在着一定的波动范围,达到或接近这些标准均被视为具有标准脸型。

(一) 颌面部骨组织的美学测量标准

1. Bolton 平面 由 Bolton 点与鼻根点的连线构成。常用于头影测量重叠比较。

2. 眼耳平面 由耳点和眶点连线构成。在正常头位时,眼耳平面与地面平行。

3. 前颅底平面 由蝶鞍中心点与鼻根点连线构成。在颅部的矢状平面上,反映前颅底的前后范围,常用来评价面部结构与颅底的相互关系。

4. 腭平面 前鼻棘点和后鼻棘点相连形成的平面。

5. 下颌平面 下颌平面有三种定义:一是下颌下缘最低点的切线;二是下颌角点与颏顶点间的连线;三是经过颏下点的下颌角下缘的切线。

6. 面平面 鼻根点与颏前点间的连线。

7. 下颌支平面 髁突后缘和下颌升支的切线所构成的平面。

8. Y 轴 由蝶鞍中心点与颏顶点相连构成,此轴反映了面部的生长方向。

9. 常用硬组织角度

(1) 上齿槽座角(SNA):反映上颌相对于前颅底的矢状向位置关系。由鼻根点至上牙槽座点连线与前颅底平面构成。若该角度过大,提示上颌前突,反之则提示上颌后缩。

(2) 下齿槽座角(SNB):反映下颌相对于前颅底的前后向位置关系。由鼻根点至下牙槽座点连线与前颅底平面构成。若该角度过大,提示下颌前突,反之则提示下颌后缩。

(3) 上下齿槽座角(ANB):SNA 与 SNB 之差。反映上下颌骨相对的前后向位置关系。若该角增大,提示上颌前突,反之则提示下颌前突或上颌后缩。

(4) 下颌角(Ar-Go-Me):由下颌平面和升支平面构成,反映下颌骨形态。常规拍摄全景片、正侧位 X 线头影测量片显示下颌角的正常开张度为 120°左右。种族之间略有差异,男女之间亦略有差异,男性较女性角度略小,更显阳刚之气。

(5) 颌平面角(SN-MP):前颅底平面与下颌平面的交角。反映面部的高度,下颌平面的陡度以及下面部的前后、垂直比例关系。

(6) 面角(NP-FH):面平面与眼耳平面相交的后下角。此角反映了下颌的凸缩程度,角度越大,下颌越突,反之表示下颌后缩。

(7) 颌凸角(NA-PA):NA 与 PA 延长线之交角。此角反映了面部的上颌部对于整个面部侧面的关系。此角越大表示上颌相对突度越大,反之则越后缩。

（8）上下牙槽座角（AB-NP）：AB 或其延长线与面平面的交角。此角代表了上下牙槽基骨间的相互位置关系。此角越小表示上颌基骨对下颌基骨的相对位置向前突，反之则上颌基骨对下颌基骨位置越后缩。

（9）下颌平面角（MP-FH）：下颌平面与眼耳平面的交角。下颌平面由通过颏下点与下颌下缘相切的线所代表。此角反映下颌平面的陡度及面部的高度。

（10）Y 轴（S-Gn）角：由蝶鞍中心点与颏顶点相连构成，此轴反映了面部的生长方向。

（二）颌面部软组织的美学评定标准

1."三停五眼" 源于我国元末肖像画家王绎对肖像写真的总结《写真古诀》，从人体的正、侧面观以及纵、横向阐明了面部的比例关系，成为容貌美学的公认标准之一（图 2-1）。分为正三停和侧三停。

"正三停"指正面观时，面部长度的比例关系，又可细分为"大三停"和"小三停"。"大三停"是指从发际到颏下分为三等份，即发缘点到眉间点、眉间点到鼻下点和鼻下点至颏下点分别作水平方向的平行线，将面部分为大致相等的三等份。这个比例关系在临床应用时需要有一定的前提保障，因为其依赖于正常人群表面解剖标志的稳定，要求面上部的头发完整和面下部的牙列完整。"小三停"指其中面下 1/3 可以再分为大致相等的三等份，即鼻底点至口裂点、口裂点至颏上点（颏唇沟中点）和颏上点至颏下点大致相等。

"侧三停"指侧面观时，以耳屏中点分别向发缘点、眉间点、鼻尖点和颏前点作四条直线，将面部侧面划分成三个扇形三角。这三个角的大小男、女性略有差异，其中眉间点、耳屏中点和鼻尖点形成的角偏小，鼻尖点、耳屏中点和颏前点形成的角偏大，但二者相差不宜超过 10°，否则即为不美。

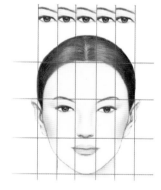

"五眼"是指正面观时，面部宽度的比例关系。在眼裂水平线上面部宽度相当于五个眼裂的宽度，即左右眼外眦至左右耳的间距，两眼内眦间距及两眼内外眦间距五个部分宽度接近相等，其中通过外眦的垂线与下颌角相吻合，通过内眦的垂线与鼻翼外侧点相吻合，通过虹膜的垂线与口角相吻合。

2.黄金分割定律 即比例中短的部分与长的部分的比例和长的部分与全部长度的比例相等，均为 0.618，公式表达为：a：b＝b：(a＋b)。

图 2-1 三停五眼

公元前 6 世纪古希腊数学家、哲学家毕达哥拉斯研究过正五边形和正十边形的作图，因此现代数学家们推断在古希腊时期人们已经触及甚至掌握了黄金分割。公元前 300 年前后欧几里得撰写《帕乔利》时进一步系统论述了黄金分割，成为最早有关黄金分割的论著。黄金分割有许多有趣的性质，人类对它的实际应用也很广泛。最著名的例子是优选法中的黄金分割法或 0.618 法，是由美国数学家基弗于 1953 年首先提出，1970 年开始在我国推广。

因为黄金分割有严格的比例性、和谐性和艺术性，0.618 蕴藏着丰富的美学价值，所以这种比例关系被广泛运用于建筑、雕塑、绘画、音乐、书法、摄影等多个领域。

黄金比例脸，指的是符合国际认可的黄金比例，它界定了双眼、唇、前额及颏部之间的最佳距离，是在 2009 年年末由美国和加拿大研究团队计算出的黄金比例公式。东方女性由于五官略宽大，因此黄金比例应是眼部到唇部的长度比例占脸长的 33%、双眼距离占脸宽的 42%（图 2-2）。

Note

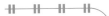

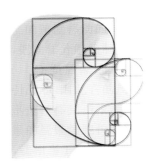

图 2-2　黄金比例脸

3. 根号 2 规律　最初随着佛教引进,逐步渗透影响日本文化,随后广泛应用于建筑艺术和绘画中。日本口腔医学界学者首先将根号 2 规律引入容貌美学研究。经测量日本美丽女性面部得出的结论为以虹膜宽度为基数,在水平方向和垂直方向上面部结构同时存在递增规律,即比例接近根号 2。

4. 审美平面　又称美容线。面下 1/3 的鼻、唇、颏三者在面部侧面轮廓中的位置关系,是面部整体和谐与否的重要因素。因为在整个面部容貌中,面下 1/3 形态最富有个性变化,尤其是与容貌美关系最为密切的颏部,被称为"现代人类美容特征",所以在正颌外科、正畸治疗中,容貌的改变主要是通过调整面下 1/3 来实现的。

对于如何来评价这一关系是否和谐,一些学者设计了各种方法,希望通过鼻、唇、颏三者的软组织关系来评价人的侧貌。其中最具代表性的是 Ricketts 审美平面和 Steiner 审美平面。这两个平面在颏成形术和下颌骨手术中具有重要参考价值。

Ricketts 审美平面由美国正畸学家 Ricketts 提出,为侧面观时,连接鼻尖点和颏前点的假想审美平面。

Steiner 审美平面为侧面观时,鼻尖至人中形成的"S"形曲线的中点与软组织颏前点相连构成的假想审美平面。

5. 马夸特面具　美国加州大学整形外科专家 Stephen Marquardt 经过多年分析,认为如果有一个理想的脸,那可能是基于一些反复出现的主题的数学结构。他通过研究专业模特和电影明星的容貌,认为脸的结构是以某种方式根据黄金十矩阵结构的几何形式,将黄金分割法进行延伸,利用黄金比例建立了一个理想美貌模型,并以其名字命名为马夸特面具,也称黄金十边形面具或黄金比例面具(图 2-3)。

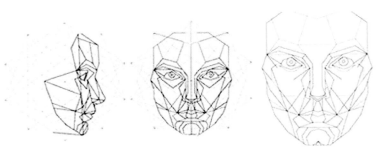

图 2-3　马夸特面具

与黄金分割相比,此法在二维空间上进一步建立黄金分割比例,并且还从三维空间层面研究了在静态和微笑状态下,正面和侧面两个方向观测到的表情。马夸特面具不是一个平面图,而是一个 3D 图,被认为适用于所有人种。马夸特面具早已成为医学整形界面部美容整形计划制订的参照标准之一,认为与马夸特面具差别越小的脸越标准美观,通常认为范围误差在 5% 以内。据说能完整符合这个面具的人,不超过 20 个。

6. 面部其他比例关系　眼睛平视时,两口角位于左、右虹膜内缘的矢状垂线上;瞳孔至口裂间距等于鼻底至颏底间距;下唇唇红与皮肤交界处位于面下 1/3 中点。

除上述之外,面部软组织美学还存在一些其他相对关系,如"四高三低"。"四高"为:第一高点额部;第二个高点鼻尖;第三高点唇珠;第四高点颏前点。"三低"为:分别是两个眼睛之间,鼻额交界处必须是凹陷的;在唇珠的上方,人中沟是凹陷的,面容姣好的人中沟都很深,人中脊明显;下唇的下方,有一个小小的凹陷。一共三个凹陷。"四高三低"在面部侧面观中最明确。

7. 对称与差异性 对称美,可以说是中国古文化传承下来的传统审美观。从诗词中的对仗美,到北京四合院的对称美,再到故宫的轴线对称,无一不透露出人们对对称美的追求。从容貌美的层面来说,面部对称性是衡量美貌的另一重要标志,与上述的"和谐"相比较,"对称"要低一个层次。

(1)容貌的对称形式:有镜像对称和点状对称两种形式。

镜像对称是以假想的面部中线为中轴平分面部,左右两侧对称并具有高度一致性,犹如镜面中反射出的物像与现实的物体完全相同。常用的面部中线的确定方法有北候健三和渡边一民的中线确定法,前者取两眼内眦连线中点至上唇中点的连线,后者取眉间点与眼耳平面垂直的线。人类的容貌构造如双眉、双眼、外鼻、口唇等都是对称的,镜像对称被破坏,很大程度上会破坏人体美。

点状对称是对称的另一种形式,如几何学中的正弦曲线,英文字母 S 以及自然放射状的曲线等。容貌结构中前额、眼睑、口唇周围存在不少这类放射状线条。

(2)非对称率:所谓对称性,仅仅是一个相对概念。世界上没有一个人的容貌是绝对对称的,仔细观察总会发现细微差异,只是不易被人发现,这并不影响对容貌的评价。面部不对称产生的原因主要是胎儿在发育阶段子宫内受压,先天遗传因素,后天发育过度或不足,牙齿萌出异常或缺失,偏侧咀嚼习惯,表情肌的异常,覆盖骨的软组织厚薄不均匀等。

日本学者嘉泰提出的"非对称率"概念,受到各国学者的公认。

$$非对称率公式为 Q=(G-K)/G\times100\%$$

公式中:Q 为非对称率;

G 为左右结构或高纹距离中线的较大值;

K 为左右结构或高纹距离中线的较小值。

事实上正常人的面部并不是绝对对称的,客观上存在大量微小的容貌不对称,只是这些微小的不对称在人们的视觉误差范围之内。我国学者王兴、张震康对中国美貌人群的容貌分析表明,非对称率在 10% 以内可以视为对称。

(3)差异性:容貌美学的规律既有着普遍性的特征,又有着千变万化的个性,容貌美存在共同性和差异性之间的高度统一。

面部轮廓是一个多面体,其形态不规则,各面之间的交界并非是直线和有规则的移行,同时由于骨和软骨的支撑情况、咬肌和表情肌的衬垫情况的不同均会对最终的外貌产生不同的影响,从而形成各具特色的面容形貌;再加上皮肤的颜色、弹性和质感,五官的造型及其分布等方面都存在着个体差异,使世界上没有任何两个人在容貌上绝对一样,形成了"千人千面"的个性特征。这正是彼此之间相互认识的重要依据,具有独特的社会学价值和美学意义。

我国学者王兴、张震康教授研究了 100 名美貌青年侧位 X 线头影测量的 32 个标志点,正位于 8 个标志点的 X、Y 坐标轴,越靠近面下部,测量均值的标准差越大。正位颜面三维测量的 26 个标志点,越接近面下部,均值标准差越大。可见正颌外科手术虽多限于面下 1/3 区域的调整,却常给人带来改变了整个容貌的感觉。

人类为适应当地的自然环境,各人种在世代的种族演化中,形成了各自的容貌特征。

容貌特征的差异主要表现在以下几个方面。

①人种差异:黑种人头颅呈方形,鼻扁平,颌显凸,嘴唇较宽厚,发质卷曲,呈螺旋形,发色多为黑色;黄种人颌微凸,颧骨较高且横凸,鼻梁较塌,嘴唇厚度适中,发质硬直,发色多为黑色;白种人头颅呈长形,颧骨小,鼻梁挺直,呈弓钩形,嘴唇较薄,眉眼间距近,发质松软,发色多为金色。

②性别、年龄差异:男性头部方正,骨骼、肌肉起伏较大,额部向后倾斜;女性头部圆润,下颌稍尖,骨骼、肌肉起伏较小,额部较平;老年人牙床凹陷,唇收缩,额部突出;儿童下颌尚未发

育完全,脑颅大。

③地域差异:热带地区或沙漠地区因炎热、干燥,新陈代谢旺盛,需要吸入大量空气,所以鼻子较大且向前,同时由于不必将吸入的空气加温,鼻子又较短;相反,北方寒冷潮湿,呼吸时必须将吸入的空气加温,所以北方型鼻子的鼻孔小而向下,鼻腔细长。因此有人将鼻子比作"人种说明书"。

种族的差异,除了表现在鼻子形态、眼睛、头发、肤色、口唇形态等方面,也表现在皮肤结构、瘢痕形成和瘢痕瘤的遗传倾向等方面,但最突出的整体上的差异是侧面容貌。以眉间点、额前点相连成一直线,将人的侧面轮廓归纳为四种面型:鼻下点恰在此线上为"直面型";鼻下点位于直线后方的为"凹面型";鼻下点位于直线的稍前方为"微凸型";鼻下点位于直线前方较远的为"凸面型"。黑种人以凸面型为主;黄种人大多为微凸型,少数为直面型;白种人多为直面型,少数为凹面型。

在眼睛的结构形态上,东、西方人存在着明显差异。据新加坡美容整形外科专家丘武才统计,东方人的眼睑有以下特点:50%的人缺少上睑皱襞;上睑肌厚,富有脂肪;上睑皮肤悬垂于眼睑边缘的前方,遮盖睑缘约1/2,因此平视时睫毛向下;睑板宽7~9 mm(西方人宽达10~12 mm);约50%的人存在内眦赘皮;睑缘与眉相距大约20 mm。还有人在分析东、西方人眼睛结构和形态上的差异后,总结了东方人眼睛功能优于西方人眼睛功能的三大表现:东方人视野广,如作立正姿势,双手左右平动,东方人能看到双手指尖,而西方人不能;东方人眼睛色素多(主要指位于虹膜色素上皮和后缘层中的色素颗粒),它不仅有遮挡紫外线的功能,更适合在光线较强的地方工作,而且增加了黑白分明和色彩反差较强的美感效应;东方人眼睑皮下脂肪多,内眦有一皱襞,形状像盖,对眼睛有更强的保护力。

研究容貌美的差异性,提示医生在修复想塑造美的人的容貌时,要避免"千人一面"的同一模式和单一的审美格局,应尽量体现个性特征。

此外,审美标准应和自己的民族特征相符合,一个过高的鼻梁和过于深陷的双眼显然不适合东方民族的容貌特征。

(三)面部美学常用评估方法

常用的美学评估方法主要包括临床检查、辅助工具检查以及研发的各类计算机软件等。

1. 直接测量法 直接测量法主要是采用各种类型的传统计量工具如游标卡尺、量角规、量角器等对颌面部软硬组织的点、线、面进行测定。目前,国际上广泛采用 Rudolf Martin 法,即先在被测量者面部直接用彩笔在各个测量点做好标记,再用上述的测量工具对各标志点进行直线、弧线、角度、弧度等方面的测量。

2. 照片测量法 在拍照前需设置一定的尺度和垂线作为参照物,以备测量及放大倍数的确定。将摄取的照片制成幻灯片在幻灯机上放大成与活体等大的影像(1:1),或直接按标志好的尺度和垂线放大成与活体等大的照片(1:1)。在透明硫酸纸上描绘颜面及其器官的轮廓,标记出各测量点,再利用图像数字化仪将全部标志点按编号输入电子计算机图像分析系统,由计算机求出各测量项目的值。

3. 锥形束 CT 锥形束 CT 较传统的螺旋 CT 扫描范围灵活,精确度高,简单便捷。利用 X 射线对不同组织的穿透能力不同,完成对软硬组织的分辨,通过计算机软件对颌面部软、硬组织进行三维重建,是目前应用最广泛的颌面部软、硬组织测量技术,在前牙美学区的评估中具有较高的利用价值。通过计算机软件可以进行头影测量分析,不仅可以定量测出面部的重要标志点、线和平面,而且可以测定上下唇的倾斜度、美容平面、上中切牙与上唇的位移比等。

4. 激光三维扫描技术 目前面部软组织三维数据可以使用激光扫描仪实现清晰地采集,通过软件即可构建出虚拟的三维模型,能够清晰地显示颌面部口唇、鼻部、眼部等细微解剖结构,同时面部及颈部的外形轮廓也可以得到细致地显示,颌面部的测量也可以利用软件完成。但是由于仪器设备较为昂贵,此技术更多地应用于科研,目前在临床上运用较少,全面应用仍需要时间。

二、口唇的美学

口唇位于面部的正下方,是语言、吞咽、咀嚼等行为的功能性器官,还具有表达情感的形象功能,是面部重要形象器官之一。近年来,人们越来越重视口唇部的美学作用,从美学观点看面部形象,毫无疑问口唇形态具有相当重要的作用。人们往往注重眼睛、鼻部的美容,却忽略了可以体现一个人卫生状态的口唇及牙齿的美容。面部五官需要和谐的对应关系,才能形成美感。口唇形态、上下颌骨发育程度和牙齿形态都会影响面部整体的美感。

(一)口唇部结构

口唇部包括上下唇和周围的面部组织,上达鼻底,下至颏唇沟,两侧至鼻唇沟。嘴唇分为上唇和下唇,中间有横行的缝隙即口裂。口裂的两侧为口角。嘴唇主要由皮肤、口轮匝肌、结缔组织和黏膜组成。上下唇均可分成三个部分:一是皮肤部,也叫白唇;二是红唇或朱缘,为口唇轻闭时,正面所见到的赤红色口唇部,红唇部极薄,没有角质层和色素,因此能透出血管中血液的颜色,形成红唇;三是黏膜部,在唇的里面,为口腔黏膜的部分。红唇与皮肤的交界处有一白色的细嵴,称皮肤白线或朱缘嵴。朱缘中部的弓形更为明显,称为朱缘弓或爱神之弓。在上唇中部有一条纵向浅沟,称人中,这是人类特有的结构,也是构成上唇美的必要因素。人中下方的红唇呈结节状,称为唇珠。

(二)口唇部美学标准

一个正常的美的上唇从正面观,呈弓形状,上唇较下唇稍薄而又微微翘起,两端口角也微向上翘;从侧面观,上唇较下唇略松且薄,轻轻盖在下唇上,并微微突出翘起。

人中的长短可以反映口唇皮肤的高度。正面观,成年男性唇高为 20~26 mm,女性一般较男性低 2~4 mm。根据上唇皮肤的高度一般分三类:上唇短,上唇长度小于 12 mm;中等,上唇长度为 12~19 mm;上唇长,上唇长度长于 19 mm。上唇皮肤低于 10~12 mm 的人,唇形就不那么美观。上唇的长度应与鼻尖的高度相似,与鼻小柱成 90°。

口唇部可根据嘴唇突出度分类:凸唇,上唇部明显前突;正唇,表现为大体直立;缩唇,指唇部向后缩。黄种人如亚洲人,其唇形多为正唇。黑种人如非洲人,多呈凸唇。而白种人如欧美各国人,常为正唇或缩唇。

唇的厚度是指口轻轻闭合时,上下红唇部的厚度。有人根据上下唇平均厚度分为四类:小薄唇,厚度在 4 mm 以下;中等唇,厚度在 5~8 mm;偏厚唇,厚度在 9~12 mm;厚凸唇,厚度大于 12 mm。由于上下唇的厚度不完全一致,而且下唇通常比上唇厚。因此日本的美容医学专家认为应分别观察上下唇的厚度。他们认为,女性美唇标准值应为:上红唇 8.2 mm,下红唇 9.1 mm,男性则比女性稍厚 2~3 mm。唇的厚度与年龄有关,在 25 岁尤其是 40 岁以后,唇厚度明显变薄。另外,在人种方面唇的厚度的差别也很明显,非洲人嘴唇最厚,北欧与北亚人的嘴唇较薄。同时,唇的厚度与鼻形也存在一定的关系,一般薄唇或中等厚唇常常与狭鼻形相关,而厚唇人则多长着阔鼻形。

口裂的宽度可分为三型:口裂宽度在 35 mm 以下,属窄型,是女性较美的一种口型;口裂宽度为 36~50 mm,属中等型,多数男女的口裂属于此型;口裂大于 50 mm,属宽型,俗称大嘴巴。外观不美的口裂,有时也需要进行美容整形。

三、颏的美学

局部的异常对容貌美观的重要性已被人们重视。面下 1/3 是颜面整体结构最富有变化、

Note

最具有特征的部位,而颏部对面下 1/3 的轮廓影响较明显,其自身的形态、位置以及与上中面部的协调比例关系是构成面部美学的重要因素之一。颏是现代人类面容的主要特征,颏的发育是人类进化文明的颜面标志之一,拥有一个正常、上翘的颏部被视为美的标志。

面部可等分为上、中、下三部分,面部下 1/3 为唇部与颏部。上唇高、下唇至颏唇沟高与颏唇沟至颏下缘的高度的比值为 1:1:1,即鼻底到口裂点、口裂点到颏唇沟、颏唇沟到颏下缘为三个相等的部分,上唇高与下唇至颏下缘的高度的比值为 1:2。颏微向前突,接近从鼻根点至眼耳平面的垂线。

唇颏关系中,侧面观上唇约位于自鼻底至颏垂线前 3.5 mm 处,下唇约位于 2.2 mm 处。当上唇超过前额正中鼻根点垂直于水平线的降线称为小颌畸形;当上唇接近于经眼眶垂直于水平线的降线时称为“地包天”面容。西方标准认为,上唇应位于 Ricketts 审美平面后方约 4 mm 处,下唇在其后方约 2 mm 处。东方标准认为,鼻尖、下唇唇红、颏前点应在一条直线上。中国汉族恒牙期美貌人群唇部到鼻下点至颏前点连线构成的 Sn-Pg 平面的距离:男性上唇为 6.4±1.26 mm,女性上唇为 5.4±1.29 mm;男性下唇为 5.5±1.64 mm,女性下唇为 4.5±1.66 mm。

四、牙齿的美学

(一) 牙齿的形态

前牙形态,尤其是上前牙形态是影响微笑美学的最重要因素。上颌中切牙是前牙中体积最大的,宽 8.3~9.3 mm,长 10.4~11.2 mm,牙冠宽长比例接近 80%,研究认为 75%~85% 的宽长比例比较理想。上颌中切牙的近中切角接近直角,远中切角圆钝,按不同外形特征可分为尖圆形、卵圆形和方圆形。尖圆形表现为牙颈部的聚合,尤其是远中边缘的近中倾斜明显,轮廓平直,轴线角和发育叶明显;卵圆形表现为切端和颈部的聚合,轮廓圆钝,轴线角光滑;方圆形牙齿轮廓平直,轴线角和发育叶平行。

根据牙形几何学说,临床认为上颌切牙的牙冠唇面外形倒立与面型相似。上颌侧切牙体积比中切牙小很多,外形与中切牙类似,相比中切牙上颌侧切牙牙冠较细长,远中切缘偏向根方,远中切角比中切牙的更圆润。上颌尖牙的唇侧有突出的唇轴嵴,且颈部突出,腭侧有明显的舌隆突,在牙尖呈现 V 形,随年龄增长逐渐磨平。上前牙正面观,中切牙、侧切牙、尖牙宽度的最佳比例为 1.618:1:0.618。此比值受观测条件的限制,并不绝对。在下颌,中切牙近远中外形相似,宽度平均值为 5.0 mm;侧切牙远中外形更凸,宽度平均值为 5.5 mm。下切牙切 1/3、中 1/3 平坦,颈 1/3 变为凸面。青少年下切牙切缘可见切端结节,随年龄增长逐渐磨耗,形成了有明显切角的切缘(切缘唇斜面),与上前牙舌侧的凹面相匹配。随年龄的增长,下颌尖牙切缘也出现唇斜面。

(二) 牙齿表面纹理和特征

天然牙齿的表面包括宏观纹理和微观纹理。

宏观纹理表现为唇面的生长叶发育沟或凹陷。上中切牙的三个生长叶相比侧切牙更加明显,下前牙正相反,始终是平坦的表面。尖牙的三个生长叶最明显的在中间,上颌尖牙远中生长叶的特征是第三垂直发育沟不如其他发育沟明显,形成另一个较小的生长叶。

微观纹理主要由釉质的生长线形成,也叫轴质横纹,可分为波浪状与叠瓦状。纹理通常在年轻的恒牙中很明显,尤其是垂直向的生长叶纹理,但随着年龄的增长,纹理逐渐消失。有时牙齿表面会出现各种类型的白色斑点或斑块。某些人牙齿的牙面尤其是老年人的牙面上,会出现纵向着色线,以黄褐色居多。

（三）牙齿的排列与对称

上下颌牙齿牙冠连续排列成弓形，与人的面型相协调，可分为方圆型、卵圆型和尖圆型。上牙弓略大于下牙弓，上前牙略向前倾斜覆盖下前牙，但不超过 3 mm。覆𬌗不超过下前牙唇面 1/3。正常𬌗的成年人，侧面观上、下切牙长轴的夹角，应在 125°±7.9°范围内。

上颌中切牙的排列较正或稍向近中倾斜，侧切牙、尖牙也向近中倾斜，倾斜度为侧切牙＞尖牙＞中切牙，前牙倾斜度大小对龈缘顶点的位置有影响。上颌从中切牙到尖牙，牙间接触区的位置一般逐渐偏向根方，龈外展隙逐渐减小，接触区的位置、龈外展隙的大小影响龈乳头形态。完全对称的牙齿比例很小，天然牙列中，宽度和长度微小的差异普遍存在。一般中切牙的长度差异在 0.4 mm 以内、宽度差异在 0.3 mm 以内不易被发现。

上、下切牙中线一致的约占人群的 25%，但中线轻微不一致可使微笑更自然；中线偏差在 2 mm 以内常人难以分辨。

当处于下颌姿势位时，下切牙不应显露，上切牙切缘仅显露 1～2 mm。当微笑时，上切牙约显露唇面的 2/3，下切牙显露 1/2；下切牙的切缘弧度应与下唇内曲线基本一致，但不应显露磨牙。

唇自然闭合时，口角位置在两眼平视时瞳孔中点向下延伸的垂线上，在上颌尖牙与第一双尖牙之间。

除了上述牙的美学参数之外，色彩是牙体形式美学的主要内容，将在本章第二节进行详细阐述。

五、牙周组织的美学

（一）游离龈美学指标

1. 牙龈顶点 牙龈弧形轮廓上最接近根尖方向的点为牙龈顶点。

2. 牙龈平面 左右上中切牙和尖牙牙龈顶点的连线为牙龈平面。牙龈平面应与双侧瞳孔连线及前咬合平面平行，垂直于面部中线，如果牙龈平面与面部中线不垂直则面部不协调。

3. 牙龈高度 上颌牙龈顶点在垂直向上相对于理想的牙龈平面的位置高度。正常情况下，侧切牙的牙龈高度与上颌中切牙、尖牙的牙龈高度并不在同一水平位置，侧切牙牙龈顶点在牙龈平面冠方 1～2 mm 处，如侧切牙龈缘水平比中切牙还要偏龈方，则不协调。

（二）龈乳头美学指标

1. 龈乳头高度 龈乳头顶点到其近远中相邻牙的牙龈顶点连线的距离为龈乳头高度。若龈乳头高度不足，则牙的龈间隙处出现间隙，称为"黑三角"现象；若龈乳头高度过大，则为牙龈水肿的表现。

2. 牙龈角 牙龈角为牙的近远中龈乳头顶点与牙龈顶点连线所构成的角。反映了龈缘弧形的弯曲度，此角度可通过余弦函数求得。

3. 龈乳头外形指数 Jemt 根据龈乳头的高度与邻间隙间的关系将龈乳头分为五个等级，即龈乳头外形指数。0 度为无龈乳头；1 度为龈乳头高度不足邻间隙高度的 1/2；2 度为龈乳头高度超过邻间隙高度 1/2 但未达邻接触点；3 度为龈乳头完全充满邻间隙，软组织外形恰当；4 度为牙龈增生。目前多将龈乳头外形指数作为评价种植体近远中龈乳头大小的指标。

4. 生物学宽度 通常将龈沟底到牙槽嵴顶之间的恒定距离称为生物学宽度，包括结合上皮和牙槽嵴顶以上的牙龈结缔组织，其宽度约 2 mm。随着年龄的增长或在病变情况下，结合上皮附着向根方迁移，牙槽嵴顶亦随之下降，但沟底与嵴顶之间的生物学宽度保持不变。

5. 牙龈生物型 Seibert 和 Lindhe 根据临床观察于 1989 年提出牙周生物型假说，把牙周组织形态分为薄扇型和厚平型。薄扇型：附着龈厚度小于 1 mm，宽度为 3.5～5 mm（图 2-4）；

厚平型:附着龈厚度达到1.3 mm,宽度为5～6 mm或者更多(图2-5)。其中厚平型占85%,薄扇型占15%。

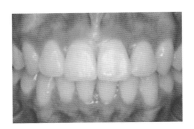

图 2-4　薄扇型

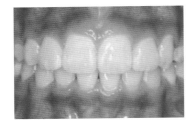

图 2-5　厚平型

六、微笑美学

世界微笑日,又称国际微笑日,是由世界精神卫生组织在1948年确立的唯一一个庆祝人类行为表情的节日,日期为每年的5月8日。微笑是人类最重要的表情之一,是指人们不明显的、不出声的笑。微笑不单是种表情,更是一种感情,是拉近人与人之间距离的法宝,是融洽人际关系的催化剂。它可以使人心情舒畅、精神振奋,同时能够传递给人愉快、友善的情感信息。

微笑是一种没有国界的语言,它能传递情绪,也可表达礼节。瑞士诗人、小说家卡尔·施皮特勒说:"微笑是具有多重含义的语音。"即使语言不通,也可以用微笑来交流,微笑代表着善意与和谐。微笑彰显内心,是情感的自然流露。微笑也是区别人与动物的重要特征之一。人类的微笑可分为真正开心的微笑和问候式微笑。前者常在特定情形下发生,现不做讨论;后者具有可重复性,美学研究通常将其作为研究对象。俗话说:"画人笑,眉开眼弯嘴上翘。"除了眉和眼外,唇、齿及牙龈之间的形态位置关系是构成微笑的主要形式。

罗伊·桑布理在一篇文献中提到"平衡微笑的八要素",包括颊廊、笑弧、上唇弧度、对称性、前牙区殆平面等。对微笑的美学评价,尚无一个明确的量化标准,但依然有规律可循。

(一) 常用的微笑美学评价的解剖学标志及指标

1. 上唇曲线　微笑时上唇下缘为中份略向下凸、两侧略向上抬的弧线。

2. 下唇曲线　下唇曲线是指微笑时下唇的弧形上缘。

3. 微笑曲线　微笑曲线简称微笑线,或笑线,或微笑弧度,是上颌前牙切端及后牙颊尖所连成的微弯向下的曲线。理想的微笑线与微笑时下唇曲线一致,如果微笑曲线比较平坦,则比较显老。是较常用的美学评价指标。

4. 前咬合平面　是指左右尖牙牙尖与左右中切牙切缘的连线所形成的平面。

5. 牙冠的显露量　是指微笑时上唇下缘至上前牙切端的垂直距离,由上唇线垂直向位置决定。一般认为上唇下缘位于上切牙龈缘处,充分显露前牙牙冠高度。如果上前牙显露过少会显得苍老,适度的露龈微笑较上颌前牙显露不足更美观、更年轻。

6. 牙龈的显露量　是指微笑时所暴露的上颌牙龈超过牙龈顶点的垂直距离。通常微笑时一般不显露上颌牙龈,或者上颌牙龈显露在2 mm以内。尤其是女性,显露少量上颌牙龈可以让人显得更加年轻。露龈笑指牙龈显露超过2 mm的微笑。

7. 口角颊间隙　也称负性间隙或黑色间隙,是微笑美学评价中的重要指标之一。口角颊间隙是指微笑时上颌后牙颊面与颊部内侧面之间的区域,通常测量上颌尖牙牙冠唇侧最远中的点到口角之间的距离。一般微笑时口角颊间隙两侧对称,较小的口角颊间隙较美观,随着口角颊间隙的增大,美观效果逐渐变差。但是当口角颊间隙完全缺失,患者微笑时则呈现出义齿面容。

8. 唇间隙　是在假想面部中线上,上唇最下点与下唇最上点之间的距离。

9. 微笑宽度　是微笑时左右口角之间的距离。2005 年,Moore 等根据正面微笑时口角颊间隙占微笑宽度的比例将微笑分为五类:口角颊间隙占微笑宽度的 2% 为宽度微笑;口角颊间隙占微笑宽度的 10% 为中度-宽度微笑;口角颊间隙占微笑宽度的 15% 为中度微笑;口角颊间隙占微笑宽度的 22% 为中度-狭窄微笑;口角颊间隙占微笑宽度的 28% 为狭窄微笑。

10. 微笑指数　由 Sarver 等提出,是指微笑宽度与唇间隙的比值,是用来评价微笑区的垂直-水平向的综合参数。

11. 齿颊隙指数　是指上颌尖牙唇侧最远中点之间的距离与口角颊间隙的比值,能够反映负性间隙的大小。白丁教授提出的微笑美学"十要素"除了包括上唇曲线、微笑弧度、上唇线垂直向位置、颊间隙外,还包括以下内容。

①正面𬌗平面:𬌗平面、切缘平面、上唇平面平行协调一致。

②对称性:中线居中、不偏斜,口角暴露至第二前磨牙或第一磨牙,暴露量左右一致,上下唇缘在微笑展开时垂直向暴露量一致。

③后牙直立度:尖牙、前磨牙、磨牙应直立并具有适宜的唇(颊)舌向倾斜度。

④前牙轴倾度:前牙形态、颜色正常,排列整齐,切牙有一定的近远中向轴倾度,侧切牙轴倾度较中切牙略大,且左右对称。

⑤上前牙横径比例:符合黄金分割率,正面观中切牙与侧切牙显露宽度之比、侧切牙与尖牙显露宽度之比、尖牙与第一前磨牙显露宽度之比均为 1∶0.618 的黄金分割比例。

⑥上前牙牙龈位置:尖牙牙龈高度最高,中切牙次之,侧切牙最低,左右对称,牙龈健康,形态与颜色良好。

同时,白丁教授认为,尖牙间宽度与微笑时口裂的宽度是成比例的,口裂的宽度与面部的宽度也是成比例的,约 10% 的变异范围可以接受,不会影响美观。

(二)微笑的分类

比较常用的微笑的分类法是由 Tjan 等在 1984 年根据微笑时牙和牙龈显露量对微笑进行的分类方法。此法将微笑分为三类:微笑时上切牙显露量为 100% 及部分牙龈显露,称为高位微笑或露龈微笑;微笑时上切牙显露量为 75%～100%,称为中位微笑;微笑时上切牙显露量少于 75%,称为低位微笑。高位微笑的人显得年轻,中位微笑较为美观,低位微笑使人显老。

当面部呈现美丽的微笑时,各构成微笑的解剖标志左右对称、比例均衡,口角连线、前咬合平面与瞳孔连线平行且垂直于中线。

2003 年,Sarver 等从三维空间和年龄上对微笑进行了如下评估。

①额状面:额状面的垂直向包括切牙牙冠和相关牙龈的显露,中切牙的牙冠显露不能少于 75%。上切牙切缘、龈缘和上唇弧度应协调一致;额状面的水平向包括牙弓形态、负性间隙以及上颌平面的倾斜。

②矢状面:有两个特点,分别为上下前牙的覆盖关系和切牙的成角。

③45°侧面:为最适合观察微笑弓形的角度。即上颌牙切缘连线的弧度与下唇弧度的关系,理想的微笑弓形应该是上前牙切缘弧度与下唇弧度平行。

④年龄:增龄性的改变主要是人中至唇闭合处高度增加、肌肉下垂、组织萎缩,静态和微笑时切牙显露量减少,微笑时牙龈显露减少。

国内学者对 18～23 岁的汉族人群进行了抽样研究,根据研究表明齿颊隙指数男性为

0.66±0.14、女性为 0.73±0.17,微笑指数男性为 7.15±1.89、女性为 7.51±1.36;45°侧貌微笑曲线与下唇曲线弧度平行;90°侧貌前牙覆盖在 3 mm 以内,上下前牙牙冠唇颊向倾斜度适度。

微笑美学是口腔正畸学、修复学、医学美学等学科的一个共同关注热点。对微笑需要进行综合考虑并分析评价,微笑之中体现的"神"有时比"形"更重要。

第二节　口腔色彩学

色彩学是研究色彩产生、接受及其应用规律的科学。因形、色是物象和美术形象的两大要素,故色彩学为美术理论的首要的、基本的课题。色彩学是以光学为基础,并涉及心理物理学、生理学、心理学、美学与艺术理论等学科的科学。色彩应用史上,装饰功能先于再现功能出现。色彩学的研究在 19 世纪才开始,牛顿的日光-棱镜折射实验和开普勒奠定的近代实验光学为色彩学提供了科学依据,而心理物理学解决了视觉机制对光的反映问题。

一、光色理论

(一) 色彩基础知识

色彩的概念是指光从物体反射到人的眼睛所引起的一种视觉心理感受。色彩按字面含义上理解可分为色和彩,所谓色是指人对进入眼睛的光并传至大脑时所产生的感觉;彩则指多色的意思,是人对光变化的理解。

1. 常用色彩名词

(1) 三原色:色彩中最基本的颜色有三种,即红、黄、蓝,这三种颜色称为原色。这三种原色颜色纯正、鲜明、强烈,本身是调不出的,但是可以用它们调配出多种色相的色彩。

(2) 间色:由两个原色相混合得出的色彩。如黄调蓝得绿、蓝调红得紫。

(3) 复色:将两个间色(如橙与绿、绿与紫)或一个原色与相对应的间色(如红与绿、黄与紫)相混合得出的色彩。复合色包含了三原色的成分,成为色彩纯度较低的含灰色彩。

2. 色彩的基本因素

(1) 光源色:由各种光源发出的光,光波的长短、强弱、比例性质不同形成的不同的色光,称为光源色。一般在物体亮部呈现。

(2) 固有色:自然光线下的物体所呈现的本身色彩称为固有色。在一定的光照和周围环境的影响下,固有色会产生变化。固有色一般在物体的灰部呈现。

(3) 环境色:指物体周围环境的颜色。由于光的反射作用,引起物体色彩的变化称为环境色。特别是物体暗部的反光部分变化比较明显。

3. 色彩的三要素　色彩的三要素包括色相、明度、彩度(图 2-6)。

(1) 色相:是指色彩的相貌,是色彩最显著的特征,是不同波长的色彩被感觉的结果。光谱上的红、橙、黄、绿、青、蓝、紫是七种不同的基本色相。

(2) 明度:是指色彩的明暗、深浅程度的差别,它取决于反射光的强弱。

明度包括两个含义:第一,明度是指各种纯正的色彩相互比较产生的明暗差别。在红、橙、黄、绿、青、蓝、紫这七种纯正的光谱色中,黄色明度最高,显得最亮。橙色、绿色次之,红色、青色又次之,紫色明度最低,显得最暗。第二,某一种色彩的物体受到强弱不同的光线照射,其本身产生了明暗变化,也表现出明度的不同。例如,一棵绿树,受到阳光直接照射的亮面成为较

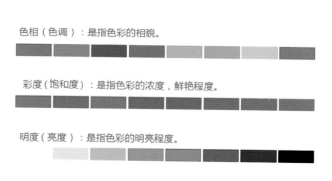

色相（色调）：是指色彩的相貌。

彩度（饱和度）：是指色彩的浓度，鲜艳程度。

明度（亮度）：是指色彩的明亮程度。

图 2-6 色彩三要素

明快的浅绿，未被直接照射的阴影面成为较深暗的绿色，这两种绿色的明度就有所不同，这就是同一种色彩因受光情况不同而产生的明度上的变化。因此，也可以说当一种色彩受强光照射时，它的色彩变淡，明度提高；当一种色彩受光很少，处在阴影中的时候，它的色彩变深，明度降低。

（3）彩度：也称纯度、艳度、浓度、饱和度，是指色彩的纯净程度。如果一种颜色掺杂了别的颜色，其饱和度会降低。饱和度越高，色彩越浓，越能发挥其色彩固有的特性。比如将红色与绿色放在一起，往往有一种突出的对比效果，但是只有当红色与绿色都呈现饱和状态时对比才最强烈。如果两者饱和度降低，红色变成浅红色或暗红色，绿色变成浅绿色或深绿色，相互对比的效果就会减弱。

饱和度与明度不能混为一谈。明度高的色彩饱和度不一定高。如浅黄色明度较高，但是饱和度不如纯黄色。明度较低的色彩饱和度并不一定高，比如红色加黑色变成暗红色，它的饱和度也会降低。

4. 色彩的调和

（1）光源色调和：在带有明显光源色的影响下，统一染上光源色所构成的色彩调和。

（2）主调调和：某类物体的色彩占统治地位的成分所构成的调和。

（3）中性色调和：黑、白、灰、金、银五色为中性色。无论它们与任何色彩进行调和都能独立承担各色之间的缓冲与补色平衡的角色。在任何不协调的色彩之间，只要间隔一条黑或银等中性色线条，立刻就能将整体的色彩统一起来。

5. 色彩的对比关系

（1）色相对比：因色相之间的差别形成的对比。当主色相确定后，必须考虑其他色彩与主色相是什么关系，要表现什么内容以及要呈现出什么效果等，这样才能增强其表现力。

（2）明度对比：因明度之间的差别形成的对比。柠檬黄明度高，蓝紫色明度低，红色和绿色属中明度。

（3）彩度对比：一种颜色与另一种更鲜艳的颜色相比时，会感觉不太鲜明，但与不鲜明的颜色相比时则显得鲜明，这种色彩的对比便称为彩度对比。

（4）冷暖对比：由于色彩的冷暖差别而形成的色彩对比称为冷暖对比。红色、橙色、黄色使人感觉温暖；蓝色、蓝绿色、蓝紫色使人感觉寒冷；绿色与紫色介于其间。另外色彩的冷暖对比还受明度与彩度的影响，白色明度高而感觉冷，黑色吸收率高而感觉暖。

（5）补色对比：将红色与绿色、黄色与紫色、蓝色与橙色等具有补色关系的色彩彼此并置，使色彩感觉更为鲜明、彩度增加称为补色对比。

6. 色调 色调指的是整体色彩的总体倾向，是大的色彩效果。在大自然中我们经常见到一种现象：不同颜色的物体或被笼罩在一片金色的阳光之中，或被笼罩在一片轻纱薄雾似的、淡蓝色的月色之中，或被秋天迷人的黄金色所笼罩，或被统一在冬季银白色的世界之中。在不同颜色的物体上,笼罩着某一种色彩使不同颜色的物体都带有同一色彩倾向这样的色彩现象就是色调。

（1）影响色调的因素有光源色、主体物颜色和个人用色习惯三种。

①光源色的影响：色彩是不稳定的,它会因光线的变化而变化,受光面与背光面的色彩影响呈现出互补色的关系,这也是阳光下的风景色彩的一个基本特点。室内自然光线下景物的色调就普遍偏向冷色,但如果在有色灯光的照射下,光源颜色的冷暖决定了静物的冷暖。

②主体物颜色的影响：主体色彩是决定色调走向的主要色彩,它可能是画面面积最大的一块色彩,也可能是彩度最高、最引人注目的一块色彩。主体色的重要性体现在画面的其他色彩都要以主体色为中心展开,依据主体色的彩度、明度调整自身的色彩共同形成统一和谐的画面色调。

③个人用色习惯：画面色调的确定与个人用色习惯有直接的关系,如梵高喜欢用彩度较高的色彩,反差大,能够形成充满旺盛生命力的视觉效果。而有些画家则喜欢用单纯而含蓄的色彩,如维亚尔喜欢用土黄、赭石、熟褐一类色相较近的色彩,追求色彩间的微差正是他色彩语言的特点。

（2）色调的分类：可以分为以下四类。

①以明度来分类：亮调、灰调和暗调。

②以彩度来分类：鲜调、中纯度色调和灰调。

③以色性来分类：冷色调、暖色调和中性色调。

④以色相来分类：红、黄、橙、蓝、绿、紫、青。

（3）色调与色彩的关系：色调与色彩关系是密不可分的。色彩关系有序、合理,画面色调感就强；色彩关系凌乱无序,画面就缺少色调感。换句话说,要想获得画面的整体色调就必须建立和谐统一的画面色彩关系,推敲用色的彩度、明度,并对色彩进行适当的归纳与概括。对现实的色彩进行归纳与概括。

（4）组织色调的方法：主体色配方法、概括归纳法、微差法、透底法等。

（二）色彩的表述与色彩体系

艺术家们探索及创造了很多色彩的表述理论及方法,其中最常用的有色环及色立体。

1. 色环　色环是在彩色光谱中所见的长条形的色彩序列,将首尾连接在一起,使红色连接到另一端的紫色。色环可以包括 12 种、24 种甚至 96 种不同的颜色（图 2-7、图 2-8、图 2-9）。在各种色环中最常用的是"伊登十二色相环",由近代著名的色彩学大师伊登在牛顿等前人的色彩理论基础上提出的。

基色是最基本的颜色,按一定的比例混合基色可以产生任何其他颜色。通过混合任何两种邻近的基色获得了三种颜色,即次生色。加色法中的次生色就是减色法中的基色。由此可以推断出,减色法中的次生色也就是加色法中的基色。这就是加色模式和减色模式之间的相互关系。建立色环的最后一步,是再次找到现已填入色环的颜色之间的中间色,即三次色。这些三次色对于加色法和减色法都是相同的。

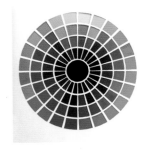　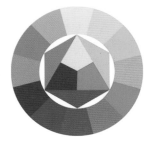　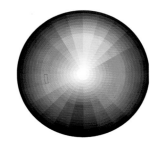

图 2-7　伊登十二色相环　　　　图 2-8　二十四色相环　　　　图 2-9　九十六色相环

色环中使用的颜色之间的相互关系有以下常用名称。

（1）对比色：色相环中相隔120°～150°的任何三种颜色。

（2）同类色：同一色相中不同倾向的系列颜色被称为同类色。如黄色中可分为柠檬黄、中黄、橘黄、土黄等，这些都称为同类色。

（3）互补色：色相环中相隔180°的颜色被称为互补。如红色与绿色，蓝色与橙色，黄色与紫色互为补色。补色相减（如演练配色时将两种补色颜料涂在白纸的同一点上）时，就成为黑色；补色并列时，会引起强烈对比的色觉，会感到红色更红、绿色更绿，如将补色的饱和度减弱，即能趋向调和。

（4）三色组：是色相环上等距离的任何三种颜色。在配色方案中使用三色组时，将给予观察者某种紧张感，这是因为这三种颜色均对比强烈。基色和次生色均是三色组。

（5）暖色：由红色调构成，如红色、橙色和黄色。这种颜色给人以温暖、舒适、有活力的感觉。这些颜色产生的视觉效果使其更贴近观众，并在页面上更显突出。

（6）冷色：冷色来自蓝色调，如蓝色、青色和绿色。颜色使配色方案显得稳定和清爽。它们看起来还有远离观众的效果，适合做页面背景。

2. 色立体 为了认识、研究与应用色彩，人们将千变万化的色彩根据它们各自的特性，按一定的规律和秩序排列，并加以命名，称为色彩的体系。色彩体系的建立，对于研究色彩的标准化、科学化、系统化以及实际应用都具有重要价值，可以使人们更清楚、更标准地理解色彩，更确切地把握色彩的分类和组织。牙科的数字化比色系统即是色彩体系的实际应用范例。具体地说，色彩的体系就是将色彩按照三属性，有秩序地进行整理、分类而组成有系统的色彩体系。这种系统的体系如果借助三维空间形式，同时体现色彩的明度、色相、彩度之间的关系，被称为色立体。

色立体学说的形成是经历了漫长的历史发展道路的。1772年拉姆伯特提出了金字塔式的色图概念。1810年栾琴提出了色彩的球体概念。1874年冯特提出了色彩的圆锥概念，还有的学者提出了色彩的双圆锥概念。经过三百年来的探索和不断发展完善，在表达色的序列和相互关系上从一开始的平面圆锥、多边形色图发展到现在的空间的立体球形色图即色立体。德国画家菲利普·奥托·龙格是世界上最早使用色立体来表述色彩的艺术家。

在各种色彩体系中使用广泛的是由美国画家孟塞尔创立的孟塞尔色彩体系以及由德国化学家奥斯特瓦德创立的奥斯特瓦德色彩体系。这两种不同的色彩体系观，成为两个最具代表性、最基本、最重要的色彩体系。20世纪，不少国家还致力于进一步研究完善这两个色彩体系，或基于这两个色彩体系进一步研究各国的色彩体系。下面对常用的孟塞尔色彩体系、奥斯特瓦德色彩体系及CIE色彩体系（国际发光照明委员会色彩体系）进行简单介绍。其中应用的最广泛的是孟塞尔色彩体系，平时所用的图像编辑软件颜色处理部分大多源自孟塞尔色彩体系的标准。

（1）孟塞尔色彩体系：1925年由美国教育家、色彩学家、美术家孟塞尔创立的色彩表述法。他的表述法是以色彩的三要素为基础，色相环是以红（R）、黄（Y）、绿（G）、蓝（B）、紫（P）心理五原色为基础，再加上它们的中间色相：橙（YR）、黄绿（GY）、蓝绿（BG）、蓝紫（PB）、红紫（RP）成为10色相，排列顺序为顺时针。再把每一个色相详细分为十等份，以各色相中央第5号为各色相代表，色相总数为一百。如5R为红，5YB为橙，5Y为黄等。每种摹本色取2.5、5、7.5、10四个色相，共计四十个色相，在色相环上相对的两色相为互补关系。

孟塞尔创建的颜色系统是用颜色立体模型表示颜色的方法（图2-10）。它是一个三维类似球体的空间模型，把物体各种表面色的三种基本属性色相、明度、彩度全部表示出来。以颜色的视觉特性来制定颜色分类和标定系统，按目视色彩感觉等间隔的方式，把各种表面色的特征

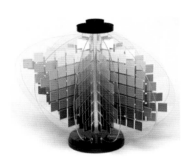

图 2-10　孟塞尔色立体

表示出来。国际上已广泛采用孟塞尔色彩体系作为分类和标定表面色的方法。

中央轴代表无彩色黑白系列中性色的明度等级,黑色在底部,白色在顶部,称为孟塞尔明度值。它将理想白色定为10,将理想黑色定为 0。孟塞尔明度值由 0 至 10,共分为 11个在视觉上等距离的等级。在孟塞尔系统中,颜色样品离开中央轴的水平距离代表彩度的变化,称之为孟塞尔彩度。彩度也分成许多视觉上相等的等级,中央轴上的中性色彩度为0,离开中央轴愈远,彩度数值愈大。

(2) 奥斯特瓦德色彩体系:是由德国科学家、伟大的色彩学家奥斯特瓦德创造的。他的色彩研究涉及的范围极广,创造的色彩体系不需要很复杂的光学测定,就能够把所指定的色彩符号化,为美术家的实际应用提供了工具。

奥斯特瓦德色立体的色相环(图 2-11),是以赫林的生理四原色黄、蓝、红、绿为基础,将四色分别放在圆周的四个等分点上,成为两组补色对,然后再在两色中间依次增加橙、蓝绿、紫、黄绿四色相,总共八色相,然后每一色相再分为三色相,成为二十四色相的色相环。色相顺序按顺时针为黄、橙、红、紫、蓝、蓝绿、绿、黄绿。取色相环上对的两色在回旋板上回旋成为灰色,所以相对的两色为互补色。并把二十四色相的同色相三角形按色环的顺序排列成为一个复圆锥体,就是奥斯特瓦德色立体。

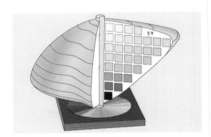

图 2-11　奥斯特瓦德色立体

(3) CIE 色彩体系:CIE 的总部位于奥地利维也纳,目前约有 40 个成员国单位,大会每四年举办一次,至今已举办 28 届。在 2011 年第 27 次大会上,来自中国的崔一平教授当选为第一个代表中国大陆的 CIE 副主席,复旦大学林燕丹教授成为第一个当选分部副部长的中国专家。CIE 制订了一系列色度学标准,一直沿用到数字视频时代,其中包括白光标准(D65)和阴极射线管(CRT)内表面红、绿、蓝三种磷光理论上的理想颜色。

RGB 模型采用物理三基色,它是一种与设备相关的颜色模型。为了从基色出发定义一种与设备无关的颜色模型,1931 年 9 月 CIE 在英国剑桥召开了具有历史意义的大会,试图在 RGB 模型基础上用数学的方法从真实的基色推导出理论的基色,创建一个新的颜色系统,此次会议定义了标准观察者、标准光源、CIE XYZ 基色系统、CIE XYZ 颜色空间、CIE 色度图。1964 年根据 10°视场条件的实验数据,添加了补充标准观察者的数据。

CIE 色彩体系(图 2-12)是其他颜色系统的基础。它使用相应于红、绿和蓝三种颜色作为三种基色,而所有其他颜色都是从这三种颜色中导出的。通过相加混色或者相减混色,任何色调都可以通过使用不同量的基色产生。虽然大多数人可能一辈子都不直接使用这个系统,只有颜色科学家或者在某些计算机程序中使用,但了解它对开发新的颜色系统、编写或者使用与颜色相关的应用程序都是有用的。

国际发光照明委员会(CIE)综合了不同实验者的实验结果,得到了 RGB 颜色匹配函数,其横坐标表示光谱波长,纵坐标表示用以匹配光谱各色所需要三基色刺激值。如果匹配在 438.1 nm 和 546.1 nm 之间的光谱色出现了负值,这就意味匹配这段里的光谱色时,混合颜色需要使用补色才能匹配。虽然使用正值提供的色域比较宽,但不能显示所有的颜色。由于任何一种基色系统都可以从一种系统转换到另一种系统,因此人们可以选择想要的任何一种基色系统,以避免出现负值。根据视觉数学模型和颜色匹配实验结果,国际发光照明委员会制订

Note

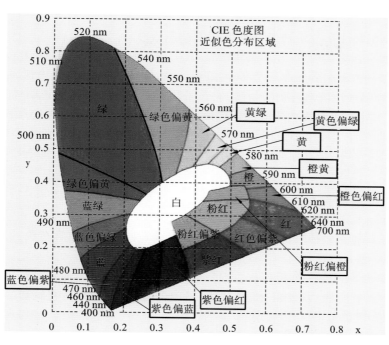

图 2-12 CIE 色彩体系

了一个称为"1931 CIE 标准观察者"的规范,实际上是用三条曲线表示的一套颜色匹配函数,因此许多文献中也称为"CIE1931 标准匹配函数"。在颜色匹配实验中,规定观察者的视野角度为 2°,因此也称标准观察者的三基色刺激值曲线。函数中的横坐标表示可见光谱的波长,纵坐标表示基色 X、Y 和 Z 的相对值。三条曲线表示 X、Y 和 Z 三基色刺激值如何组合以产生可见光谱中的所有颜色。

CIE XYZ 的三基色刺激值 X、Y 和 Z 对定义颜色很有用,其缺点是使用比较复杂,而且不直观。因此,为克服这个不足对 CIE XYZ 系统进行了非线性变换,规定了两种颜色空间,一种是用于自照明的颜色空间,叫作 CIELUV;另一种是用于非自照明的颜色空间,叫作 CIELAB。其根据是,对于一种给定的颜色,如果增加它的明度,每一种基色的光通量也要按比例增加,这样才能匹配这种颜色。这两个颜色空间与颜色的感知更均匀,并且提供人们评估两种颜色近似程度的一种方法。

色立体为人们提供了几乎全部的色彩体系,可以帮助人们开拓新的色彩思路。由于色立体是严格地按照色相、明度、彩度的科学关系组织起来的,所以它提示着科学的色彩对比、调和规律。建立一个标准化的色立体,对色彩的使用和管理会带来很大的方便,可以使色彩的标准统一起来。根据色立体可以任意改变一幅绘画或者设计作品的色调,并能保留原作品的某些关系,取得更理想的效果。

总之,色立体能使人们更好地掌握色彩的科学性、多样性,使复杂的色彩关系在头脑中形成立体的概念,为更全面地应用色彩,搭配色彩提供根据。

(三)色彩的生理学基础

色彩生理包括人眼的生理与色彩视觉,色彩对生理的影响等部分。所有的色彩视觉(包括色相、明度、彩度)都是建立在人的视觉器官的生理学基础上的,所以研究色彩还必须了解视觉器官的生理特征及其功能。

1. 眼的构造及功能

(1)眼球:人眼球的形状像一个小球,是视觉器官的主要部分。眼球内具有特殊的折光系

Note

25

统,使进入眼内的可见光汇聚在视网膜上。视网膜上含有感光的视杆细胞和视锥细胞,这些感光细胞把接收到的色光信号传到神经节细胞,再由视神经传到大脑皮层枕叶视觉神经中枢,产生色感。眼球壁由三层膜组成,外层是纤维膜,它的前 1/6 为角膜,后 5/6 为白色不透明的巩膜;中层称葡萄膜,由前向后分为三个部分:虹膜、睫状体和脉络膜;内层为视网膜,简称网膜。

(2)角膜:眼球最前端是透明的角膜,它是平均折射率为 1.336 的透明体,俗称眼白。微向前突出,曲率半径前表面约 7.7 mm,后表面约 6.8 mm,光由这里折射进入眼球而成像。

(3)虹膜:在角膜后面呈环形围绕瞳孔,也叫彩帘。虹膜内有两种肌肉控制瞳孔的大小:缩孔肌收缩时瞳孔缩小;放孔肌收缩时瞳孔放大,其作用如同照相机的自动光圈装置,而瞳孔的作用好似光圈。瞳孔的大小控制一般是不自觉的,光弱时大,光强时小。

(4)晶状体:晶状体在眼睛正面中央,光线投射进来以后,经过晶状体的折射传给视网膜。所谓近视眼、远视眼、老花眼以及各种色彩、形态的视觉或错觉,大部分都是由于水晶体的伸缩作用引起的。晶状体像一种能自动调节焦距的凸透镜一样。晶状体含黄色素,随年龄的增加而增加,会影响对色彩的视觉。

(5)玻璃体:把眼球分为前后两房,前房充满透明的水状液体,后房则是浓玻璃体。外来的光线必须依次经过角膜、水状液体、晶状体、玻璃体,然后才能到达视网膜。它们均带有色素,随环境和年龄而变化。

(6)黄斑与盲点:黄斑是视网膜中感觉最特殊的部分,稍呈黄色。色觉有很大的个人差异与黄斑有关,黄斑的位置刚好在通过瞳孔视轴所指的地方,即视锥细胞和视杆细胞最集中的地方,是视觉最敏锐的地方。我们看物体最清楚时,是因为影像刚好投射到黄斑上,黄斑下面有盲点,虽然是神经集中的部位,但缺少视觉细胞,不能看到物体的影像。

(7)视网膜:视网膜是视觉接收器的所在,它本身是一个复杂的神经中心。眼睛的感觉由视网膜中的视杆细胞和视锥细胞所致。视杆细胞能够感受弱光的刺激,但不能分辨颜色,视锥细胞在强光下反应灵敏,具有辨别颜色的功能。在中央凹处内只有视锥细胞,很少或没有视杆细胞。在视网膜边缘,靠近眼球前方各处,有许多视杆细胞而视锥细胞很少。某些动物(如鸡)因视杆细胞较少,所以在微光下它们的视觉很差。也有些动物(如猫和猫头鹰)因视杆细胞很多,所以能在夜间活动。

(8)视觉过程:入射光到达视网膜之前主要折射在角膜和晶状体的两个面上的。眼睛内部各处的距离都固定不变,只有晶状体可以突出外张,有聚像于视网膜上的功能,这完全靠晶状体曲率的调整。如果起调节作用的睫状肌处于松弛状态,从远处射来的光线经折射后,恰好自动聚焦在视网膜的感光细胞上。假如眼睛有病态,聚焦就落在视网膜较前方或较后方,落在视网膜前面叫近视眼,落在视网膜后方叫远视眼。正常人的眼睛在观察近处物体时可调节收缩睫状肌,使晶状体突出一些,这样由近处物体射来的光线经晶状体凸出面的折射后仍然可以汇集在视网膜上成像。由于凸出面的曲率有限度,因而过于靠近眼睛的物体的成像不能落在视网膜上。晶状体的弹性随年龄的增长而减小,调节的功能也随着年龄的增长而降低,因此容易发生老年性远视。要使近处的物体落在视网膜上,可用聚光镜将远处的光线收拢,才能使聚焦恰当地落到视网膜上,达到正常视觉。

(9)视觉与年龄:胎儿的视觉形成于出生后一个月左右,大致一年以后即可具备完全感受所有色彩的能力。随着年龄的增长,大约 30 岁开始其效力日趋衰退,50 岁以后特别明显。

2. 色彩的视觉理论

(1)扬-赫姆霍尔兹三色学说:认为人眼视网膜的视锥细胞含有红、绿、蓝三种感光色素。当单色光或各种混合色光投射到视网膜上时,含有三种感光色素的视锥细胞受到不同程度地刺激,经过大脑综合而产生色彩感觉。当含红色素的视锥细胞兴奋时,其他两种视锥细胞相对处于抑制状态,便产生红色感觉;当含绿色素的视锥细胞兴奋时,其他两种视锥细胞相对处于抑制状态,便产生绿色感觉;如果含红色素、绿色素的两种视锥细胞同时兴奋,而含蓝色素的视锥细胞处于抑制状态,此时产生黄色感觉;三种细胞同时兴奋时,则产生白色感觉;三种细胞同时抑制则产生黑色感觉;三种细胞不同程度地受到刺激时,则产生红、橙、黄、绿、青、蓝、紫等色感。如果人眼缺乏某种感光细胞,或某种感光的视锥细胞功能不正常时,就会出现色盲或色弱。

(2)赫林对立色彩学说:赫林的对立色彩学说也叫四色学说。1878年赫林观察到色彩现象总是成对发生关系,因而认定视网膜中有三对视素:白-黑视素、红-绿视素、黄-蓝视素。这三对视素的代谢作用包括建设(同化)和破坏(异化)两种对立的过程,光的刺激破坏白-黑视素,引起神经冲动产生白色感觉。无光刺激时,白-黑视素便重新建设起来,所引起的神经冲动产生黑色感觉。对红-绿视素,红光起破坏作用,绿光起建设作用。对黄-蓝视素,黄光起破坏作用,蓝光起建设作用。因为每种颜色都有一定的明度,即含有白色,所以每一种颜色不仅影响其本身视素的活动,而且也影响白-黑视素活动。根据赫林的学说,三种视素的对立过程的组合产生各种颜色感觉和各种颜色的混合现象。

(3)阶段视觉色彩学说:最早由德国心理学家于1949年提出。认为在神经系统内,颜色的信息加工分为三个阶段:第一阶段,感受器阶段,光被视网膜上的三种视锥细胞选择性地吸收红、绿、蓝三种不同波长的刺激,这与三色学说一致;第二阶段,大脑皮层视区传导阶段,传导通路接受来自三种视锥细胞的编码信息,既是一个亮度信号,也是一个两色差异信号,并按白-黑、红-绿、黄-蓝成对传递,其中黄色信息是由来自红、绿两种视锥细胞的信号混合之后产生的;第三阶段,大脑皮层视觉中枢加工阶段,按成对形式进行颜色信息的加工,产生颜色的感觉。后两个阶段与四色学说一致。

(4)色盲及色弱的形成:在人眼视网膜的视锥细胞中有一种感光蛋白和三种感色蛋白,光照感光蛋白使其破裂产生神经脉冲,传到大脑皮层使我们有了光的感觉,这样就完成一个视觉过程。三种感色蛋白分别吸收红、绿、紫的色光,使其感色蛋白破裂产生脉冲传到大脑皮层,使我们感受到某种颜色。这种蛋白破裂之后,需要在1/16秒之内再重新合成,有的破坏了之后不能及时合成,使其感觉迟钝或感觉其他颜色,这就是某种色的色弱。有的人根本看不到某种颜色,这就是说他缺少某种感色蛋白,这就是色盲。色弱的人,对物体色知觉的第一印象是正确的,但由于他对于某种色光刺激后破裂的感色蛋白不能及时合成再去接受继续刺激继续产生色知觉。这时处于它相对应的那种蛋白十分活跃,而使他产生一种对应色的色知觉。所以色弱的人迟钝的色知觉总是该色的补色。

(四)色彩的心理特征

1. 色彩的错视与幻觉 当外界物体的视觉刺激作用停止以后,在眼睛视网膜上的影像感觉并不会立刻消失,这种视觉现象叫作视觉后像。视觉后像的发生,是由于神经兴奋所留下的痕迹所致,也称为视觉残像。如果眼睛连续观看两个景物,即先看一个再看另一个时,视觉产生相继对比,因此又称为连续对比。视觉后像有两种:当视觉神经兴奋尚未达到高峰,由于视觉惯性作用残留的后像叫正后像;由于视觉神经兴奋过度而产生疲劳并诱导出相反的结果叫负后像。无论是正后像还是负后像均是发生在眼睛视觉过程中的感觉,都不是客观存在的真实影像。

(1)正后像:节日之夜的烟花,常常看到一条条连续不断的各种造型的亮线。其实,任意一瞬间,烟火无论在任何位置上只能是一个亮点,然而由于视觉残留的特性,前后的亮点却在视网膜上形成线状。再如在电灯前闭眼三分钟,突然睁开注视电灯两三秒钟,然后再闭上眼睛,那么在暗的背景上将出现电灯光的影像。以上现象叫正后像。电视机、日光灯的灯光实际上都是闪动的,因为它闪动的频率很高,大约100次/秒,由于正后像作用,我们的眼睛并没有观察到。电影技术也是利用这个原理发明的,在电影胶卷上,当一连串个别动作以 16 图形/秒以上的速度移动的时候,人们在银幕上感觉到的是连续的动作。现代动画片制作根据以上原理,把动作分解绘制成个别动作,再把个别动作连续起来放映,即复原成连续的动作。

(2) 负后像:正后像是神经正在兴奋而尚未完成时引起的,负后像则是神经兴奋疲劳过度所引起的,因此它的反映与正后像相反。当长时间(两分钟以上)凝视一个红色方块后,再把目光迅速转移到一张灰白纸上时,将会出现一个青色方块。这种现象在生理学上可解释为:含红色素的视锥细胞长时间的兴奋引起疲劳,相应的感觉灵敏度也因此降低,当视线转移到白纸上时,就相当于白光中减去红光,出现青光,所以引起青色感觉。由此推理,当长时间凝视一个红色方块后,再将视线转向黄色背景,那么黄色就必然带有绿色(红视觉后像为青色,青色加黄色为绿色)。又如在一白色和灰色背景上,长时间(两分钟以上)注视一个红色方块,然后迅速抽去色块,继续注视背景的同一地方,背景上就会呈现青色方块,这一诱导出的补色时隐时现多次复现,直至视觉的疲劳恢复以后才完全消失,这种现象也是负后像。明度对比也会产生负后像。

2. 色彩的膨胀与收缩感 色像差简称色差。通过实验可以得知各色光均有不同的色像差。复色光(如白光)经过透镜折射后所成像的边缘呈彩色模糊现象,这是由于透镜材料对各种色光的折射率不同所致,故透镜对各种色光的焦距也就不同,而成像的位置与大小又取决于焦距的位置,所以,色像差有位置色差和放大色差两种。人的眼球中的透光的水体、晶状体与玻璃体也是一种透射材料,当光透射时,同样有不同的折射率,焦距也有远近之差。一般情况下波长短的冷色光往往在视网膜前成像,而且较波长长的暖色光成像小。波长长的暖色光往往在视网膜后成像,而且较波长短的冷色光成像大,故波长长的红橙色有拉近感与扩张感,而波长短的蓝紫色有远逝感与收缩感。用赫林的学说解释是红色起破坏作用,刺激强烈,脉冲波动大,自然有一种扩张感。而绿色起建设作用,脉冲弱,波动小,自然有收缩感。所以我们平时注视红色时,时间一长就感到边缘模糊不清,有眩晕感,这就是红色起破坏的作用;当我们看青色、绿色时感到冷静、舒适、清晰,眼睛特别舒适,这就是绿色起建设的作用。维吾尔族最喜爱在刷墙的白灰中加入少量的蓝绿色,医生总是让眼疾患者多看绿色,也就是这个道理。

色彩的膨胀与收缩感,不仅与波长有关,而且与明度有关。同样粗细的黑白条纹,在感觉上白条纹要比黑条纹粗;同样大小的方块,黄方块看上去要比蓝方块大些。在白底上的黑字需大些看上去才醒目,过小就太单薄,看不清;如果是在黑底上的白字,那么白字就要比刚才那种黑字要小些,或笔画细些,这样显得清晰可辨,如果与前面那种黑字同样大,笔画同样粗,则模混不清。

进行各种色彩设计时,为了达到各种色块在视觉上的一致,就必须按色彩的膨胀和收缩规律进行调整。据说法国国旗的红、白、蓝三色条纹,开始设计的宽度完全相等,但当升到空中后感觉不相等,为此专门招集色彩学家们共同研究,最后才知道这与色彩的膨胀感和收缩感有关,当三色条纹的宽度调整为红 35、白 33、蓝 37 时,才感到宽度相等。

3. 色彩的前进与后退感 色彩在生理上、心理上的前进与后退感,对于使用色彩有很大影响。如:要使狭小的房间显得宽敞些,可以用后退色中的浅蓝色刷墙;为了使景物背景退远些,可选择冷色;为了使近处景物突出些,可用暖色,即近暖远冷,近艳远灰,近实远虚。

如在黑暗的舞厅中心旋转的玻璃反射球反射出红、黄、蓝、紫四色光点,好像是在太空中运行的星际,我们可以发现,在这四色光点中,红、黄光点似乎近些,而蓝、紫光点似乎远些。再如清晨太阳只照在雪山顶上,其他山林均处于冷灰色的晨雾之中,此时橙色的雪山顶显得格外近,结构清晰可辨。

4. 色彩的易见度 在白纸上写黄字不醒目而写黑字醒目说明色彩明度对比强,易见度高;明度对比弱,易见度低。另外,光线弱,易见度低;光线过强,有炫目感,易见度差;色彩面积大易见度高,色彩面积小易见度低。如果当两组光源与物体相同时,形是否能看清楚则取决于形色与背景色的明度、色相、彩度上的对比关系。日本左藤亘宏认为,黑色底可见度强弱次序为白→黄→黄橙→黄绿→橙;白色底可见度强弱次序为黑→红→紫→紫红→蓝;蓝色底可见度强弱次序为白→黄→黄橙→橙;黄色底可见度强弱次序为黑→红→蓝→蓝紫→绿;绿色底可见度强弱次序为白→黄→红→黑→黄橙;紫色底可见度强弱次序为白→黄→黄绿→橙→黄橙;灰色底可见度强弱次序为黄→黄绿→橙→紫→蓝紫。

5. 色彩的情感性 暖色系使人兴奋,冷色系使人沉静;色彩明度高使人兴奋,明度低使人沉静;彩度高令人产生兴奋感,彩度低令人产生沉静感;对比度强的色彩组合令人兴奋,对比度弱的色彩组合令人沉静。明度高、鲜艳的颜色和对比度强的色彩组合具有活泼感,灰暗混浊的颜色和对比度弱的色彩组合具有忧郁感。

根据人对色彩的喜恶,可以判断人的性格,性格色彩学将人的性格分为红、蓝、黄、绿四种类型。

二、牙体色彩美学基础

(一) 牙体的色彩特征

1. 牙体的颜色 通常用三个维度来概括牙体的颜色,即色调、彩度和明度。色调是一种颜色区分另一种颜色的特性,它取决于产生这种颜色的可见光范围。彩度是颜色的浓度,彩度增加,明度降低,在牙颈部表现得尤其明显。明度是牙齿的明亮度,用来描述牙体反射光的量。牙本质决定牙齿的色调和彩度,牙釉质决定牙齿明度。

2. 牙体的透明度 仅仅用色相、明度、彩度评价牙齿的颜色是不够的,还应该考虑牙体的透明度。半透明性是天然牙尤其是釉质的光学特性,光线透射过釉质发生吸收和散射,到达釉牙本质界时又会发生吸收、散射和折射,我们所见到的牙体色彩是牙本质反射后又透射过釉质以及唾液膜的色彩。所以牙体的色调主要由釉质的通透性、釉质的厚度和牙本质的颜色决定。同时,牙本质也有透射性,牙髓的反射光也参与牙体色彩的构成。切端主要由釉质构成,从切端到颈部天然牙的半透明度逐渐下降,牙齿的透明度主要表现在牙齿的切端部,口腔内测量天然牙的透明度时,可以用白色或黑色的背景衬托牙齿,这样测量的数据才会更准确。

3. 牙体的荧光性和乳光性 在短波光源(如肉眼不可见的紫外线)照射下,牙体(主要是牙本质)可产生荧光现象,表现为吸收不可见紫外光并转换散射为可见蓝色光。在可见光范围内的混色光源(如日光)照射下,牙体(主要是牙釉质)会产生乳光现象,波长小的蓝紫色光在牙体漫反射表现为蓝灰色光晕。在逆光的舌侧,波长大的黄红色光通过衍射透过牙体表现为橙红色。

4. 牙体色彩的生理性变化

(1) 部位差异:上颌中切牙、侧切牙、尖牙的色调基本相同,而彩度从中切牙到尖牙增加,明度从中切牙、侧切牙到尖牙逐渐降低。冠颈部色彩比其他部位彩度高而明度低,唇颊侧颈1/3 因牙龈色彩影响多偏黄红,切 1/3 易受到环境色影响,中 1/3 色彩最稳定,为临床比色确定牙体主色调的首选。

(2) 湿润度影响:天然牙干燥 15 分钟后因唾液膜对光的反射及折射现象消失,导致明度增加,彩度下降,聚醚硅橡胶取印模后牙体明度增高,在 30 分钟后才恢复正常,所以临床比色应该在牙体预备前完成。

(3) 年龄差异:50 岁以后,由于牙体组织增龄性改变,天然牙的色相和彩度逐渐加深,明度逐渐减低,以黄色或黄棕色为主,并且这种改变始于牙根蔓延至牙冠。

(4) 种族差异:不同种族、不同区域的人的天然牙的牙冠色彩有所差异。

（5）性别差异：有研究认为男、女性间前牙色彩没有区别，也有研究认为，男性前牙较女性而言，颜色深而白，亮度低，彩度高，并随着年龄增长差异增大。

5. 牙体色彩的病理性变化

（1）发育异常：釉质发育异常时牙冠表面釉质厚薄不均、不透明导致牙冠颜色明显不均，常呈白垩色或黄褐色，彩度下降，明度减低。牙本质发育异常导致牙本质色彩改变，吸收与反射的色光与健康牙不同，如四环素牙明度降低，多呈淡灰色或黄褐色，色调更黄偏红，彩度大。

（2）牙髓坏死：死髓牙明度低于活髓牙，半透明性降低，荧光效应减弱，彩度增加，色相偏红黄。

（二）牙体色彩变化的影响因素

1. 光源对牙体色彩的影响　光照温度越高，光源强度则越大，白光所占比例更大，物体颜色就越浅；反之则越暗。光源对辐射面积的变化也可以改变颜色，单位面积上所接受的光照度少，物体颜色浅。一个人造光源，如果在它的照射下观察到的物体颜色与在自然光照射下观察到的物体颜色相似，那么这个光源就是标准光源。标准光源应具备以下条件：光源色温为5000 K或6500 K，光源显色指数大于90；环境中的照度均匀性大于85%；环境中的背景色应为灰色，不受其他颜色或光线的影响。牙体比色应在标准的日光下进行，即天气晴至少云，上午10点至下午2点，此时太阳光光谱最均匀，色温、光照强度及显色性最佳，牙体呈现的颜色是最真实、最自然的颜色。但标准日光可遇不可求，临床上比色常用标准人工光源作为比色光源。同时因为人需要在各种光源条件下生活，所以如果能采用多种光源下多次比色的方法则较为理想，但因过程过于烦琐而难以在临床实施。

2. 环境色和背景色对牙体色彩的影响　在标准光源中，对环境色和背景色均有要求。牙体的反射光可以吸收环境中的光，产生同色异谱现象，因此患者的口唇、牙龈、衣服甚至房间墙面及陈设的颜色均会对牙体色彩产生影响，对色彩要求较高的医生往往会选择固定的比色场所来减轻环境色的干扰。由于颜色对比效应的存在，在不同背景色的衬托下，人眼对牙体色彩的识别会出现差异。白色作为背景时观察者对牙体色彩辨别的准确率最低，而黑色及蓝色作为背景时准确率较高。以灰色作为背景时修复体的色彩准确率较高，所以在临床上经常被采用。

3. 观察者对牙体色彩的影响

（1）视野：当牙体和眼睛的距离与人的臂长相当，即50～60 cm时，牙体正好处在视网膜黄斑的中央视野范围（3°～10°），而黄斑是视觉最敏锐、色觉最精确的部位，此时观察者的辨色能力最佳。

（2）辨色能力：色彩的判断是一个主观的过程，与观察者的视觉生理功能和视觉心理以及辨色技能、辨色经验和所掌握的色彩知识相关。有研究表明：口腔医生及相关职业人群与普通公众之间、医生与患者之间、修复科医生与其他口腔医生之间、同一个医生两次配色结果对牙体色彩的审美均存在一定的差异，尤其是医患之间的审美差异直接影响到修复的效果和满意度。虽然研究发现医生选色比患者更准确，但修复体的颜色最好由医生与患者共同商榷，因为修复体在患者口腔内，患者满意才是修复的最终目标。

（3）视觉疲劳：视觉疲劳会使观察者对颜色的辨别产生误差，通常比色应在牙体预备前进行。如果是牙体预备后比色，应该在比色前让眼睛稍事休息后再比色。比色时，由于视觉疲劳和视觉适应，观察的时间越长，比色的准确性越差，偶尔注视一下中性色如灰色或牙齿颜色的补色如蓝色可以提高观察者的色觉敏感度。

（三）牙体色彩的表述方法

临床上，由于技师不与患者直接接触沟通，口腔医生需要正确辨别牙体的色彩，同时将辨别的色彩准确传达给后期行修复体制作的技师。常用的牙体色彩测量记录方法有以下几种。

1. 比色板比色法 比色板比色法靠的是视觉测色法,即利用标准色卡,通过视觉与试件相比较,从而测量及评价其色度。色卡是将某种材质上自然存在的颜色按一定的规律制作成用于色彩选择、比对、沟通的标准工具。色卡上标记着色度的三属性,色卡上的各种颜色称为色标。色卡中主要有JB标准色卡,口腔使用的色卡中医学用标准色卡共有125种颜色。

此方法是目前牙科修复中最常用的视觉分析法。就是把牙科比色板上的色标与患者的患牙或者余留健康牙进行比较,选取色彩与天然牙最接近的色标来记录修复体色彩的方法。常用的比色卡有传统比色板和三维比色板。

(1)传统比色板:传统比色板不是按照色彩学的原理设计,而是选取人群中天然牙出现的频率比较高的颜色制作成色标,按照色标的色相分组,每个组又根据彩度不同分为几个色标。比色板在色彩空间上分布不均,色标排列较混乱,色标之间的色相和彩度差值不均等,同时忽略了色彩三要素中的明度,而明度是描述任何颜色的基本要素,也是人类辨别颜色时最敏感的色彩要素。在使用中需要先确定色相组,然后再确定彩度。

(2)三维比色板:现代三维比色板全面地考虑了色彩三要素。将色标按照色相、明度及彩度进行分类,各色标在色彩空间上分布规律,而且色标之间的明度、色调、彩度差是均等的。色彩三要素的确定顺序在不同厂家的比色板不同,色标的分组顺序也有差别。例如,松风NC比色板比色说明书上建议比色顺序是彩度→色调→明度,即首先采用中间明度比色板确定彩度,再用三个同彩度、不同色调的色标确定色相,最后用相同彩度、同色调、不同明度的色标中挑选适合的明度;而VITA 3D-Master比色板则建议比色顺序是明度→彩度→色调,即先用明度色标组选定明度,再从确定的明度色标组中选定彩度,最后再从选定的彩度色标组中选定色相。

使用比色板进行牙体比色,操作简便,且可进行活体牙口腔内比色,但同时也有许多不足,在使用时需要注意以下几项。

(1)多使用色度评价专用光源D65及以此为标准的照明装置或色度评价专用荧光灯。观察条件为45°角照明、法线方向观察或法线方向照明、45°角观察。

(2)患者不涂唇膏,患者与医生的着装均不应太艳丽。

(3)房间摆设简单,选用黑色、灰色或蓝色作为比色背景。

(4)比色板与牙体靠近并排放置,距眼睛大约一臂的距离。

(5)比色者应学习色彩知识、参加比色训练,提高自身的辨色技能。

(6)最好在牙体预备前比色,尽量在短时间内完成比色,比色时偶尔注视一下中性色或牙齿颜色的补色,避免视觉疲劳导致误差。

(7)将牙体唇面进行分区比色描述,以牙体中部色彩作为牙体的主色调。

(8)同时描述牙体的半透明性尤其是切端及发育沟形态。

2. 数码照片表述法 随着数码相机的普及,图片的色彩处理及传递愈来愈方便,可以直接将患者的牙体色彩信息记录在照片上传递给技师,通常与常规的比色板比色法合用,可以明显提高牙体色彩信息的描述准确度。但数码照片由于拍摄的条件差异(如光源、曝光参数、白平衡、镜头、相机、拍摄角度等)会导致照片记录的色彩出现偏差,所以在拍照时最好采用标准灰度背景或放置一张标准灰度色标,以RAW格式保存,以便后期在图像处理软件中进行色彩校正。

3. 比色仪测色法 不管是单纯用牙科比色板比色还是结合数码照片,其准确性及可靠性都会受到比色条件、比色者的辨色能力、色彩信息的描述等因素的影响。相比而言,仪器测色可减少视觉比色时主客观因素对测色结果的影响。

临床和实验室测量牙齿颜色的仪器有分光光度测色仪、光谱测量仪、三刺激值测色仪、色度仪、齿科用颜色分析仪、光纤饱和度扫描测色仪、摄影-扫描计算机分析、数码摄影-计算机分析等。根据测色仪器原理,可将仪器测色法大致分为三刺激值测色仪与分光光度测色仪两大类型。

(1)三刺激值测色仪:使用三个与人眼相对应,并具有大致相同光谱响应度的传感器,直接测量试料的三刺激值 X、Y、Z,再转换为色度坐标。三刺激值测色仪采用直读法,且具有便携、机动性好、使用简便等特性,多用于不透明的汽车表面涂层、墙壁和口腔内牙齿等的现场测量,但是该方法比色存在着同色异谱现象。

（2）分光光度测色仪原理:使用多个传感器测量试料表面反射光线各个波长的反射率,将测色结果数值化的同时还能将反射率曲线化。由于现在的分光测色仪内储藏有各种照明光源的数据,所以还能测量分光辐射亮度、光亮度、相关色温度、色度坐标、偏色判定图、分光反射率、分光透射率等各种数据。在颜色的测量中,以分光测色法为主。

三、牙龈与皮肤色彩美学基础

（一）皮肤

人的肤色主要取决于皮肤黑色素的含量,不同人种的肤色不同。如欧洲人是白皮肤,亚洲人是黄皮肤,非洲人是黑皮肤。同一人种个体的肤色间的差异受多种因素影响,如年龄、性别、职业、营养状况及内分泌等。同一个人的身体不同部位的肤色也不一样。一般来说,面部暴露的皮肤颜色较深。

肤色与牙齿色具有相关性,尤其表现在明度值上。随年龄增长,肤色与牙齿色的明度值同时下降,并具有显著性。选择患者义齿的颜色时要充分考虑皮肤颜色,浅色皮肤应选择较白色的义齿,相反深色皮肤则应该选择深色的义齿。在临床上,完美义齿的颜色除了主要考虑面部肤色、唇色、牙龈色以外,还要考虑患者的年龄、性别、职业气质等因素。

（二）牙龈

"红白美学"是临床诊疗过程中重要的美学参考。"白"指天然牙或天然牙的仿真修复体,"红"则代表牙周组织。健康的牙龈一般呈粉红色、扇贝状,牙龈乳头呈锥形。

1975 年,西田采用测色仪对前牙的牙龈进行了口内直接测量,结果表明:男性的牙龈平均明度值为 23.9％(SD＝4.0);女性牙龈平均明度值为 25.9％(SD＝4.8),彩度为 2％～25％,色相波长范围为 720～580 mm。

采用孟塞尔表色系测量上下颌牙龈(乳头龈、游离龈和附着龈)的色彩,色相范围:10RP～2YR,但在 1R～2.5R 区间最多;明度范围:乳头龈和游离龈为 4.0～8.0,附着龈为 4.0～7.5;彩度范围:乳头龈和游离龈为 2.0～7.0,附着龈为 1.5～7.5。

不同部位的牙龈色彩变化:色相的变化按照乳头龈、附着龈和游离龈的顺序依次增加;明度值上颌按附着龈、游离龈和乳头龈的顺序依次增大,下颌按乳头龈、游离龈和附着龈的顺序依次增大;彩度值按照乳头龈、游离龈和附着龈的顺序增大。

不同名牙齿的牙龈色彩变化:中切牙的牙龈色相 R 值较尖牙小,侧切牙的牙龈介于两者之间;牙龈明度值的变化则按照中切牙、侧切牙、尖牙依次减弱;牙龈彩度值以上颌尖牙和下颌侧切牙为最高,其他牙齿的彩度值要低一些。

不同年龄的牙龈色彩变化:以中年人的牙龈色度值为基准,青年人的色相 R 值较大,老年人的色相 R 值较小;明度值以青年人为高;彩度值则是老年人高。

引起牙龈色彩的增龄性变化的因素有年龄、牙齿组织结构、毛细血管的状态、血液的性质、血流量、上皮的角化、黏膜的厚度、色素的沉着等。

牙龈的色彩描述可以通过专用的牙龈比色板进行比色,通过数码照片记录,也可以通过比色仪测色。但是,临床上往往重视牙体色彩而忽略了牙龈色彩。由于天然牙龈往往存在血红蛋白吸收带难以被模仿,再加上国内外牙龈色彩研究均较滞后,目前虽然很多材料生产商生产牙龈修复材料,但都很难达到对牙龈颜色的再现。

知识链接 2-1

Note

本章小结

口腔医学美学基础	学习要点
面部美学特征	骨组织测量标准,三停五眼,黄金分割定律,美容平面,马夸特面具,对称与差异性,常用评估方法
口唇	正侧面外观,突度,厚度,口裂宽度
牙齿	形态,表面纹理及特征,排列与对称
牙周组织	游离龈,龈乳头
微笑美学	微笑美学评价的解剖学标志及指标,微笑分类
光色理论	色彩三要素,色环,色立体,色彩视觉理论,色彩心理特征
牙体色彩美学	牙体色彩特征,影响因素,表述方法
牙龈与皮肤色彩美学	牙龈色彩不同变化

能 力 检 测

选择题

1. 下列哪项不是颌面部软组织美学评定标准?(   )
A. Ricketts 审美平面　　　　　　　　B. 三停五眼
C. 马夸特面具　　　　　　　　　　　D. 面平面

2. 微笑时上切牙显露量为 75%～100% 是(   )。
A. 高位微笑　　　B. 中位微笑　　　C. 低位微笑　　　D. 高中位微笑

3. 下列关于牙体比色说法不正确的是(   )。
A. 最好选择牙体预备结束后立即比色
B. 现代三维比色板全面地考虑了色彩三要素
C. 房间摆设尽量简单,选用黑色、灰色或蓝色作为比色背景
D. 比色板与牙体靠近并排放置,距眼睛大约一臂的距离

参考答案

参 考 文 献

[1] 于海洋,胡荣党.口腔医学美学[M].3 版.北京:人民卫生出版社,2015.
[2] 杜晓岩,商维荣.口腔医学美学[M].北京:人民卫生出版社,2012.

(彭澜)

Note

第三章　口腔临床摄影

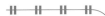
 学习目标

掌握：口腔临床摄影的目的、意义及基本要求；口腔数码摄影常用设备、器材及其基本使用方法；口腔临床摄影的基本拍摄内容、要点及具体方法。

熟悉：数码影像的整理、保存及后期处理。

了解：口腔临床摄影的特点。

案例导入

患者，年轻女性，一月前因外伤导致多颗上前牙牙冠折裂，影响美观、发音和咀嚼功能。经临床检查见上颌双侧中切牙及侧切牙冠部 1/2 缺损，见开髓孔，氧化锌暂封物，无明显叩痛及松动，X 线显示根管治疗充填完善，未见明显根折影像。初步诊断为牙体缺损，拟行修复治疗以改善美观、发音和咀嚼功能。

1. 针对此病例，如何进行口腔临床资料的收集？
2. 根据此病例的临床诊断和治疗流程，需要拍摄哪些临床数码照片？
3. 如何进行数码影像的整理和保存？

第一节　口腔临床摄影概述

一、口腔临床摄影的目的和意义

口腔临床摄影是用机械相机或数码相机捕捉口腔临床相关影像，使我们能够得到更多的医疗信息和临床资料，其目的和意义主要体现在以下六个方面。

（一）病例资料的保存

病例资料的保存是口腔临床摄影最重要的目的之一。在病例文字记录的基础上，附加术前、术中、术后以及放射检查、模型、修复体制作工艺等影像资料，可以得到一系列非常完整的病例资料。准确、完整和高质量的病例资料有助于医生回顾和分析病情，不断总结临床经验，提高临床诊疗水平，疑难和复杂病例资料更是十分宝贵的临床资料。

（二）辅助诊断和治疗设计

口腔临床数码照片可以用于分析美学缺陷、辅助临床诊断、拟定治疗计划、预估治疗效果以及评估治疗难度。尤其是借助于 Keynote、Photoshop 等软件，可以进行快速、简单和有效的数字化美学分析和设计,辅助临床诊断和治疗计划的制订。

（三）医患沟通

由于大部分患者缺乏对于口腔相关知识的了解,仅通过语言沟通往往达不到良好的医患沟通效果。口腔临床摄影资料有助于口腔医生和患者更好地沟通,让患者参与到治疗计划的制订中来,并且增强患者对医生的信任感和对治疗的理解。

借助于术前摄影照片可以让患者更为直观、清晰和准确的看到自身病变的情况,更为清楚和客观的了解治疗的必要性和基本过程。此外,通过术前、术后影像资料对比,可以使患者对治疗效果有全面和完整的了解和认识。

（四）医技交流

口腔临床影像资料是口腔医生给技师传递临床信息和治疗计划的有效途径之一,使医技沟通变得更为准确、清晰、简单和便捷。

对于前牙美学修复,利用口腔摄影得到的影像资料可以有效地传递美学信息和美学分析设计结果,使技师获得准确和完整的设计思路和治疗策略,有利于减少文字传递的误差,提高美学修复效果。此外,技师可以将拍摄的修复制作工艺以及修复体的数码照片反馈给医生,让医生确认修复体的形态、颜色等美学修复效果。

（五）教学及口腔卫生宣教

准确完整的临床病例影像资料是口腔教学的重要素材,也是提高教学水平和教学效果的有力手段,尤其是临床罕见病例、复杂病例以及疑难病例等。使用临床新技术和新方法进行诊疗的病例影像资料对于案例分析、教学讨论以及继续教育也有着极其重要的意义。此外,病例展示是评价医生临床诊疗水平的有效方法。

临床上常见病和多发病的诊疗影像是非常有效的口腔卫生宣教资料,是教育患者和普及口腔知识的重要宣传途径。

（六）法律依据

当出现医疗纠纷或医疗事故时,根据举证倒置原则,医生和医院方面需要提供无过错证明。临床影像资料可以成为重要的法律依据,起到证据保全的作用。

二、口腔临床摄影的特点

医学摄影是较为特殊的摄影类别之一,是医学和摄影相结合的产物。口腔临床摄影是医学摄影的重要内容,是以口腔医学为主要题材,其目的是记录、收集和存储口腔医学领域的相关内容,并对提高医疗水平、开展医学研究、提升教学质量及促进学术交流等有着重要作用。因此,口腔临床摄影具有客观性、准确性、有效性和艺术性等鲜明特点。

（一）客观性

客观性是口腔临床摄影重要的特点之一。口腔医学摄影首先应保证影像资料的客观性,如实记录口腔诊疗过程,并真实地反映治疗前后的效果。因此,口腔临床摄影需要以纪实的摄影方式来进行拍摄,不能虚构和捏造。

（二）准确性

口腔环境相对局限,拍摄视野范围狭窄;口腔诊疗操作迅速,很多治疗过程都是转瞬即逝,因此口腔临床摄影需要拍摄者把握恰当的诊疗时机,准确的捕捉和记录临床实际情况。

（三）有效性

口腔摄影属于医学摄影范畴,其拍摄手法不同于一般摄影,无法按照人像摄影进行专业摆

Note

拍,也无法为了追求拍摄效果而多次重复拍摄,因此口腔摄影需要拍摄者具有熟练的拍摄功底和足够的临床经验,充分保证拍摄的有效性。

(四) 艺术性

口腔临床摄影不仅要客观真实的记录临床实际,而且要具备一定的艺术性,即科学性与艺术性的结合。对于美学修复而言,艺术性这一特点体现得尤为明显,但是,要注意避免纯粹的艺术夸张手法,应该在遵循实际和科学的原则基础上实现合理的艺术性。

三、口腔临床摄影的基本要求

(一) 真实

普通摄影为了达到良好的艺术效果,可以采用非常规的拍摄方法和后期艺术加工来达到不同目的的拍摄要求,而口腔临床摄影必须是真实的记录,注重的是事实,这不同于普通摄影。由于口腔临床摄影需要符合一定的临床医疗规范,其图片的真实性是最首要的要求,即还原和再现口腔真实场景。因此拍摄的范围、角度、比例、光圈、白平衡、色温等参数的设置都应该注意,必要时可选择一定的参照物同时拍摄,但务必确保图片的真实有效。

(二) 清晰

口腔环境狭小,口内光线不佳,拍摄的主题受口唇、黏膜和舌等的阻碍以及唾液的干扰,所以拍摄时需要注意拍摄设备和相机参数的选择,保证得到清晰的影像资料。

牙齿、牙列和咬合是拍摄的主题,拍摄前应保证牙面清洁干燥。此外,由于前、后牙之间存在一定的层次和距离,拍摄时也需要注意对焦点的选择和景深的设置以保证拍摄的清晰度。当直视情况下无法满足拍摄要求时,可以使用反光镜或者反光板来辅助拍摄,为保证影像清晰度,应注意镜面的清洁干燥,并通过加温或喷气来减少镜面的雾气。

(三) 色彩

色彩是影像资料的重要因素之一。牙齿、口唇和面部皮肤等都具有不同的颜色特征,这些色彩信息是疾病诊疗的重要考量因素。因此,在拍摄当中尤其要注意色彩的真实性,尽可能还原拍摄主题的真实颜色。拍摄者可以根据具体的拍摄主题,选择合适的相机、镜头、闪光灯及其他辅助光源设备,并在保证图像清晰度的基础上选择合适的拍摄参数,尤其是白平衡的调节。

为了强调治疗前后的效果对比,或者是为了初步诊断和评价颜色的相关信息,在保证拍摄前后参数设置一致的基础上,也可以在拍摄时采用比色板或者标准色板作为颜色参照,或者采用兼有照相和比色功能为一体的色度仪进行色彩分析和记录。

四、口腔临床摄影的应用

口腔临床摄影在口腔医学领域应用广泛,可用于口腔修复学、牙体牙髓病学、牙周病学、口腔颌面外科学、口腔正畸学、口腔黏膜病学、口腔种植学、口腔组织病理学以及口腔医学美学等多个口腔医学领域。口腔临床摄影所得到的影像资料不仅记录了患者术前、术中和术后的口腔和面部等相关信息,真实展现治疗流程和细节,并且可以提供辅助诊断和分析设计的有效素材和依据。

随着数字化口腔医学和口腔医学美学的不断发展,数字化美学分析和设计的技术得以实现,其基础是口腔临床摄影,因此做好口腔临床摄影是开展数字化美学分析和设计的先决条件。

第二节 口腔临床摄影技术

一、口腔数码摄影常用设备与器材

口腔临床摄影是以微距摄影为主,需要专业的摄影设备和器材,包括相机、镜头、闪光灯以及必要的辅助摄影工具,缺一不可。目前,随着数码相机的不断发展,口腔临床摄影主要采用数码相机进行拍摄,传统的胶片相机应用较少,因此,本节以口腔数码摄影为例进行讲解。

(一)相机机身

相机机身的品牌和种类繁多,有 Canon、Nikon 和 Sony 等多个品牌,由于各品牌之间在机身外形以及操作性能等多方面存在异同,因此,在为口腔数码摄影选择机身之前,需要了解数码相机机身的特点(图 3-1)。无论是哪个品牌,都存在入门级、专业级及顶级等不同级别的相机机身,我们不必一味追求最贵最新的机身,需要根据口腔医学临床摄影的专业需求来选择合适的机身。目前诸多相机产品中,专业的单反相机机身比较符合口腔临床摄影的基本要求。

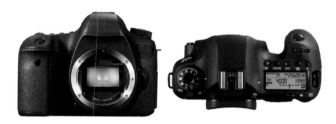

图 3-1 单反相机机身图

单反数码相机机身的优点是可以保证清晰、稳定和高质量的照片拍摄,并可以根据需要更换多种镜头和闪光灯等相机配件。此外,单反数码机身可以通过不同的拍摄模式进行快速和有效的拍摄,同时手动操作模块可以根据需要随时调整光圈、焦距、快门速度及对焦方式等,以满足口腔临床摄影的各种拍摄要求。

根据口腔临床摄影的真实、清晰和色彩三大基本要求,我们需要对数码相机机身的色彩风格、像素值、感光度及对焦点数量等指标有一定的了解。

由于口腔临床摄影最重要的基本要求就是注重真实性,因此,色彩还原是机身的重要考量指标之一。然而,数码相机生产厂家对于色彩还原和色彩处理的理解并非"真实",而是在相对真实的基础上凸显自身品牌的色彩风格和特色。如:Canon 数码相机的色彩相对偏暖、偏红;Nikon 数码相机的色彩风格相对偏冷、色彩还原相对准确;Sony 数码相机的色彩相对比较鲜艳浓郁。由此可见,不同品牌的数码机身有各自的特点,不能单单依靠品牌的选择来完全决定色彩还原的真实性。因此,对于口腔临床摄影来讲,色彩信息的记录和传递不能单单依靠数码图片,需要借助于辅助手段。

根据口腔临床摄影应满足"清晰"这一要求,可以选择高像素点的相机机身。目前主流的数码相机机身的像素点都超过 1000 万,均可以满足口腔临床数码摄影的基本需要,不必盲目追求更高像素点的机身。

感光度(ISO)是考量数码相机机身的重要指标之一,也是衡量图片质量和细腻度的重要参数。一般条件下,口腔临床摄影都是在相对静止状态下进行拍摄并可以采用辅助光源或者闪光灯作为辅助照明,因此,低感光度下即可得到清晰、细腻和稳定的图像,不必追求过高感光度拍摄能力的相机。

对焦点的数量是评价数码相机机身的另一重要指标,对焦点越多越有利于对处于运动状态的拍摄主体或者是多个复杂的拍摄主体进行准确的对焦。由于口腔临床摄影大部分是微距摄影,受到拍摄比例的限制,所以经常建议拍摄者采用手动对焦来进行照片拍摄,而在这种对焦模式下,相机机身的对焦点数量所产生的影响是相对小的。

综上所述,口腔临床数码摄影有其独特的目的和方法,不需要一味追求"高质量、高水平和高价格"的机身。相比镜头而言,数码相机机身的更新换代也非常快,考虑经济因素的临床医生们结合临床实际需要来选择合适的相机机身即可。

随着数码相机产品的不断推陈出新,也出现了专门用于口腔摄影的"口腔专用数码相机"。这类相机的优点是轻便、便携、利于持握、操作简单,适合刚刚开始学习口腔临床摄影的医务人员以及因无法承受单反相机重量的女性。

(二)镜头

根据口腔临床摄影的需要,可以选择合适的镜头来配合单反数码相机。口腔摄影以微距摄影为主,推荐使用微距镜头,其优点是有较大的放大倍率和较长的焦距。如果镜头焦距过小,会导致一部分的临床影像根本无法拍摄,也可能导致以下问题。首先,镜头与被拍摄的口腔主体距离过近,容易导致镜头污染,也不利于临床感染控制;其次,较近的拍摄距离容易导致布光不良,影响拍摄质量;再次,镜头越贴近面部或者口唇,越可能导致患者的不安情绪或压抑

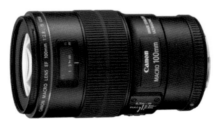

图 3-2　微距镜头(Canon 100 mm 定焦)

心理。相比之下,长焦段的镜头重量更大、价格更昂贵,主要用于拍摄距离比较远的影像资料,或者是为了达到手术无菌操作和预防感染的目的。因此,镜头焦距的选择十分关键。各大数码相机生产厂家都有生产一系列的镜头,推荐用于口腔摄影的微距镜头主要是100 mm 焦距的定焦镜头,如 Canon 100 mm 定焦镜头(图 3-2),Nikon 105 mm 定焦镜头,Sony 90 mm 定焦镜头。总之,镜头的选择需要搭配数码相机机身的品牌,并配合适合焦段的镜头。

(三)闪光灯

口腔范围比较狭小,为保证获得足够清晰和景深的图像,需要辅助光源照明来获得适合的曝光量。闪光灯种类繁多,考虑到口腔临床摄影需要近距离拍摄口腔内的牙齿或牙龈等情况,安装在镜头前的微距闪光灯是口腔临床摄影的适宜选择。

微距闪光灯包括环形闪光灯(图 3-3)和双点闪光灯(图 3-4),两者各有优缺点。当环形闪光灯和部分双点闪光灯的光源投射角度与镜头长轴平行,并且垂直于被摄主体的时候,容易形成中心区的环状光斑,特别是拍摄以中切牙为主体的照片时,这种光斑会影响牙齿真实形态和颜色特征的展现(图 3-5、图 3-6)。为弥补这一不足,新一代双点闪光灯的光源投射角度与镜头长轴和被摄主体均有一定角度,此时局部的光线更为柔和,更能凸显出牙齿表面的纹理等细节。因此,这一类的双点闪光灯成为口腔医学美学医生,尤其是口腔美学修复医生们的首选,如 Canon MT-24EX 双点闪光灯以及 Nikon R1C1 双点闪光灯等。

Note

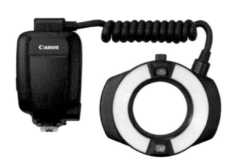

图 3-3 环形闪光灯
（Canon MR-14EX 环形闪光灯）

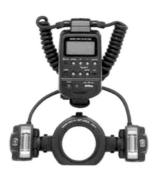

图 3-4 双点闪光灯
（Canon MT-24EX 双点闪光灯）

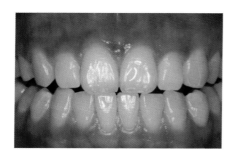

图 3-5 采用环形闪光灯拍摄的照片
（Canon 6D/100 mm 镜头/MR-14EX 环形闪光灯）

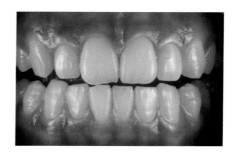

图 3-6 采用环形闪光灯拍摄的照片
（Canon 6D/100 mm 镜头/ MT-24EX 双点闪光灯）

（四）辅助工具

口腔摄影的拍摄主题大部分是口腔内的牙齿、牙龈、舌及颊等，由于拍摄环境的复杂性以及拍摄目标的特殊性，口腔临床数码摄影所需要的设备和器材不同于一般的微距摄影，除了机身、镜头和闪光灯这些常规配置之外，还需要一些非常重要的辅助工具，如牵拉口唇的开口器，高反射率的反光镜，黑色或灰色等颜色的背景板以及偏振光滤镜等。

1. 拉钩 口腔摄影主要拍摄内容为口腔内的牙齿、牙龈及舌等组织，由于唇和颊对于口内拍摄目标的遮挡，给拍摄造成了一定的干扰。

拉钩可以用来牵拉口角，隔离口唇和颊部的遮挡，充分暴露口腔内部具体情况，提供良好的拍摄条件，是口腔临床摄影常用的辅助工具之一。此外，借助于拉钩的辅助作用，反光镜和背景板等也更加方便置入口腔，也使拍摄的画面更加清晰准确，排除非拍摄主体的干扰。

临床上使用的拉钩类型多样，按照材质可以分为塑料拉钩（图 3-7）和金属拉钩（图 3-8），其中，塑料拉钩的成本较低，临床使用率比较高。按照使用次数可以分为一次性拉钩和可高温高压消毒灭菌的多次使用拉钩，大部分的一次性拉钩为不可高温高压的塑料材质。按照形态可以分为半圆形拉钩、半月形拉钩、V 形拉钩、合叉形拉钩、指状拉钩以及方形拉钩等。按照使用目的可以分为全口拉钩、半口拉钩、口角拉钩以及侧方拉钩等。此外，拉钩还有 S、M 和 L 等大小之分，因此临床使用中要注意拉钩的选择。

在开始口腔临床摄影之前，医生可以根据实际拍摄需要选择合适材质、形态和大小的拉钩，注意尽可能避免拍照时拉钩的暴露，尤其注意使用拉钩时不要导致患者口腔的不适感。一般情况下，拍摄全牙列正面咬合影像时需要使用全口拉钩，以消除唇颊的干扰并充分暴露牙体组织；拍摄后牙咬合影像时需要使用侧方拉钩；拍摄上、下颌牙列正面或者全合面影像时可使用半口拉钩或者口角拉钩。

Note

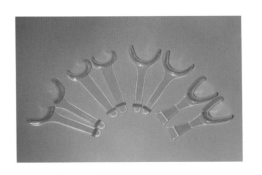

图 3-7　不同类型的塑料拉钩

（从左至右依次为：半口拉钩一对，S 号全口拉钩一
对，L 号全口拉钩一对，侧方拉钩一对）

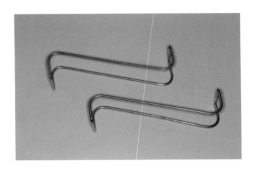

图 3-8　金属拉钩

（两端皆可作为拉钩使用，一侧大号，一侧小号）

2. 反光镜　口腔是一个三维空间，虽然大部分影像可以通过直接法拍摄得到，但是很多影像采用直接法进行拍摄非常困难，或者即使能拍到，也无法保证影像的准确和完整呈现，因此，口腔临床摄影中经常要借助各种类型和形状的反光镜，以拍摄出反光镜内反射的影像。口腔摄影所使用的反光镜不同于一般生活中使用的镜子，要求反射的影像无重影和变形。

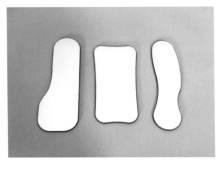

图 3-9　不同形状的玻璃反光镜

口腔临床摄影使用的反光镜根据材质可以分为玻璃反光镜（图 3-9）和金属反光镜。玻璃反光镜的反射效果好，其反射材料不是位于玻璃的背面而是在玻璃的表面，良好的避免了重影的问题。如果因为使用不当等原因导致镜面剐蹭及表面的反射材料脱落，将影响后期使用，因此玻璃反光镜尤其需要注意表面保护。

反光镜根据其临床用途可分为合面反光镜（拍摄上下颌牙列合面）和颊侧反光镜（拍摄颊侧咬合影像）等。反光镜根据其有无持拿手柄又可分为带手柄的反光镜和不带手柄的反光镜。相比之下，带手柄的反光镜更容易操作，可以在拍摄时保持位置和角度的稳定并消除手指对画面的干扰。

在临床拍摄中，应根据患者的口腔大小，牙列宽窄以及拍摄主体的范围来选择反光镜。如果反光镜过大会增加患者的不适感，过小的反光镜可能无法拍摄到完整的影像，影响摄影效果。此外，拍摄前应注意检查镜面是否清洁干净，有无水痕、划痕等以免影响拍摄效果，由于反光镜温度低于口腔，容易产生雾气，因此，使用前可用热水或者加温器将反光镜加温，或者请助手用气枪吹气或者使用负压吸引器来避免镜面产生雾气。

3. 背景板　口腔环境比较复杂，为了提高拍摄质量并获取重要的颜色等信息，可以使用背景板来屏蔽不需要的场景，避免口腔其他组织干扰拍摄，重点突出拍摄主体，得到简洁和美观的影像资料。因此，背景板也是常用的辅助工具之一。

背景板根据材质不同可以分为金属背景板、硅胶背景板（图 3-10）、塑料背景板、纸质背景板以及绒布背景板等。其中，金属背景板在多次消毒处理之后表面存在褪色，或者临床维护不当导致表面划伤，有些背景板还存在反光或者倒影的现象，临床拍摄中应注意上述问题。硅胶背景板由硅胶制作而成，消毒后稳定性好，不易褪色，表面无反光并且无重影倒影，可以达到良好的拍摄效果。此外，硅胶质地柔软，可根据实际需要进行弯曲折叠，更利于口内置入，可明显减少口腔不适感，因此硅胶背景板很好地解决了金属背景板存在的一系列问题，临床应用效果好。塑料背景板、纸质背景板和绒布背景板多用于口腔外部的印模、模型、修复体以及材料器械等的拍摄。纸质背景板价格低廉，使用简便，可以根据需要进行裁剪，在消毒后置于口内进行拍

Note

摄，一般做一次性使用。绒布背景板完全避免了拍摄中存在的反光,使得拍摄画面更加简洁。

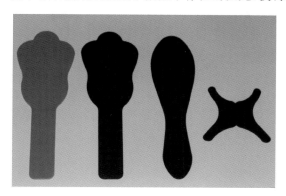

图 3-10　不同形状和颜色的硅胶表层背景板
(从左至右依次为:灰色背景板、黑色背景板、小型黑色背景板、蝴蝶形黑色背景板)

背景板根据颜色差异可以分为黑色背景板、灰色背景板、蓝色背景板和白色背景板等。黑色背景板在临床上非常常见,可以凸显拍摄主题,消除周围其他组织的干扰,得到高质量的影像。灰色背景板可以创造一种相对自然和中性的颜色背景,用于比色或者拍摄与颜色信息相关的照片。标准灰色的背景板也可以用于相机的白平衡校准,或者是作为比色照片拍摄中的参考色块。蓝色背景板或者白色背景板多用于口外拍摄。

背景板也可以按照形态和使用部位等进行分类。如:按照形态可以分为舌形、蝴蝶形和 L 形等;按照使用部位可以分为前牙背景板及后牙背景板等。

4. Polar-eye 偏振光滤镜　在口腔临床摄影中,牙齿表面的反光常导致牙齿颜色失真,尤其是使用环形闪光灯进行拍摄时。因此,为了更加清晰的再现牙齿的颜色和相关信息,可以使用偏振光滤镜来消除牙面反光,使牙齿的颜色表达更加直接和准确,还可以强化色彩的表现力,有利于得到牙齿颜色的有效信息以及牙齿颜色中个性化的数据。

Polar-eye 偏振光滤镜(图 3-11、图 3-12)是口腔临床上常用的偏振光镜,并有多种型号分别搭配口腔临床摄影中可能使用的各种类型的闪光灯。由于偏振光滤镜会导致 2~3 倍的光线损失,因此,为避免拍摄影像曝光不足,在使用偏振光滤镜时,即便是拍摄相同比例的影像也需要调整进光量或者曝光参数。

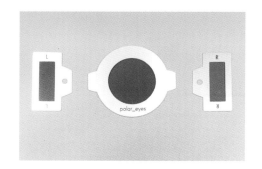

图 3-11　Polar-eye 偏振光滤镜
(Canon MX-24 双头闪光灯用)

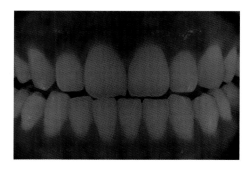

图 3-12　采用 Polar-eye 偏振光滤镜拍摄的口内照片
(Canon 6D/100 mm 镜头／ MT-24EX 双点闪光灯)

(五)设备和器材的维护

由于口腔为有菌环境,上述口腔临床摄影的设备和器材都必须遵循无菌原则,应使用可消毒并可重复使用的器具或者一次性用品,以避免交叉感染。

1. 相机机身、镜头和闪光灯的日常维护　相机机身、镜头和闪光灯等摄影主要设备的维

Note

护与常规生活摄影中的日常维护相似,注意避免交叉感染,尤其是在医疗工作环境中不要以污染的双手或者是已触及患者的手套来碰触相机等。此外,如果在拍摄手术实况场景时,应注意相机与术区的距离,避免血液等的污染。镜头盖应在使用完毕后盖紧。

2. 拉钩的消毒和日常维护 可重复使用并可高温高压消毒的拉钩在使用后必须高温高压彻底消毒,如果不能高温高压消毒的拉钩,应采用2%戊二醛浸泡消毒,当上述消毒方式都不能满足时,应作为一次性使用。对于有传染性疾病的患者,应尤其注意。

3. 反光镜的消毒和日常维护 所有反光镜的表面应使用柔软的布或者专用棉布来擦拭表面,切不可用硬质的纸巾等,使用时尤其注意避免金属物品刮伤镜面。金属反光镜可以高温高压消毒,而玻璃镜面只能采用2%戊二醛进行浸泡消毒,浸泡2~6小时,达到消毒目的即可取出,以免损伤镜面影响使用。

4. 背景板的消毒和日常维护 硅胶材质的背景板或者金属材质的背景板可用于高温高压消毒,但是长期反复的消毒可能会导致背景板表面颜色变浅。使用中应注意避免硬的或者锐利的器械划伤表面,同样不要用硬的纸巾清洁表面。纸质的背景板不能满足常规消毒的需要,一般作为一次性使用,不可重复利用。

二、口腔临床摄影的基本内容和拍摄要点

口腔临床摄影的影像包括很多内容,其拍摄手法和表现形式也不尽相同。在实际拍摄中,为每一位患者或每一个病例拍摄全部的临床影像资料是不切实际的,也会给患者和医生带来很大的拍摄难度,应根据病例类型、病例特点、治疗技术及过程等多种拍摄目的进行合理的选择。然而,对于不同的临床病例,如何选择需要拍摄的影像内容是广大口腔医生首先要解决的问题。

为了给广大口腔医生做参考,美国美容牙科协会(AACD)及中华口腔医学会口腔美学专业委员会(CSCD)等组织都制定了口腔临床摄影规范和拍摄内容。在临床摄影工作中,可以按照上述标准和规范所列出的内容进行拍摄,但是,由于临床实际所限,影像无法全部达到标准,但一定要注意保证影像的真实性。此外,在保证照片遵从事实的基础上,也可以适当地拍摄一些在推荐标准之外的照片,以突出医生的临床治疗和诊疗特色。

根据口腔医学美学临床资料收集的需要,口腔临床摄影可以按照不同的角度、范围、部位、背景、状态以及时间等进行影像记录。如:根据拍摄角度可分为正面像和侧面像,其中侧面像分为30°、45°、60°和90°等,并且每一个侧面角度还分为左和右两侧(图3-13);根据拍摄的范围和部位不同,可以分为面部、口唇、唇齿、牙列及牙龈等;根据不同拍摄背景可分为黑色背景照、白色背景照、灰色背景照及蓝色背景照等;根据患者面部表情,可以分为自然放松、轻度自然微笑、中度自然微笑、最大自然微笑等多种微笑表情状态。根据上述不同的分类情况进行组合,可以得到不同的影像,临床上可以根据实际需要进行选择。

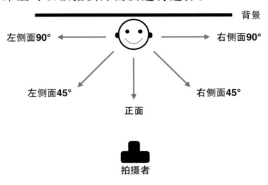

图3-13 口腔临床摄影基本拍摄角度示意图

Note

　　此外,在口腔临床摄影中,根据发音状态不同,可以分为不发音和发音,其中发音状态尤为重要,主要为"M、E、S、F"(或"么、衣、思、夫")四个发音状态,其临床意义如下。

　　(1)发"M/么"音时(图 3-14),上前牙的暴露量可作为辅助设计上中切牙的长度和切端位置,上下颌的位置关系可用于评估正常的垂直距离。因此,临床治疗中如果需要改变切端位置或者长度,可以拍摄 M/么音来体现和判断。

　　(2)发"E/衣"音时(图 3-15),口唇状态与微笑状态接近,如果有的患者无法自然放松微笑,可以发"E"的音来代替微笑位,用来判断微笑位时上前牙的暴露量。但是并不能完全代替。

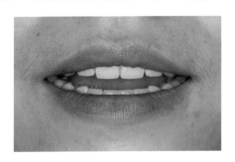

图 3-14　发"M/么"音正面唇齿影像

(Canon 6D/100 mm 镜头/环形闪光灯,1/125,F22,ISO 200)

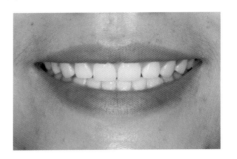

图 3-15　发"E/衣"音唇齿影像

(Canon 6D/100 mm 镜头/环形闪光灯,1/125,F22,ISO 200)

　　(3)发"S/思"音时(图 3-16),上下颌前牙切端靠近,仅剩余 1 mm 左右的间隙,使气流可以从此冲出而发出声音。

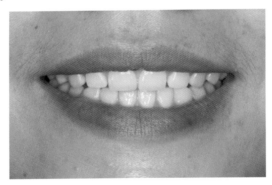

图 3-16　发"S/思"音唇齿影像

(Canon 6D/100 mm 镜头/环形闪光灯,1/125,F22,ISO 200)

　　(4)发"F/夫"音时(图 3-17、图 3-18),上切牙的切缘将轻轻接触下唇唇红线,据此可以评估上切牙的长度、唇舌向以及切端的位置。

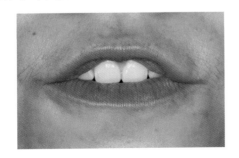

图 3-17　发"F/夫"音唇齿影像(正面)

(Canon 6D/100 mm 镜头/环形闪光灯,1/125,F22,ISO 200)

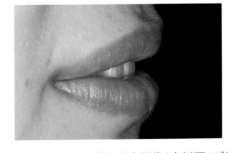

图 3-18　发"F/夫"音唇齿影像(右侧面 90°)

(Canon 6D/100 mm 镜头/环形闪光灯,1/125,F22,ISO 200)

Note

根据一般情况下口腔美学临床摄影的实际需要,本章节将以数码单反相机和环形闪光灯为例,分为以下几个部分来讲解口腔临床摄影的具体拍摄内容及要点。

（一）面部影像（人像照）

面部影像主要用于体现面部特征,如面部形态、比例、对称性等。拍摄时注意保持患者的体位端正,头、颈、背部直立,双肩放松无偏斜。临床上可以根据实际需要进行选择,一般推荐拍摄的面部角度见表3-1中带有"□"的标记。

表 3-1　不同角度和发音状态下的面部影像拍摄角度及内容

面部状态	正面	左、右侧30°	左、右侧45°	左、右侧60°	左、右侧90°
自然放松	□				□
自然微笑	□		□		□
发音"M"	□				
发音"E"	□				
发音"S"	□				
发音"F"	□				

(注:"□"标记为推荐口腔医生作为临床常规拍摄的角度。)

面部影像拍摄环境类似于拍摄证件照片,有黑、灰、白、蓝等不同颜色的均质背景。拍摄时时对患者的要求如下:站立或者端坐,保持上身直立无偏斜;尽可能靠近背景;面部无浓妆,无影响面部特征的首饰;头发整齐,暴露双耳、双眉;构图时以暴露整个面部为宜;尤其注意拍摄角度和方位,避免人为原因造成面部照片不真实。

1. 正面部影像　正面部影像的拍摄内容包括自然放松（图 3-19）、自然微笑（图 3-20）以及"M、E、S、F"或"么、衣、思、夫"发音状态下的正面部影像。

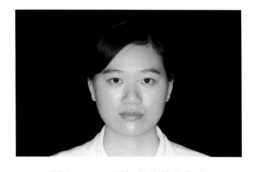

图 3-19　正面部自然放松影像
(Canon 6D/100 mm 镜头/环形闪光灯,1/125,F10,ISO 200)

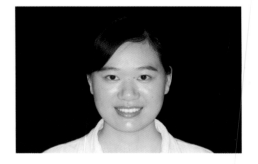

图 3-20　正面部自然微笑影像
(Canon 6D/100 mm 镜头/环形闪光灯,1/125,F10,ISO 200)

拍摄要点:保持相机水平,一般以患者瞳孔连线作为参考平面,取景范围从头顶至肩膀,暴露整个头面部和部分颈部,注意保持头部中正,可以根据面中线及双耳暴露量来判断,一般构图中心在面部中央,颧骨水平,如果暴露牙齿,对焦点在牙齿。

2. 侧面部影像　侧面部影像的拍摄内容包括自然放松和自然微笑状态下的左和（或）右侧的 45°和 90°侧面影像（图 3-21 至图 3-28）。临床上一般拍摄的是自然放松、自然微笑以及"M、E、S、F"四个发音状态。

Note

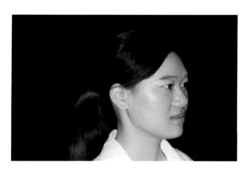

图 3-21　右侧 45°面部自然放松影像

（Canon 6D/100 mm 镜头/环形闪光灯，1/125，F10，ISO 200）

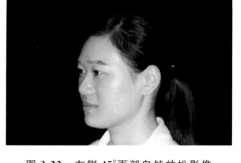

图 3-22　左侧 45°面部自然放松影像

（Canon 6D/100 mm 镜头/环形闪光灯，1/125，F10，ISO 200）

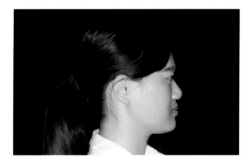

图 3-23　右侧 90°面部自然放松影像

（Canon 6D/100 mm 镜头/环形闪光灯，1/125，F10，ISO 200）

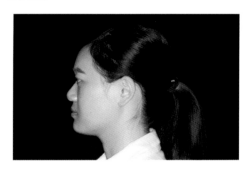

图 3-24　左侧 90°面部自然放松影像

（Canon 6D/100 mm 镜头/环形闪光灯，1/125，F10，ISO 200）

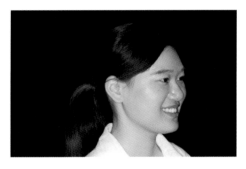

图 3-25　右侧 45°面部自然微笑影像

（Canon 6D/100 mm 镜头/环形闪光灯，1/125，F10，ISO 200）

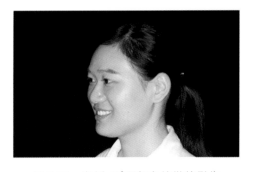

图 3-26　左侧 45°面部自然微笑影像

（Canon 6D/100 mm 镜头/环形闪光灯，1/125，F10，ISO 200）

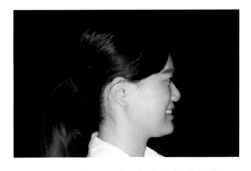

图 3-27　右侧 90°面部自然微笑影像

（Canon 6D/100 mm 镜头/环形闪光灯，1/125，F10，ISO 200）

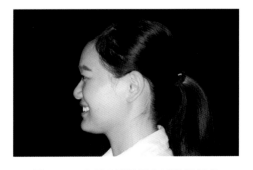

图 3-28　左侧 90°面部自然微笑影像

（Canon 6D/100 mm 镜头/环形闪光灯，1/125，F10，ISO 200）

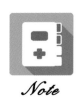

Note

拍摄要点:与拍摄正面面部影像的基本要点相似,嘱患者从拍摄正面面部影像的位置分别向左、右两侧转动45°或90°,以眼耳平面为水平参考平面,取景范围从头顶至肩膀,暴露整个头面部和部分颈部,构图中心在颧骨水平,如果暴露牙齿,对焦点在牙齿。

3. 面部俯视位影像 近年来,由于口腔美学分析和设计的需要,面部俯视位的影像拍摄也尤为重要。其主要用于检查面部中线、上颌牙列中线与瞳孔连线三者之间的关系,以及上前牙切端的位置与水平线、下唇干湿分界线之间的关系,也可以从一定程度上判断上前牙的唇侧突度(图3-29)。

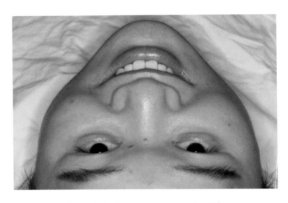

图3-29 面部俯视位微笑影像

(Canon 6D/100 mm 镜头/环形闪光灯,1/125,F18,ISO 200)

一般情况下,患者躺在牙椅上,拍摄者位于患者头部后方,嘱患者仰头且眼睛向头顶方向看,以双侧瞳孔反光点来确定水平面的参考,面部中线为纵向参考,对焦点位于牙齿部分。

(二)唇齿影像(面部下1/3的影像)

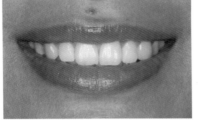

图3-30 微笑状态下正面唇齿影像

(Canon 6D/100 mm 镜头/环形闪光灯,1/125,F22,ISO 200)

唇齿影像(图3-30至图3-34)主要是拍摄口唇部的影像,相比面部影像可以更加突出口唇和牙齿的位置关系,着重表现出口裂的大小,微笑时上颌前牙的暴露量、牙齿长轴倾斜度、上颌前牙切缘与下唇缘干湿分界线的位置以及上颌前牙龈缘的暴露量,是口腔美学分析和美学设计中最重要的拍摄内容。唇齿影像的拍摄角度和位置与面部影像拍摄要求基本一致(表3-2)。

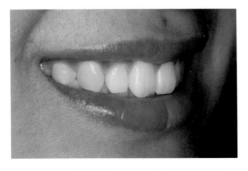

图3-31 微笑状态下右侧45°唇齿影像

(Canon 6D/100 mm 镜头/环形闪光灯,1/125,F22,ISO 200)

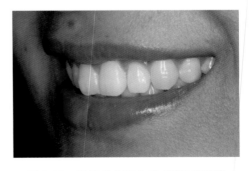

图3-32 微笑状态下左侧45°唇齿影像

(Canon 6D/100 mm 镜头/环形闪光灯,1/125,ISO 200)

Note

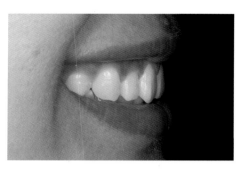 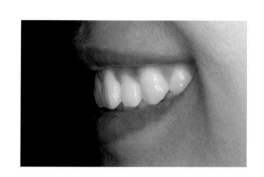

图 3-33 微笑状态下右侧 90° 唇齿影像
(Canon 6D/100 mm 镜头/环形闪光灯,1/125,F22,
ISO 200)

图 3-34 微笑状态下左侧 90° 唇齿影像
(Canon 6D/100 mm 镜头/环形闪光灯,1/125,F22,
ISO 200)

表 3-2 不同角度和发音状态下的唇齿影像拍摄角度及内容

唇齿状态	正面	左、右侧 30°	左、右侧 45°	左、右侧 60°	左、右侧 90°
自然放松	□				□
自然微笑	□		□		□
发音"M"	□				
发音"E"	□				
发音"S"	□				
发音"F"	□				

(注:"□"标记为推荐口腔医生作为临床常规拍摄的照片。)

唇齿影像的拍摄一般不需要专门的背景,背景可以自然形成黑色或者黑灰色。拍摄的要点如下:对患者的体位要求是直立端坐,口唇部无浓妆,无影响面部特征的首饰;取景范围主要为面部下 1/3 部分,包括整个口唇部,不要涵盖鼻及颏部;正面唇齿影像的拍摄角度与面部影像的拍摄角度相同,以上颌中切牙为对焦点,保证牙齿清晰;侧面唇齿影像的拍摄要保证暴露出来的所有牙齿都要清晰。

应注意拍摄角度一定要与水平线平行,并且与面中线垂直,避免患者有仰头、低头或偏斜等情况。此外,如果患者存在颌骨、口唇、𬌗曲线或切缘曲线等偏斜或不对称的特殊情况,一定要在拍摄前发现上述问题,避免在拍摄中刻意纠正而掩盖了真相。

(三)牙列影像(口内照)

口内照片的拍摄主要是患者躺着在牙椅上完成的,需要借助于拉钩、背景板、反光板等辅助工具,是进一步表现牙齿细节、记录牙齿和牙列等信息的重要影像。根据拍摄的范围可以分为全牙列影像和局部牙列影像;根据拍摄的角度可以分为唇颊向、舌腭向、𬌗向等。

1. 全牙列影像 全牙列影像可以从正面(唇侧面)或者𬌗面来体现全部牙齿的情况。全牙列的正面影像(图 3-35)拍摄要点如下:使用全口拉钩牵开口唇,暴露完整的牙列;拍摄前吹干牙面;以上颌牙列中线及𬌗平面为拍摄参考线;上下牙列轻轻分开,暴露完整的牙列唇侧面。

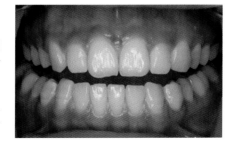

图 3-35 全牙列正面影像(非咬合状态)
(Canon 6D/100 mm 镜头/环形闪光灯,1/125,
F29,ISO 100)

全牙列的𬌗面影像(图 3-36 至图 3-37)拍摄要点:使用半口拉钩牵开上颌或者下颌的单侧口唇,分别暴露单颌牙列;将反光板置于口内,反光面与牙列平面成

45°;以上颌牙列中线及腭中缝或下颌舌系带为拍摄参考线;拍摄下颌牙列时用反光板将舌推后隔离;拍摄前将镜子加温,或者用气枪吹气或者用负压吸引器来避免镜面产生雾气。

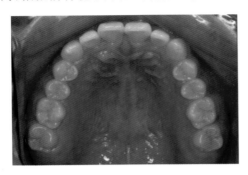

图 3-36　上颌全牙列殆面影像

(Canon 6D/100 mm 镜头/环形闪光灯,1/125,F29,ISO 100)

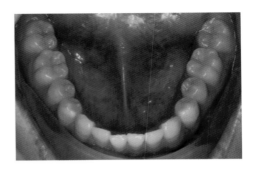

图 3-37　下颌全牙列殆面影像

(Canon 6D/100 mm 镜头/环形闪光灯,1/125,F29,ISO 100)

2. 部分牙列影像　部分牙列影像的拍摄与全牙列的影像拍摄相似,是将完整牙列分段进行拍摄。主要的拍摄角度和拍摄内容如表 3-3。

表 3-3　不同部位的部分牙列影像拍摄角度及内容

部位	正(唇)面	左侧面	右侧面	舌腭侧	殆面
上颌前牙	□	□	□	□	□
下颌前牙	□			□	□
上颌后牙	□			□	□
下颌后牙	□			□	□

(注:"□"标记为推荐口腔医生作为临床常规拍摄的照片。)

部分牙列影像可以更加清晰的体现牙齿细节情况。

上、下颌前牙影像(图 3-38 至图 3-41)拍摄要点如下:拍摄时,患者躺于牙椅上,嘱患者或助手使用半口拉钩牵开口唇,充分暴露需要拍摄的部分牙列;拍摄前吹干牙面;以上颌牙列中线及殆平面为拍摄参考线;唇侧影像的拍摄可使用黑色或者灰色背景板,舌腭侧影像拍摄应使用反光板。

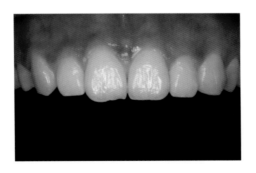

图 3-38　上颌前牙唇面影像(黑背景)

(Canon 6D/100 mm 镜头/环形闪光灯,1/125,F29,ISO 100)

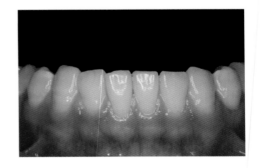

图 3-39　下颌前牙唇面影像(黑背景)

(Canon 6D/100 mm 镜头/环形闪光灯,1/125,F29,ISO 100)

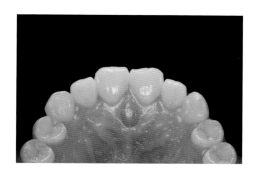

图 3-40 上颌前牙腭面影像

（Canon 6D/100 mm 镜头/环形闪光灯，1/125，F29，ISO 100）

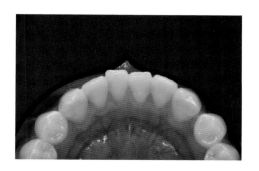

图 3-41 下颌前牙舌侧影像

（Canon 6D/100 mm 镜头/环形闪光灯，1/125，F29，ISO 100）

上、下颌后牙影像（图 3-42 至图 3-45）拍摄要点如下：拍摄时，患者躺于牙椅上，拍摄者可以单手持相机，另一只手拿反光板。嘱患者或者助手使用半口拉钩或者侧方拉钩牵开口唇，充分暴露需要拍摄的部分牙列；拍摄前吹干牙面；以𬌗平面为拍摄参考线；唇侧影像的拍摄可使用黑色或者灰色背景板，舌腭侧影像拍摄时应使用反光板。

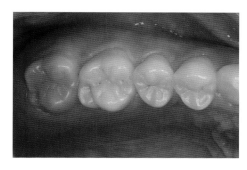

图 3-42 右上颌后牙𬌗面影像

（Canon 6D/100 mm 镜头/环形闪光灯，1/125，F29，ISO 100）

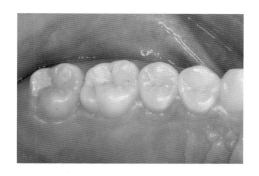

图 3-43 右上颌后牙舌侧影像

（Canon 6D/100 mm 镜头/环形闪光灯，1/125，F29，ISO 100）

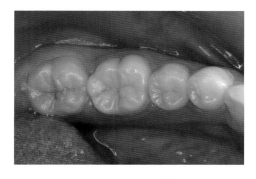

图 3-44 左下颌后牙𬌗面影像

（Canon 6D/100 mm 镜头/环形闪光灯，1/125，F29，ISO 100）

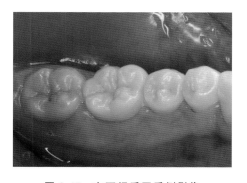

图 3-45 左下颌后牙舌侧影像

（Canon 6D/100 mm 镜头/环形闪光灯，1/125，F29，ISO 100）

3. 咬合影像 咬合影像是用于检查、分析并记录咬合的情况，主要包括全牙列正面咬合影像（MIP 位或前伸位）、后牙咬合影像（MIP、前伸咬合运动或侧方）和前牙覆𬌗覆盖影像等。

Note

49

全牙列正面咬合影像(图 3-46 至图 3-49)拍摄要点:患者或者助手双手各持拿一个全口拉钩,牵拉口唇,注意对称牵拉,确保充分暴露全牙列的唇颊面;拍摄者位于患者正前方,以瞳孔连线、面中线及𬌗平面作为拍摄参考平面;拍摄前吹干牙面,吸唾器吸干口水;取景构图时应注意,在包含全部牙齿的情况下尽可能避免拍摄到口唇及拉钩。根据拍摄需要,嘱咐患者上下牙列保持在 MIP 位或者是前伸位,尽快完成拍摄。

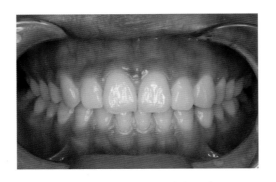

图 3-46　全牙列正面咬合影像

(最大牙尖接触位 MIP)(Canon 6D/100 mm 镜头/环形闪光灯,1/125,F29,ISO 100)

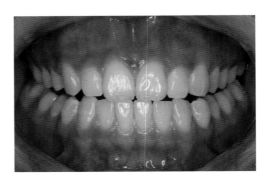

图 3-47　全牙列正面咬合影像

(前伸咬合运动)(Canon 6D/100 mm 镜头/环形闪光灯,1/125,F29,ISO 100)

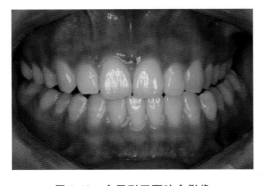

图 3-48　全牙列正面咬合影像

(下颌左侧侧方运动)(Canon 6D/100 mm 镜头/环形闪光灯,1/125,F29,ISO 100)

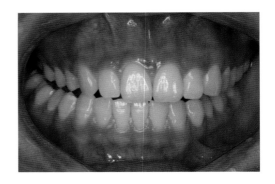

图 3-49　全牙列正面咬合影像

(下颌右侧侧方运动)(Canon 6D/100 mm 镜头/环形闪光灯,1/125,F29,ISO 100)

后牙咬合影像(图 3-50 至图 3-52)拍摄要点:后牙咬合影像分为左右两侧单独拍摄。如果只需要反映牙齿咬合情况,仅使用侧方拉钩和全口拉钩进行牵拉并直接拍摄即可,患者或者助手双手持拿全口拉钩和侧方拉钩,需拍摄侧的为侧方拉钩,非拍摄侧为全口拉钩。如果需要全面反映牙齿、牙龈以及咬合等详细信息可以采用反光板来进行拍摄,在需拍摄侧持反光板,非拍摄侧为全口拉钩。拍摄前吹干牙面,吸唾器吸干口水。取景构图时应注意,在包含全部牙齿的情况下尽可能避免拍摄到口唇及拉钩。根据拍摄需要,嘱咐患者上下牙列保持在 MIP 位或者是前伸位,尽快完成拍摄。

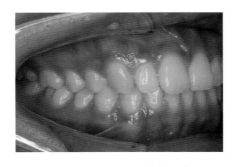

图 3-50　右侧后牙咬合影像

(最大牙尖接触位 MIP)(Canon 6D/100 mm 镜头/环形闪光灯,1/125,F29,ISO 100)

Note

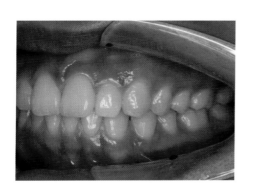

图 3-51　左侧后牙咬合影像

（最大牙尖接触位 MIP）（Canon 6D/100 mm 镜头/
环形闪光灯，1/125，F29，ISO 100）

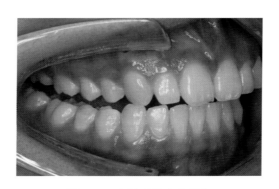

图 3-52　右侧后牙咬合影像

（右侧侧方运动）（Canon 6D/100 mm 镜头/环形闪光灯，
1/125，F29，ISO 100）

第三节　数码影像管理及后期处理

一、数码影像的整理与保存

口腔临床工作中会得到大量的病例照片，由于治疗时间可能较长并且同一时间可能要拍摄几个不同病例的照片，导致很多照片混在一起难以分辨。为了保存完好的病例资料，我们需要及时对照片进行分类整理和归档，进而发现拍摄照片是否完整无遗漏，拍摄质量是否符合临床病理资料的基本要求，确保病历资料的完整性和有效性。

通常情况下，我们有以下几种整理归档的方法。

（1）按照拍摄日期进行归档。

（2）按照病例类型进行归档。

（3）按照治疗医生不同进行归档。

（4）按照患者个体独立归档。

一般情况下，建议以每个患者个体进行归档，通常是一位患者设立一个独立的文件夹，按照就诊时间和就诊的步骤来分类建立二级子文件夹，此后还可以根据实际需要来细分为三级子文件夹等。每次就诊结束后，应及时将有效的照片归档至相应的子文件夹内，保证资料的完整性，方便日后查找和调阅，有效提高工作效率。此外，文件夹的命名应包含患者的姓名、病例ID号，初诊时间及治疗方式等必要信息，必要时也可对照片进行重命名，以方便后期查找。

当一个病例资料整理归档并收集完毕后，可将其进行规范化的存储以方便后期使用，尤其要注意做好患者个人信息及隐私的保密工作。除了使用电脑、手机、移动硬盘存储之外，还可以使用网络服务器或云存储等方式。

二、数码影像的后期处理

口腔临床摄影拍摄受到诊疗环境、体位及拍摄范围等条件限制，其拍摄难度要大于一般常规摄影，这需要摄影师有良好的拍摄经验，但是即便如此，照片仍然可能存在一些缺陷。对于拍摄范围过大、画面偏斜或者轻度曝光不足等可以通过合理的后期处理来提升照片质量，对于病例资料留存、病案讨论及展示有着非常重要的意义。然而，不合理的后期处理可能导致图片失真，所以图片后期处理应遵循一定的原则。

Note

（一）数码影像后期处理基本原则

1. 真实 口腔临床摄影最重要的基本原则是真实记录临床实际情况,必须符合客观性、科学性、准确性和有效性的要求。数码影像的后期处理也需要遵从客观事实,对于不清晰并且不符合实际的照片应果断删除,不能肆意调整并形成虚假图片,这是做假行为,应严格禁止。

2. 保守 口腔临床摄影的后期图片处理不同于普通摄影,应尽量保守。如果相机和闪光灯的基本设置无误,饱和度、白平衡等应一般不予调整,如需调整应注意避免偏色;轻度曝光不足的图片可以微量调整;拍摄范围过大或者周围干扰物过多等情况下,应根据实际需要以旋转、裁剪等为主,以突出拍摄主题。如果是由于拍摄视角问题而导致的图片问题,则无法通过旋转和裁剪来解决。当背景板颜色变浅后,会导致拍摄到的图片中背景颜色不佳,此时可以通过后期处理来改善背景颜色,提高图片整体质量。

3. 隐私保密 病例资料属于患者的隐私,在拍摄之前应该告知患者临床摄影的目的和意义,取得患者知情同意。病例资料用于展示、讨论或者文章发表时,应严格保护患者的隐私,对于可能暴露个人信息的患者面部照片应进行遮盖双眼的处理。

（二）数码影像后期处理工具

常规摄影的后期处理软件极为丰富,有 Photoshop、ACDSee、光影魔术手、美图秀秀等。口腔摄影后期处理均可使用上述软件,但是要注意避免过度修改导致照片失真。此外,口腔数码照片的后期处理相对简单,大部分仅需要适当的旋转和裁剪,此时也可以使用 Keynote 或 PowerPoint 来处理,既方便又利于操作。

本 章 小 结

口腔临床摄影对于口腔医学具有重要的目的和意义,是口腔临床实践重要技能之一。本章学习要点主要是明确口腔临床摄影的基本要求,掌握口腔数码摄影常用设备与器材的基本使用方法,在此基础上,熟练掌握口腔临床摄影的基本内容、拍摄要点和具体方法。

能 力 检 测

一、简答题

1. 口腔临床数码摄影需要哪些器材和设备?

2. 口腔临床摄影的基本拍摄内容有哪些?

二、论述题

1. 口腔临床摄影的目的和意义是什么?

2. 口腔临床摄影有哪些基本要求?

参 考 文 献

［1］于海洋,胡荣党.口腔医学美学［M］.3 版.北京:人民卫生出版社,2015.

［2］刘峰,李祎,师晓蕊.口腔数码摄影:从口腔临床摄影到数字化微笑设计［M］.3 版.北京:人民卫生出版社,2016.

（梁珊珊）

参考答案

Note

第四章　口腔美学设计与信息传递

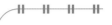

学习目标

掌握：口腔美学设计的临床意义；数字化美学设计的临床流程；口腔美学信息的传递和转移。

熟悉：口腔美学设计的基本原则。

了解：口腔美学设计的常用方法。

第一节　口腔美学设计的意义

口腔美学设计是在综合运用美学原则的基础上，客观准确地分析患者存在的美学缺陷并根据实际情况设计出符合患者审美要求的口腔治疗蓝图及预后效果。美学设计是美学治疗的核心步骤，通过美学分析可以客观评价美学缺陷及美学问题，而口腔美学设计可以评估美学治疗的风险及限制因素，其临床意义主要体现在以下几个方面。

（一）美学效果预估和辅助诊疗

口腔美学设计可以帮助口腔医生更加快速和直观地发现患者的美学缺陷，辅助指导临床治疗过程以及模拟采取各种可能的治疗方案后得到的预期美学效果。通过预期的治疗模拟，可以辅助医生和患者选择出最适合患者的诊疗方案。

（二）辅助"医-患"沟通

借助于口腔美学设计蓝图及效果模拟图，口腔医生可以向患者解释其口腔现存的美学问题及美学缺陷、可行的治疗方案以及治疗后的预期效果，从而有效地提升"医-患"沟通效率，摆脱以往医生"口若悬河"而患者感觉"空口无凭"的尴尬局面。这种"图文并茂"的沟通有利于患者对于自身美学问题的明确、对多种治疗方案的深入理解以及与医生建立信任关系，更利于提高患者的依从性。

在首次沟通后，如果患者对于美学设计的效果提出否定意见或不满意预期效果，那么医生可以根据患者的意见及时修改美学设计，直至达成美学最终目标，避免由于美学设计不当而导致的治疗失败和医疗纠纷。

目前最为常用的美学设计手段是数字化美学设计，其建立在良好的口腔临床摄影基础上，医生根据拍摄到的数码照片等数字化影像可以建立口腔美学设计数据库，将美学病例进行分类整理归档，可以在"医-患"沟通中向患者展示类似病例的治疗过程以及术前术后效果，也可以实时了解同一患者在治疗过程中的进展情况。

Note

（三）辅助"医-技"沟通

在口腔修复治疗中，除了口腔医生的临床诊疗之外，需要技师配合医生来加工制作义齿。在传统修复治疗过程中，医生和技师沟通方式较为简单，最常见的方式之一是设计单。医生将修复体类型、颜色和其他细节信息标注在设计单上，偶有附加简单的线条设计图等。如果上述信息医生文字表述不准确或者技师理解错误，则有可能造成沟通不畅，导致修复体制作问题。通过数字化影像资料等将包含大量信息的美学设计蓝图及预期效果传递给技师，即可以让技师非常直观地看到医生的设计及修复体的制作要求，也可以使技师在加工制作的过程中得心应手，游刃有余。

（四）辅助"医-医"交流

通过口腔临床数码摄影，可以将不同类型患者的美学设计和治疗过程的资料留存下来，这些宝贵的资料可以用于医生之间进行同行交流，也可以用于展示、演讲、文章发表等。无论是成功案例还是失败案例，都可以作为同行间学习讨论和经验分享的重要内容，有助于医疗水平的提高。

第二节　口腔美学设计的基本原则

一、遵循口腔经典美学理论和标准

根据第二章对于口腔美学理论和标准的介绍，我们应该熟练掌握美学的基本参数和参考指标，在美学分析阶段将其标准参数与患者的实际情况进行比较，找到患者存在的美学问题，在接下来的美学设计阶段将以标准美学为基准针对上述问题予以纠正，实现预期的美学效果。因此，口腔美学设计是以标准美学为参照来进行的。

二、"个性化"美学

对美的认识和理解存在广泛的时代性差异、地域性差异和个体差异，如上溯到唐朝以胖为美，一些少数民族以"黑齿"或"黑皮肤"为美，回归到现代社会，对美的认识相对统一，但仍存在一定的个体差异。因此，美的定义不是唯一的，我们需要在标准美学的基础上掌握一定的个性化美学特征，以便在口腔美学设计中灵活运用。由于牙齿的美学关乎面部美学乃至个人形象、气质和性格等因素，因此，这些个性化美学参数对于前牙美学修复来讲尤为重要，适宜的个性化美学设计可以更好地凸显个性之美，而不是像机器标准化加工一样得到千篇一律的牙齿。

三、宽容度与妥协

牙齿的主要功能是咀嚼、发音和美观，临床上在进行美学分析的时候可能会遇到由于患者自身的缺陷或者其他客观原因导致无法实现最佳美学效果的情况，在这种情况下，医生应该根据治疗原则做出一定的调整，为兼顾功能与美观而做出适当的妥协。因此，美学设计具有一定的宽容度，在临床实践中应灵活掌握。

此外，牙齿颜色的再现对于医生和技师都有着极高的要求，尤其是技师对于颜色的敏感度以及对于牙齿复杂颜色的个性化模拟，临床实践中对于单侧牙修复的颜色模拟非常困难，很难做到完全复制，因此，我们要尽可能地缩短修复体与天然牙的颜色差异，达到仿真的效果。

第三节　口腔美学设计的常用方法

传统的美学设计大部分依靠医技沟通的设计单,通过医生文字描述或者是手绘牙齿图来说明美学设计的具体要求和内容,这种方法简单方便,医生仅需纸笔就可以实现,但是,美学设计是很难通过简单的文字表述方式进行的,更加需要一个形象化、可视化、具体化的交流途径。

随着数字化技术的不断进步,目前的口腔美学设计主要是数字化美学设计,可以进行 2D 乃至 3D 的美学设计,并已有专业的美学设计软件应用于临床实践。相比传统的方法,数字化美学设计有以下优点。

(1) 可视化和人性化的操作界面。

(2) 数字化设计无需材料消耗,便于调整和修改。

(3) 得到形象、具体、直观的模拟效果,便于评估和"医-技-患"沟通。

多种软件可以进行口腔数字化美学设计,主要分为专业美学软件和非专业美学软件两大类。在专业的美学设计软件问世以前,主要采用 Keynote、Photoshop、PowerPoint 等非专业美学设计软件进行口腔美学设计,虽然它们都是常规的办公或者图片处理软件,但是其具有强大的图片处理能力,在一定程度上可以满足数字化美学设计的基本需求。然而,这些非专业的设计软件对于刚刚开始学习美学设计的新手来说,要经过一个学习和适应的阶段。

基于非专业软件存在的问题,很多医生或者厂家研发了专业的美学设计软件,如 Digital Smile System(DSS)、Smile Designer Pro(SDP)、美齿助手、ezDSD、CEREC software 等。这些软件大多数为基于 Keynote 或 Photoshop 的设计,但是有效的集成了美学设计的功能,基本流程符合美学设计的需要。

第四节　数字化口腔美学设计的临床流程

数字化美学设计的临床过程主要包括三个主要部分:口腔临床摄影及信息采集;照片处理及美学设计;完成虚拟设计术后预期效果图。口腔临床摄影的具体内容和方法请参考上一章节内容。此外,由于数字化美学分析和设计对于照片质量和准确度要求很高,所以在设计开始前务必核查照片的精准度,以免后续设计有失偏颇,甚至差之千里。

最早研发 DSD 的 coachman 团队是利用 Keynote 软件进行数字化美学设计的,Keynote 软件操作相对简单方便,易学易懂,操作者无需掌握复杂的图片处理软件即可以完成理想的美学设计图。因此,本章节将以 Keynote 为例来讲解口腔数字化美学设计的具体方法和过程。

一、口腔临床摄影及信息采集

口腔临床摄影是数字化美学设计的基础,清晰准确的数字化影像是准确进行数字化设计的前提。一般情况下,数字化美学设计需要拍摄以下六张最基本的口腔临床摄影照片。

(1) 正面部微笑影像:其意义在于显现微笑状态下暴露的牙齿数量,上唇与牙龈的位置关系(判断低、中、高位笑线),上颌切缘的位置与下唇缘及干湿分界线的位置关系等重要的美学信息。

(2) 正面部影像(牵拉口唇暴露所有前牙和前磨牙以及部分牙龈)(图 4-1):可以显示完整

的上、下前牙唇面影像以及部分的牙周情况,可与正面部微笑影像进行重合以用于数字化分析。

（3）正面部自然放松或息止颌位影像。

（4）侧面部微笑影像:主要用于展现微笑状态下面部侧貌,尤其是口唇部的突度以及切牙的唇舌向倾斜情况,进一步判断上颌切牙切缘与下唇缘及干湿分界线的位置关系。

（5）面部俯视位微笑影像。

（6）上颌前牙唇面影像:与正面部微笑影像进行重叠,用于口腔美学设计,相比暴露牙齿的正面部影像而言,其拍摄重复性和重叠难度略高。

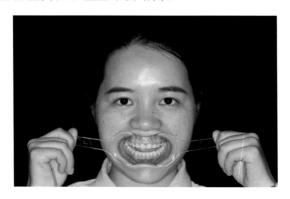

图 4-1　正面部影像

(牵拉口唇暴露所有前牙和前磨牙以及部分牙龈)(Canon 6D/100 mm 镜头/环形闪光灯,1/125,F10,ISO 200)

尤其要注意的是,在拍摄第 1、2、6 张照片时需要保证在同一角度进行拍摄,使上述照片可以良好的重叠,确保美学设计的有效性和准确性。

除了数码照片之外,还可以拍摄视频来记录患者在自然放松状态下的动态面部信息及微笑信息,这样可以避免部分患者在口腔临床摄影过程中的紧张和不自然。基本的视频包括面部正常状态,微笑、发音、闭口以及功能运动状态。如果需要静态照片,也可以根据需要从视频中提取。

二、数字化美学设计及美学效果模拟

当上述影像资料拍摄完毕后,务必将其导出至电脑并检查拍摄质量。如果照片质量不符合口腔临床摄影的要求或是无法满足美学设计的基本需要,必须重新进行拍摄,直至得到有效的影像资料。

在得到有效的数码照片和完整的美学信息后,可以着手进行数字化美学分析和设计。苹果电脑的操作界面更加友好和人性化,其 Keynote 软件的使用简单,操作方便,无需掌握复杂的专业图片处理和设计软件。本章节以 Keynote 软件为例来讲解数字化美学分析和设计的基本操作流程。

1. 导入数码资料　将正面部微笑位影像以及上颌前牙唇面影像(或者牵拉暴露口唇照片)导入 Keynote 软件(图 4-2),在保持照片原始比例的基础上对其进行尺寸大小调整或者合理裁切,以适合软件页面。一般情况下,面部照片显现出从头顶至颏部的图像(图 4-3);对于上颌前牙唇面照片的处理应注意裁剪图片,去除拉钩等干扰物(图 4-4),并且隐去拍摄时使用的黑色背景色(图 4-5)。

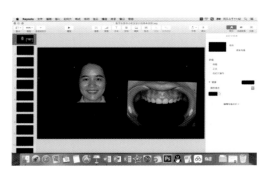

图 4-2 导入两张照片

（左侧为正面部微笑位影像；右侧为上颌前牙唇面影像）

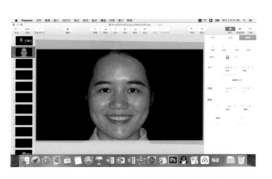

图 4-3 调整好尺寸大小的面部照片

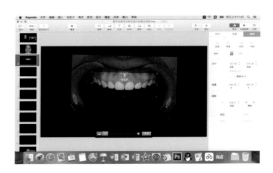

图 4-4 对上颌前牙唇面影像进行裁剪，
去除拉钩等干扰物

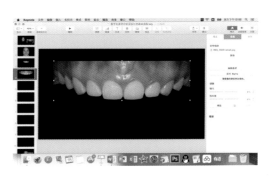

图 4-5 隐去上颌前牙唇面影像的背景板颜色，
使背景色变透明

2. 设立参考线 在步骤 1 中得到的面部微笑照页面进行参考线的设置。首先插入水平线和垂直线两条参考线，使得水平线为瞳孔连线，垂直线为面中线（图 4-6）。如照片拍摄有轻度偏转，可根据两条参考线的位置来旋转图片，从而达到照片的位置校准。一般情况下，瞳孔连线与水平线一致，但是在少数特殊情况下由于患者本身的美学缺陷可能无法完全匹配，此时应该根据面型分析来调整水平线的角度，使其与面部和口腔达到协调。颌面部畸形的患者可能存在面中线偏斜的情况，应予以注意。

3. 数字化标尺的建立 有许多美学参数可以作为数字化标尺的参考，如内眦间距（图4-7）、瞳孔间距、上中切牙的宽度和长度等。根据临床上测量到的数据作为数字化标尺的数值。这一步骤非常关键，一定要确保尺寸精准吻合。经过校准后的标尺可以用来进行有效测量。

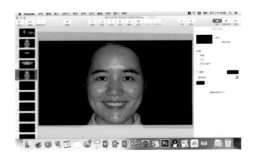

图 4-6 面部参考线的设立：水平线和垂直线

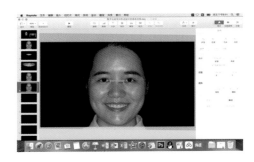

图 4-7 数字化标尺的建立

（以内眦间距为参考）

4. 面部美学分析 通过评估瞳孔连线与水平线之间的关系可以判断出微笑状态下面部、口唇部的对称性等。通过面中线与牙中线的比较可以得出牙中线与面中线的一致性，观察面部是否存在偏斜偏移。如图 4-6 所示，瞳孔连线与水平线一致，面中线与牙中线一致，其面部

Note

基本对称。此外,根据实际需要,也可以进行其他面部美学参数的测量和分析。

5. 口唇部分析 描记出微笑状态时的口角连线以及唇的位置,尤其是上下唇缘(图 4-8)。微笑状态的上唇缘的位置影响牙龈和牙齿的暴露量,可以根据其位置与上中切牙的关系分为高位、中位、低位笑线。微笑状态的下唇缘位置与上中切牙的切端位置关系密切(详见第二章)。

6. 牙齿影像与面部影像重叠 先将步骤 1 中得到的图 4-5 移动到图 4-8 中,调节牙齿照片的比例,然后通过调整照片的透明度,将裁切处理好的牙齿照片与面部微笑照中的牙齿进行重合(图 4-9)。确认重合后即可去除正面微笑照,仅保留面部参考线即可。对于较为复杂的病例,在重合难度过大时可以在牙齿上寻找易辨识的标志点,通过标志点连成标志线,以便于两张照片的重叠和匹配。

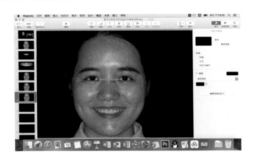

图 4-8 微笑状态时上下唇缘的位置

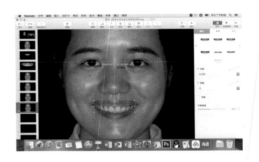

图 4-9 牙齿影像与面部影像重叠后

7. 裁剪重叠后的照片组 为方便接下来的设计,可以裁切图片或采用复制粘贴的方式仅保留口唇部即可(包括口唇部影像以及带有面部口唇信息的参考线),或者进行等比例放大,调整到便于设计操作的大小,确定位置后即可锁定图片(图 4-10)。注意,将数字化比例尺和剪裁的部分一起组合后等比例放大。

8. 牙齿美学分析 插入方形线条框,使其四边与中切牙的轮廓外形相匹配,通过方形框的边长来计算牙齿的宽长比(图 4-11),此外,还可以直接插入标准牙齿比例(上颌中切牙的宽长比为 75%~85%)的方形框与中切牙进行比较,进而发现牙齿的美学问题。依次进行其他前牙的比例分析。此外,还可以分析牙齿长轴方向、牙齿切端位置以及牙齿相互间比例关系等。

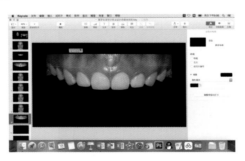

图 4-10 裁剪后的上颌前牙图片

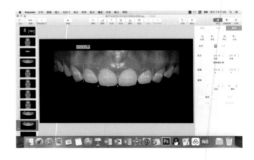

图 4-11 计算牙齿的宽长比

9. 牙龈美学分析 龈缘形态,龈缘顶点的位置,龈乳头的形态和高度等。

10. 牙齿美学设计 根据医患沟通中得到的美学期望值,参考上述参考线,尤其是在微笑状态时根据唇的位置线来进一步确定牙齿的外形和位置。在上颌牙的数字化美学设计中,上颌中切牙的设计尤为重要,宽长比以及切端位置,因此,中切牙的设计是牙齿设计的起点(图 4-12)。据此设计其他的牙齿基本形态以及位置。在基本的框架设计完成后再勾画出牙齿的轮廓外形(图 4-13),或者在牙齿形态数据库中选择适合的牙齿形态并进行必要的调整。

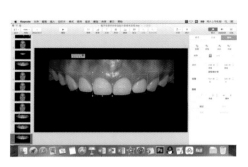
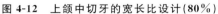
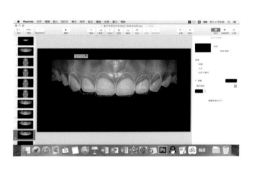

图 4-12 　上颌中切牙的宽长比设计(80%) 　　　　图 4-13 　勾画出牙齿的轮廓外形

11. 美学效果综合评估 　根据描绘好的牙齿外形轮廓线来检查以下内容是否合适:单颗牙齿的宽长比;牙齿之间的比例关系;牙齿切缘的位置与下唇唇缘的关系;龈缘顶点的连线与笑线的关系;龈缘形态与牙齿形态;牙列中线与面中线的一致性等。在无法达到标准美学的要求时,应根据实际情况对设计进行合理的调整,保证美学和功能的协调一致。

12. 数字标尺校准和测量 　确认初步的设计后,采用步骤 3 中设立好的数字化标尺进行测量(图 4-14),得出原始的牙齿情况与美学设计好的牙齿轮廓图之间的差异,进而得出相应的数值,用于后期的美学信息传递和转移。

13. 美学效果模拟 　将设计好牙齿轮廓的页面复制,在新页面上插入前牙美学牙齿图片,并调整其位置、形态、比例及颜色等,模拟出预期修复后效果图(图 4-15)。此外,还可以将设计好的牙齿模拟图和面部微笑照进行匹配(图 4-16),通过 Keynote 软件的"遮罩"功能模拟出整个面部的修复后效果(图 4-17)。

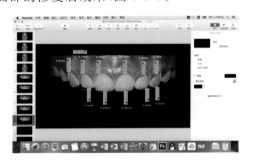
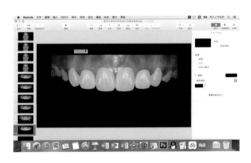

图 4-14 　采用数字化标尺进行测量 　　　　　图 4-15 　预期修复效果模拟图

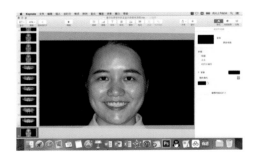
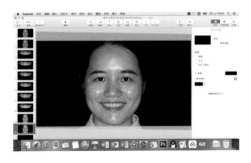

图 4-16 　将设计好的牙齿模拟图和
面部微笑照进行匹配

图 4-17 　预期修复效果模拟图(面部微笑状态)

为简化口腔美学设计流程,可以设计 Keynote 模板,存储一些个性化的牙齿轮廓外形图、参考标志线、标尺等小工具,在设计过程中可以直接将符合美学标准的牙齿轮廓图复制过来,仅通过比例调整就可以得到较为理想的设计图,大大提高美学设计效率。

上述的方法主要是 2D 的美学设计,目前借助数字化技术可以做到 3D 数字化美学设计,

Note

其过程为采集数字化光学印模,并在专门的设计软件中导入患者面部照片或者面部扫描数据,然后再进行类似的美学设计,借助数字化技术完成 3D 的口腔美学设计。

第五节 口腔美学信息的传递与转移

在完成口腔美学设计之后,医生需要完成美学设计数据的传递,而技师需要完成美学设计的转移。首先,医生将向患者展示美学设计图,与患者针对设计效果进一步沟通并初步确定修复方案,同时,医生也要将美学设计图及具体数据发给技师,请技师根据设计图进行诊断蜡型的制作,做好的诊断蜡型再回到医生手中,制作口内诊断饰面,进一步直接确认美学效果。因此,形成了完整的口腔美学治疗过程:美学信息采集→美学设计→美学目标初步确立→诊断蜡型→口内诊断饰面→美学目标最终确立→临床治疗。

一、诊断蜡型

诊断蜡型(图 4-18)是在口腔美学设计的初步方案获得患者认可后,对美学设计的三维重现,其具体过程是在患者的石膏模型上按照美学设计和美学目标进行蜡型制作,其优势是能够体现美学设计的三维立体化,方便医、技、患三方对于拟定的美学目标进行更直观的评估,并以此为基础对美学目标进行进一步的调整和修改。

技师除了按照传统的堆蜡法制作诊断蜡型,还可以采用数字化技术来进行制作。其过程是将 3D 的美学设计效果用 3D 打印的方式制作出来,得到 3D 打印的诊断蜡型(图 4-19),免去了蜡型制作的人力物力。因此,无论是采用哪种方式,技师全程参与设计和制作过程,技师在这一过程中的作用尤为突出,应具备对于口腔美学设计的熟练理解以及对于口腔标准美学指标和参数的熟练掌握,并通过蜡型或者 3D 打印技术将设计效果变成实体模型。

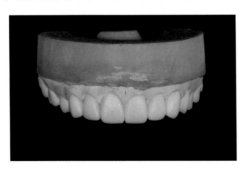 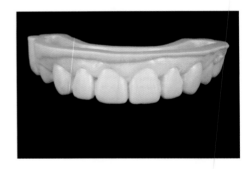

图 4-18 诊断蜡型(上颌)　　　　图 4-19 3D 打印的诊断蜡型

诊断蜡型在美学信息的传递和转移过程中有重要作用。

(1) 将口腔美学设计形象化和具体化,直观体现美学效果。

(2) 转移美学设计,用于翻制口内诊断饰面。

(3) 用于临时修复体的制作。

(4) 指导治疗方案的确定以及最终修复体的设计。

(5) 用于牙科手术及治疗计划中的参考模型。

二、口内诊断饰面

口内诊断饰面(mock-up)是医生在患者口内用树脂材料制作的模拟美学修复效果的暂时

性修复体。口内诊断饰面可以通过诊断蜡型翻制导板转移至患者口内，也可以在患者口内直接堆塑制作。相比诊断蜡型，诊断饰面是在患者口内进行，更有利于美学效果的评估。其优点为：医生和患者可以更加直观地看到预期的美学效果，进一步评估牙齿美学，观察牙齿美学与唇、面部、整体美学是否协调一致，并评价咬合功能以及发音；尤其是对于没有口腔专业知识的患者而言，带入口内诊断饰面后可以将直观感受反馈给医生，有利于充分的医患沟通以及对于美学预期效果的及时调整。如：临床上常见的上前牙散在间隙的患者（其口内情况见图4-20），在进行美学分析设计以及诊断蜡型的制作后，得到口内诊断饰面（图4-21），根据诊断饰面的美学效果可以进一步评价关闭散在间隙后的美学效果。

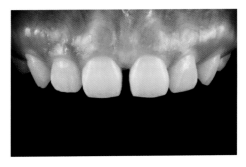

图 4-20　患者口内情况（上颌前牙散在间隙）

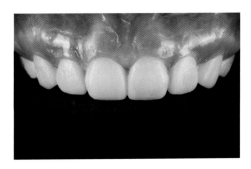

图 4-21　口内诊断饰面的美学效果
（关闭散在间隙并恢复美观）

　　临床上常用的制作口内诊断饰面的方法是采用硅橡胶等材料制作的导板在口内翻制的方式（图4-22），具体制作方法如下。

　　（1）借助技师用堆蜡法制作的诊断蜡型，采用硅橡胶制取印模的方式来制作硅橡胶导板。这种方法简单方便，椅旁快速制作，方便修改和调整。

　　（2）将堆蜡法制作的诊断蜡型翻制成石膏模型，再采用硅橡胶制作导板，或者是采用压膜法制作类似正畸保持器的透明的导板。其优点是透明可视，可以用光固化型树脂制作诊断饰面，此外，还可用作牙周手术和种植手术的导板。

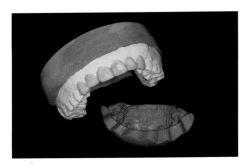

图 4-22　根据诊断蜡型制作硅橡胶导板（DMG）

　　（3）采用数字化技术3D打印出来的诊断蜡型，用硅橡胶或者树脂膜片压膜的方式来制作导板。

　　（4）在3D数字化美学设计的基础上进行导板的设计，采用3D打印等方式制作导板。

三、暂时修复体

　　除了诊断蜡型和口内诊断饰面，制作暂时性修复体也可以实现美学信息的传递和转移。此时的暂时性修复体需要按照口腔美学设计的效果进行制作，其制作方法分为以下几种。

　　（1）基于诊断蜡型进行制作，类似于口内诊断饰面的制作方法，一般采用双固化型或者化学固化型树脂进行制作，使用时注意树脂材料的颜色应与患者期望的预后效果尽可能接近。此法的特点是操作简单方便，但需要占用一定的椅旁时间，适用于需要短期使用暂时冠修复体的患者。

　　（2）将诊断蜡型以及患者的石膏模型或者光学印模交给技师进行制作，得到精细加工的高质量修复体，技师可以根据美学设计做出适宜的颜色和形态的暂时性修复体。

Note

（3）根据数字化技术制作 3D 数字化美学设计,进而采用计算机辅助设计与制造(CAD/CAM)技术制作出暂时性修复体。

（4）除了 CAD/CAM 技术外,3D 打印也是制作暂时性修复体的一个好方法,需要加工材料有良好的美学性能。

在临床上,暂时性修复体主要用于二次修复患者,或者是有足够固位力的情况下,否则暂时性修复体无法满足过渡治疗期间的稳定存留。

 本 章 小 结

在口腔医学美学的临床实践中,美学分析和设计是非常重要的内容。在较好地掌握口腔美学分析的基础上,做好数字化美学设计以及美学信息的传递和转移是口腔医学美学治疗中的关键环节。本章的学习要点是明确口腔美学设计的临床意义和基本设计原则;掌握数字化美学设计的临床流程以及口腔美学信息的传递和转移。

能 力 检 测

一、简答题
1. 口腔美学设计的意义是什么?
2. 口腔美学设计的基本原则是什么?

二、论述题
数字化美学设计的优点及其临床流程是什么?

参 考 文 献

[1] 于海洋,胡荣党.口腔医学美学[M].3 版.北京:人民卫生出版社,2015.

[2] 刘峰,李祎,师晓蕊.口腔数码摄影:从口腔临床摄影到数字化微笑设计[M].3 版.北京:人民卫生出版社,2016.

[3] 吴哲,吴江等.数字化美学修复实操手册[M].北京:人民卫生出版社,2017.

（梁珊珊）

参考答案

 Note

第五章　牙体缺损的美学修复

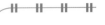

学习目标

掌握：复合树脂直接粘接技术的临床操作要点；全瓷冠修复的牙体预备。

熟悉：各类修复体的适应证与禁忌证；贴面的美学修复；嵌体的美学修复；全冠制作的美学修复。

了解：椅旁 CAD/CAM 修复技术。

本章PPT

案例导入

患者，女，28 岁，模特，上前牙龋坏变色，近期因不慎咬硬物导致左上第一切牙牙体部分缺损，要求恢复牙齿外形。经检查发现右下第一磨牙龋坏变色牙体缺损。

1. 适合患者的修复方式是什么？
2. 适合患者的修复材料如何选择？
3. 需要考虑的美学因素是什么？

牙体缺损是指牙体硬组织发生不同程度的质地和解剖外形的损坏或异常。正常的牙体形态破坏，相应的咬合及邻接关系也会发生改变，对牙体的美观、牙列的完整性及功能都会有一定的影响。

牙体缺损是口腔美学修复中的常见病，在人群中发病率很高，常见因素有龋病、磨损、釉质发育不全、牙齿发育畸形及外伤等。对于牙体缺损的美学修复，主要是采用直接修复和间接修复的方法。直接修复法操作简单，就诊次数较少，能快速解决患者的需求，在临床上应用较为普遍。而对于一些牙体缺损较为严重的或者对美学需求较高的患者，多采用间接法进行修复。

第一节　复合树脂直接粘接美学修复

复合树脂是一类由有机树脂基质和经过表面处理的无机填料以及引发体系等成分组合而成的牙体修复材料，广泛用于各类牙体缺损的修复。

与传统的银汞合金（图 5-1）相比，复合树脂在修复中能够还原天然牙的色泽和透明度（图 5-2），修复效果自然逼真，生物相容性良好并且安全无毒。随着科技的进步，树脂材料和粘接技术的不断更新弥补了旧型复合树脂在颜色、硬度、体积收缩、耐磨性能等方面的不足，促进了复合树脂修复范围的进一步拓宽，同时还使修复效果更加仿真、自然。

Note

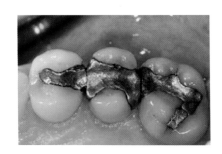

图 5-1　银汞充填术

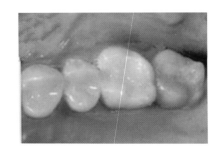

图 5-2　复合树脂充填术

　　复合树脂直接粘接美学修复与间接修复相比,牙体预备量少,不易引起牙周损伤,无需特殊设备,操作方便,可以即刻完成治疗,费用较低,因此在美学修复中得到了广泛应用。尤其对于牙体存留量较大或者希望即刻达到美观效果的患者,复合树脂直接粘接美学修复治疗是首选修复方案。

一、复合树脂直接粘接修复术适应证和禁忌证

（一）适应证

　　(1)龋病、外伤、磨损、酸蚀等各种原因造成的牙体硬组织缺损(图 5-3)。

　　(2)牙齿颜色、形态、结构异常者,如有实质缺损的氟斑牙、单个死髓变色牙、畸形牙及釉质发育不全等。

　　(3)牙齿排列异常,如前牙间隙过宽(图 5-4)、扭转牙。

　　(4)不良修复体的修补和改良。

　　(5)临时冠、桥的制作。

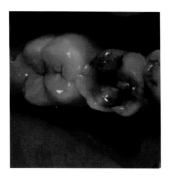

图 5-3　龋病

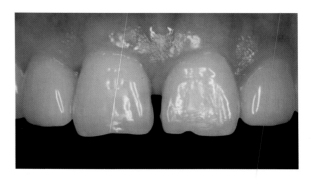

图 5-4　牙间隙过宽

（二）禁忌证

　　(1)患牙修复部位𬌗关系异常,承受较大𬌗力者,如牙列严重不齐、前牙反𬌗。

　　(2)患牙剩余牙体组织过少,无法提供足够的固位力者(图 5-5)。

　　(3)患牙无法制备足够抗力形者。

二、复合树脂的选择

　　根据牙体缺损部位、承受咀嚼力的大小及审美的要求等,选择适当的复合树脂进行修复。大致分为两种选择方式。

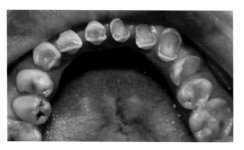

图 5-5　剩余牙体组织过少

（一）从材料上选择

1. 传统型复合树脂 可用于牙体受力部位的修复，如Ⅰ类和Ⅱ类牙体缺损。其主要缺点是耐磨性差，充填后的打磨、长期的刷牙和咀嚼磨耗均可造成表面粗糙和变色。因此，不宜用于前牙修复。

2. 小颗粒型复合树脂 强度较高，可用于牙体承受较大应力和磨耗的部位，如Ⅱ类和Ⅳ类牙体缺损的修复。因其颗粒较细，能获得较光滑的表面，可用于前牙修复，但效果不如超微型和混合型复合树脂。

3. 超微型复合树脂 颗粒较细，在使用中具有光洁的表面和良好的色泽稳定性，属于可抛光型材料。美学性能较好，广泛用于前牙美学修复，特别适用于前牙受力较小部位的缺损修复和着色牙的覆盖。

4. 混合型复合树脂 有良好的表面光洁度的同时具有一定的强度，可广泛用于前牙尤其是Ⅳ类牙体缺损的修复。其机械性能略差于小颗粒型复合树脂，但仍广泛用于承受应力部位的充填修复。

5. 流动复合树脂 颗粒比超微型复合树脂粗，机械性能较差。常用于较小龋洞的充填和深沟窝的封闭，也可作为其他型复合树脂直接充填的洞衬，同时具有缓冲应力的效果。

6. 后牙复合树脂 经过复合树脂无机填料、树脂基质、牙本质粘接剂等进行改进，是专用于后牙修复的复合树脂（又称为可压缩复合树脂），使得复合树脂越来越多地用于后牙Ⅰ类和Ⅱ类牙体缺损的修复，其磨耗率较为接近银汞合金。

（二）从颜色上选择

1. 选色 比色板应与复合树脂配套。复合树脂固化后颜色有改变，不能用未固化的复合树脂比色。

2. 配色

（1）单个牙修复，配色应与邻牙和对称牙的牙色协调；多数牙修复，如四环素牙，应综合参考患者的肤色和个人要求，牙色与患者肤色相协调，肤色浅采用较浅的颜色，肤色深采用较深的颜色。

（2）正常情况下，牙齿的牙颈部色深、切端色浅、牙体色适中，修复时可采用2～3种不同的颜色套色调配。应用时以较深色树脂从颈部向切端覆盖，颈部较厚，越向切端越薄，再用浅色树脂从切端向颈端覆盖，切端较厚，越向颈端越薄。如此均匀交互覆盖，即可达到与正常牙颜色基本一致的目的。

3. 着色牙、变色牙的颜色选择 直接采用一般的复合树脂遮盖，需有3～5 mm的厚度，而多数修复体为1 mm左右，因此需采用遮色剂或遮色树脂先将深色牙体本身的颜色遮盖。较好的遮色剂一般在0.1 mm左右厚度即可达到遮色的目的。采用遮色剂会降低复合树脂的粘接强度，因此遮色剂不能过厚。另外，遮色剂透光性较差，故光固化时应适当延长光照时间。遮色剂有多种颜色可选用，常用的是浅黄色。若遮色剂可选颜色较少，使用时浅色的遮色剂可配用较深色的复合树脂；反之，较深色的遮色剂可与较浅色的复合树脂配用。

三、直接粘接修复的美学考虑

复合树脂直接粘接修复虽然操作简便，但是要充分结合患者的实际情况，做出正确的治疗方案。在恢复生理及发音功能的基础上，需要进行如下美学考虑。

（一）去净腐质和着色较深的牙体组织

复合树脂并不能完全遮盖天然牙齿的颜色，所以对于腐坏变色及因各种原因着色较深的牙齿，应尽量去除变色牙体组织，避免残留变色组织影响修复体的美观，但同时要注意保护牙体组织的健康。

（二）充分利用天然牙自然的色泽和纹理恢复患牙形态

较大牙体组织缺损时，建议使用双色或多色复合树脂充填技术，分别恢复患牙的牙本质和牙釉质层，模拟出天然牙半透明的质感和色泽；对于前牙等对美学修复要求较高的部位，在修复时要根据患牙本身颜色进行修复，应尽可能保留前牙釉质；对于治疗后缺损较大的患牙可根据邻牙颜色进行判断和修复。正确恢复患者牙体和牙列的生理形态及功能，无论从功能性上还是美观性上，都有重要意义。

（三）比色应避免牙体周围色彩影响

复合树脂颜色对于修复美学效果的呈现具有决定性作用，所以比色应在合适的环境下进行。一般比色应选择在自然光下进行，如需要在室内完成，要选择无色彩的白炽灯。患者应去除口红、头部首饰，避免影响比色结果。龋坏牙齿本身腐质可呈褐色甚至深褐色，修复时使用的橡皮障的颜色也会对比色结果有影响。所以，比色可在去净腐质后、未上橡皮障之前进行，避免腐坏组织、橡皮障的颜色影响比色结果。

（四）制备洞缘斜面

在复合树脂和牙体组织衔接处制备洞缘斜面，使树脂材料和牙体组织有移行过渡，有利于美观及固位。

（五）复合树脂填充避免气泡

复合树脂相对较黏，在操作过程中树脂层之间容易出现气泡、裂隙，影响粘接质量。故操作时应将复合树脂严密压实，排除气泡和裂隙。

（六）提高自身美学修养

口腔医务工作者需提高自身的美学修养，工艺技巧，才能够完美重现牙齿的美感。

（七）定期复诊

观察修复体是否有边缘着色、缺损、脱落等。

四、临床操作要点

（一）术前沟通

常规口腔检查，为患者指出病情，了解患者期望值，告知预期修复效果，制定治疗计划，拍照留档。

（二）牙体预备

因龋齿需要行修复治疗时，应去净腐质防止产生继发龋，综合考虑牙体、牙髓、牙周组织的健康以及修复后的功能、美学效果，尽可能保护牙髓组织，保留健康牙体组织，同时制备抗力形及固位形。牙体预备过多会导致牙髓、牙周的损伤，预备不足会引起继发龋及修复体固位力、抗力差。对于着色牙，牙体预备时需要根据着色程度确定磨除的牙体组织厚度，以保证充填后有足够厚度的树脂遮蔽下方变色的牙体组织。间隙过大、畸形牙的美学修复几乎不需要进行牙体预备，只需将釉质面打磨粗糙以增强固位力即可。

（三）酸蚀患牙

在隔湿条件下，用专用小毛刷蘸取 35％磷酸溶液均匀涂擦牙面，注意勿让酸蚀剂流入龈沟。正确地掌握酸蚀时间，酸蚀不足会影响后期粘接效果；酸蚀过度，会严重破坏釉质的正常结构，影响牙体健康。牙釉质和牙本质的酸蚀时间不同，牙釉质酸蚀时间应不少于 15 秒，而牙本质酸蚀时间应不多于 15 秒。尤其是酸蚀活髓牙近髓时，可适当减少酸蚀时间，而钙化牙本质可适当延长酸蚀时间。酸蚀后用流水反复冲洗,洗净酸液和钙盐碎屑,在此过程中患者切勿漱口。最后用无油无水的压缩空气轻轻吹干牙面,此时牙面应呈白垩色,否则,应重新酸蚀。注意在酸蚀的过程中,应杜绝血液和唾液对酸蚀界面的污染。

（四）涂粘接剂

用小毛刷将粘接剂涂于酸蚀干燥后的牙面上,用气枪轻吹,使之均匀。然后光照 20 秒,使粘接剂固化。粘接剂过厚会导致其体积收缩,热膨胀系数大,机械性能低,易造成粘接失败,故在使用时粘接剂涂布不能过多过厚。

（五）树脂充填

根据患者年龄、肤色和邻牙颜色等选定树脂种类和颜色。在自然光下比色,取合适的牙本质树脂进行充填,用雕塑刀在所需部位推压成形,推压的复合树脂不能有气泡。分层光固化后表面再堆筑相应的釉质树脂,不能超出牙体切缘或𬌗缘。邻面外形重塑时,要利用成型片和楔子,避免悬突。待塑形满意后,用光固化灯照射 20~40 秒使之固化。光固化灯顶端与树脂的距离不超过 1 mm。要正确恢复牙齿形态,做好邻接关系。当牙冠过短时,树脂雕塑应使牙齿近远中稍薄,中央部相对突出些,这样从视觉上观察牙齿形态更美观。

（六）修整抛光

𬌗面用咬合纸作正中、前伸、侧方咬合,检查是否有早接触点和𬌗干扰点(图 5-6)。如有则用车针磨除,消除早接触点,可适当减少对颌牙的接触,降低咬合力。良好的修复体应不易堆积菌斑,防止继发龋产生,故需要抛光使修复体表面高度光洁。抛光操作原则为从粗到细。最后用橡皮磨杯或布轮蘸极细磨料抛光。抛光后,树脂表面折光率应一致。

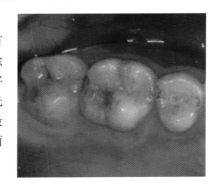

图 5-6 检查咬合

（七）医嘱

复合树脂修复体在修复时需要医生有精湛的技术,但在后期使用中,需要患者精心爱护和保养,以延长其使用年限。修复后,嘱患者前牙不能咬硬物,因切缘处最易折断或脱落。平时保持口腔清洁,刷牙用软毛牙刷以减少树脂磨耗,防止龈炎发生。减少食用浓茶、咖啡、碳酸饮料等易染色食品的次数。此外,每年应定期检查,检查口腔卫生、树脂色泽及磨耗等状况,并根据情况进一步处理。

第二节 瓷贴面美学修复

贴面是采用粘接技术,对牙体表面缺损、着色牙、变色牙和畸形牙等,在保存活髓、少磨牙或不磨牙的情况下,用修复材料直接或间接粘接覆盖,以恢复牙体的正常形态和改善其色泽的一种修复方式。

贴面有直接贴面修复和间接贴面修复两种方式。直接贴面修复技术是采用光固化复合树脂在口内直接塑形、固化、抛光,完成牙体修复的技术。其优点是简便、灵活,一次完成,但由于口内操作受许多因素的影响,贴面的边缘外形和表面质地很难达到理想要求;口内直接固化树脂单体转化率一般较低而影响贴面质量;另外,椅旁操作时间过长也限制了其临床应用。因此,直接贴面现多用于小范围、个别牙的修复,有时也用于一些临时性贴面修复。

间接贴面修复技术主要采用陶瓷材料在模型上制作完成(图 5-7)。间接贴面的制作不受椅旁操作时间限制,故可在口外进行充分的修形、调改和磨光,其修复效果优于直接贴面。本节将对贴面修复进行重点讲述。

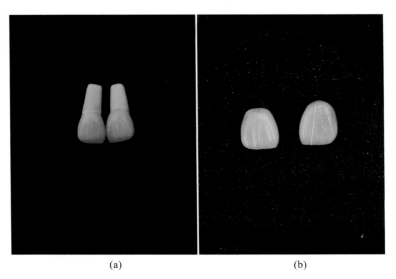

(a)   (b)

图 5-7 贴面

(图片由郑州田原工作室提供)

一、瓷贴面美学修复的优缺点

瓷贴面和复合树脂贴面相比,虽然需要磨除一定的牙体组织,但修复体颜色更稳定、外形更接近天然牙形态,美学性能较优越;硬度大、耐磨损,与釉质的粘接强度高;同时生物相容性好,瓷表面光洁度高,不易积聚菌斑。CAD/CAM 系统制作的全瓷贴面,更是具有准确、高效、操作简便等优点,取得了相当高的患者满意度。但与复合树脂贴面相比,同时也存在易崩瓷、修补困难、成本高等缺点。瓷贴面与复合树脂贴面优缺点见表 5-1。

表 5-1 瓷贴面与复合树脂贴面优缺点

项目	瓷贴面	复合树脂贴面
制作方法	较复杂	简便
牙体预备量	有	无或少量
色泽稳定性	稳定	不稳定
强度	较大	小
耐磨性	耐磨损	不耐磨损
表面光洁度	高	一般
成本	较高	较低
修补	难	容易

二、适应证与禁忌证

瓷贴面修复技术从 20 世纪 80 年代开始应用于临床,适应证和禁忌证的正确选择是临床修复成功的关键。

Note

（一）适应证

（1）着色牙和变色牙,如氟斑牙、四环素牙、死髓变色牙。

（2）牙结构异常,如釉质发育不全。

（3）牙形态异常,如过小牙、锥形牙。

（4）前牙的切缘缺损（牙冠余留 2/3 以上）。

（5）通过改变外形可获得美观效果的扭转牙、错位牙。

（6）中线偏移。

（7）轻度牙齿排列不齐的牙面突度调整。

（8）前牙间存在散在间隙。

（二）禁忌证

（1）咬合过紧。

（2）牙体缺损范围较大导致无足够粘接面积,如釉质缺损超过牙冠唇颊面的 1/2。

（3）缺损深达牙本质,且面积较大。

（4）重度磨牙症。

三、瓷贴面的加工工艺

瓷贴面可由铸造、粉浆涂塑及 CAD/CAM 技术三种方式完成。

（一）失蜡铸造法

铸造陶瓷贴面是用可铸造的新型陶瓷材料制作的修复体。其优点为:可用常规的失蜡铸造法完成（图 5-8）;强度高、收缩性小、边缘密合性好;有良好的生物相容性;可根据需要配色,更加美观自然;其硬度接近于牙釉质。

（二）粉浆涂塑法

粉浆涂塑法是用瓷粉堆塑成型,在高温真空条件下用烤瓷炉烧结制成的修复体。它的优点是色泽稳定自然、耐磨损、不导电、生物相容性好、无金

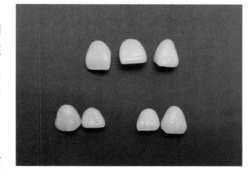

图 5-8 铸瓷贴面

属结构,是较为理想的修复体。缺点是体积收缩大、抗冲击强度低、脆性较大、受力后容易破裂。不过近年来,随着陶瓷材料性能改进及加工工艺的发展,这些缺点都有了很大改善。

（三）计算机辅助设计（CAD）和计算机辅助制造（CAM）技术

CAD/CAM 瓷贴面修复技术是在完成贴面的牙体预备后,采集牙体表面图像数据,用计算机制作设计修复体外形,并进行修复体的精密机械加工完成修复体的一种方法。CAD/CAM 技术摆脱了普通义齿制作烦琐的工艺,减轻了劳动强度。患者只需就诊一次,在短时间内即可完成修复。而且自动化程度非常高,除牙体预备外,义齿制作过程基本实现自动化。制作的修复体外形精确,与牙体高度密合。

四、瓷贴面的牙体预备

对医生而言瓷贴面修复技术中牙体预备是关键步骤,其目的是为修复体预留一定空间,避免贴面突出于牙列造成牙过凸及形成边缘悬突。贴面的固位主要通过树脂粘接材料才能获得贴面长期稳定的粘接效果,而粘接强度以釉质最高,所以,基牙预备应该在釉质层内进行,避免因牙本质暴露而降低粘接效果。

Note

（一）检查、诊断

治疗开始前必须进行仔细的检查、诊断，并制订完整的治疗计划。

首先，了解患者的主诉、病史、年龄，对龋齿状况、牙周情况、咬合状态等进行全面检查，并记录患者的肤色、牙冠颜色、唇线高度、微笑曲线等。此外，患者对修复体的期望值及心理因素等，与患者对最终修复效果的接受程度也是密切相关的，需特别注意。

修复前照片、研究模型等一般也是不可缺少的资料。照片可以帮助医生与患者进行术前、术后的对比，有利于患者对修复体的接受和认可；研究模型在贴面制作过程中可以作为形态修整时的参考。

检查、诊断结束后，制订治疗计划，对治疗方案、疗程时间、修复范围、修复体色调、费用等相关问题要向患者作详细的解释与说明，并征得患者同意。治疗计划确定后，进行必要的治疗前处理，如洁治，治疗牙髓、牙周疾病等。

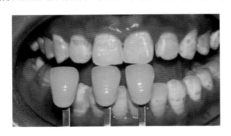

图 5-9　色调的选择

（二）色调的选择

贴面的色调效果，原则上是由贴面材料自身决定的，粘接剂的颜色对最后效果也可起到一定的微调作用。颜色的选择对变色牙与非变色牙应有所不同（图 5-9）。

1. 非变色牙贴面修复前的颜色选择　在龋齿、扭转牙、过小牙、牙折等非变色牙前提下，可采用通常的比色方法，参照邻牙及对颌牙的颜色来选择色调。

2. 变色牙贴面修复前的颜色选择

（1）仅限于需修复的个别牙如死髓牙等变色牙时，仍按常规方法根据邻牙及颌牙的颜色来选择色调。

（2）对于累及多个牙的着色牙，如氟斑牙、四环素牙，要根据患者的要求、年龄、皮肤颜色、着色程度等作出综合的判断。这类变色牙修复时，变色牙着色的部位和程度等应该正确地传达给技师，以便采用遮色材料进行修复。四环素牙的着色部位是牙本质，基牙形成后变色程度会随之增加，因此，着色特点的表述要准确，最好可以用口内照片等方法记录下来。另外，重度着色牙患者往往对修复后的义齿期望值过高，不能接受贴面颜色与邻牙逐渐过渡的细微改变，患者往往追求牙列上完成的贴面颜色过亮、过白，但这样会显得很不自然。因此，制订治疗计划时就必须和患者充分沟通。

（三）贴面修复的牙体预备

1. 牙齿的磨切量　因牙釉质粘接效果最好，也为了最大限度地避免出现继发龋、牙齿过敏等症状，牙体预备应尽可能止于牙釉质内，尽量少磨牙；但同时考虑到贴面的色泽、美观性等因素，基牙的磨切量要能保证贴面美学修复的厚度（图5-10）。考虑到我国人们牙釉质的平均厚度，中切牙的釉质厚度约 1 mm，向牙颈部移行逐渐变薄，在颈部约0.5 mm；侧切牙釉质整体厚度较中切牙薄0.1 mm。因此，为保证牙体健康，修复体固位，基牙的磨切量在切端约为 0.7 mm、中部约为 0.5 mm、颈部约为

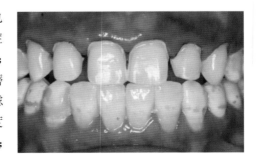

图 5-10　贴面的牙体预备

（图片由郑州田原工作室提供）

0.3 mm,以此作为贴面修复时基牙预备的基准。

畸形牙牙体预备时,要根据畸形牙牙冠情况,在确保贴面的边缘厚度的情况下,防止外形过凸,同时保证修复体有良好的固位力与抗力。

2. 边缘的位置确定 考虑到修复后边缘与牙周组织的关系等因素,一般放置在平齐龈缘处或龈缘以上处较为理想。若基牙变色严重,为了更好地恢复牙体整体的美观,可将边缘放在龈缘的稍下方。邻接面的边缘放在邻接点的稍偏唇颊侧可保存牙齿原有的邻接关系,并保证贴面与牙的交界线不易发现,保证美观。但在严重变色牙、邻面龋坏、牙间隙过大、扭转牙及过小牙等情况下,要用贴面来恢复邻接关系,这时贴面邻面边缘线应超过邻接点终止于舌侧,并注意防止形成倒凹。

3. 边缘的形态 边缘应形成光滑的浅凹形。刃状边缘位置不易确定,美观性和适合性难以保证,因而在间接贴面时很少采用。另外,尖锐的线角易形成应力集中,也应加以避免。

4. 切缘形态 根据牙冠外形、咬合关系、美观因素等决定切缘磨切量。由于切缘本身较薄,磨切后剩余牙体切端会更薄,针对这种情况,应磨切薄而锐利的切缘部分,用贴面材料加以恢复。另外,从美观角度出发,磨除切缘后用贴面恢复也可获得更好的切端透明度。从力学和美观的角度出发,切缘磨除 1~1.5 mm 较为合适。另外,贴面厚度应遵从由颈部到切缘逐渐变厚的原则。

5. 贴面修复的操作步骤 贴面修复时基牙预备原则上是在釉质范围内进行,一般不予麻醉。若磨切量较大或在患者过于敏感的情况下,可以麻醉,但此时应防止过度磨切牙体。另外,如需将颈缘放在龈缘下时,基牙预备前应该用排龈线压排牙龈。

(1)引导沟的形成:用直径 1 mm 的球形金刚砂车针在牙釉质切端、中央、颈部分别磨出 0.7 mm、0.5 mm 和 0.3 mm 三条横向引导沟。如果纵向形成引导沟,则必须按从切端到颈部的顺序逐步降低深度的原则进行磨切。另外,引导沟形成时可少磨切一些牙体组织,这样在最终完成阶段就可以达到预期的基牙预备深度。一些套装的瓷贴面牙体预备专用车针,有助于准确进行牙体预备。

(2)边缘的形成:用球形车针进行,在邻面和颈部肩台形成光滑的浅凹形外形。如果颈部肩台设在龈下,最好压排牙龈后完成颈部肩台的预备。

(3)唇面的磨切:以引导沟为基准,从颈部到切端分两段预备。要注意从颈部到切端贴面逐渐增厚的形态要求。

(4)完成:用粒度细的金刚砂车针或钨钢精修车针修整牙磨切面,研磨的同时去除一些薄、锐的部分,修整凹凸不平的部分。

6. 取模及记录咬合关系 取模之前,龈缘做排龈处理。最好用个别托盘和硅橡胶印模料取模,有椅旁 CAD/CAM 系统则采集牙体表面图像数据。

7. 暂时修复 贴面牙体预备通常仅限于牙釉质范围内。因此,一般情况下也可不做暂时保护。但如果有部分牙本质暴露或有特别要求时,可在研究模上用临时冠树脂或白色自凝塑料制作暂时贴面,然后酸蚀唇面釉质的某几个点,并用充填用复合树脂粘接临时贴面,也可用光固化树脂口内直接成形。制作暂时贴面的缺点是椅旁时间较长。

五、瓷贴面的粘接

(一)试色

用试色糊剂试戴贴面,选择颜色合适的粘接性树脂水门汀。

(二)瓷贴面的处理

酸蚀贴面备用,用 2.5%~10% 的氢氟酸溶液(凝胶)酸蚀贴面组织面 2.5 分钟(根据不同材质酸蚀不同时间),彻底冲洗、吹干后置于遮色盒内,临床粘接备用。

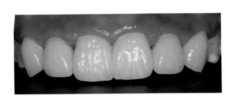

图 5-11　瓷贴面的粘接

(图片由郑州田原工作室提供)

(三)瓷贴面的粘接

患牙常规酸蚀处理,用粘接性树脂水门汀粘接完成。粘接前要在贴面的组织面上涂含有硅烷类化学偶联剂的结合剂,然后逐个粘接。先将粘接性树脂水门汀置于贴面的组织面,放置在牙面上后轻轻加压紧贴牙体,用细软毛刷去除挤出的复合树脂。检查咬合关系,并进行必要的调𬌗。最后仔细检查抛光贴面的颈缘、邻接及切缘等部位,不能形成悬突或不光滑的边缘(图 5-11)。

六、贴面修复的注意事项

(1)瓷贴面的颜色可受基牙颜色、粘接材料颜色、底瓷遮色性和瓷贴面厚度等诸多因素的影响,所以适当的病例选择、正确的牙体预备、合理的瓷材料选择、适当的粘接材料和方法、完成后的抛光处理以及瓷修复体的持续维护等都决定了瓷贴面美学效应。

(2)贴面修复前,应将患牙及周围软组织疾病治愈,如龈炎会影响贴面龈边缘密合,修复后边缘微漏,龈炎不易愈合,且容易产生龈缘着色。

(3)对于牙间隙问题的贴面修复,可利用材料折光和视角差的光学特点,对其进行技巧性修复。如牙间隙过大,在制作义齿时可适当调整近远中径及牙齿的突度来弥补缺陷。必要时先行正畸后再进行修复。

(4)除严格按照粘接技术各步骤的要求进行操作外,在完成粘接后,还要注意咬合关系。检查正中𬌗、侧方𬌗和前伸𬌗有无早接触,应尽量减轻咬合力,消除𬌗干扰。

第三节　嵌体美学修复

嵌体是一种嵌入牙体内部,用以恢复牙体缺损的形态和功能的修复体。在修复牙体缺损的诸多修复方法中,我们应根据牙体缺损的大小、原因、位置等因素选择口内直接充填、嵌体或其他修复体来修复牙体缺损。

嵌体与银汞、树脂、玻璃离子充填体相比,有如下不同。充填体预备牙体时可保留倒凹或需做出倒凹,而做嵌体预备牙体,则不能存在任何倒凹。充填体靠倒凹固位,嵌体靠粘固和摩擦力固位。充填体邻面、轴面不易正确恢复外形突度,不能高度抛光,易附着菌斑,而嵌体可恢复正确的邻接关系和轴面突度,除组织面外均可高度抛光,不易附着菌斑,容易清洁。充填体是在口内直接充填而成,而嵌体是用不同材料在口外间接制作完成。充填体𬌗面形态靠在口内修整形成,成沟窝较易,堆尖崎难,嵌体的𬌗面形态在模型上精细雕刻形成,𬌗面任何形态均可做出并与对颌协调。与充填体相比,合金嵌体在强度、耐久性能上更突出,金合金可长期维持准确的形态与完整的边缘,而瓷嵌体、树脂嵌体在美观性能上要好得多。

一、嵌体的种类

(一)根据嵌体覆盖牙面的不同分类

根据嵌体覆盖牙面的不同可分为单面嵌体、双面嵌体和多面嵌体。

（二）根据制作嵌体材料不同分类

根据制作嵌体材料不同可以分为以下几类。

1. 金属嵌体 有贵金属嵌体及非贵金属嵌体。金合金化学性能稳定,有良好的延展性能和机械性能,是制作后牙嵌体理想的传统修复材料(图5-12)。

2. 树脂嵌体 采用高强度复合树脂材料在模型上加工形成,抛光后用树脂粘接材料粘接于牙体组织上。树脂嵌体操作简便,易修补,对对颌牙磨耗小,是一种良好的美学嵌体修复材料。

3. 瓷嵌体 有直接在耐火材料代型上制作的烤瓷嵌体;有在模型上做熔模包埋后铸造出的铸瓷嵌体;有通过CAD/CAM技术磨削出的瓷嵌体。瓷嵌体具有优良的美观性能(图5-13),本章节将对瓷嵌体进行重点讲述。

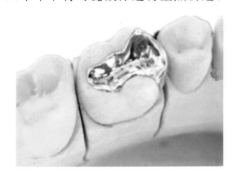

图 5-12 金属嵌体

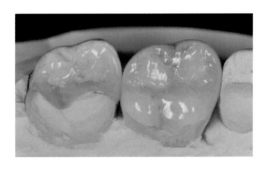

图 5-13 瓷嵌体

二、嵌体的适应证与禁忌证

一般来说能用充填法修复的牙体缺损都是嵌体的适应证,但需要注意,嵌体只能修复牙体缺损的部位,剩余部分的牙体不仅要给嵌体提供足够的支持与固位,自身部分的抗力也只能由自身提供。

嵌体使用的禁忌证:

(1)龋洞较小且表浅者。

(2)牙体组织没有足够的空间使其获得固位力与抗力者。

(3)龋坏率高、缺损大、牙体组织薄弱者。

(4)殆力大、磨耗重或有磨牙症者。

(5)口腔卫生不良者。

三、嵌体的牙体预备

检查患牙的牙体缺损情况,了解缺损对邻牙、对颌牙有无影响,拍摄X线片判断缺损部位的大小、位置以及牙髓情况、髓角位置后,先做好嵌体修复设计,才可进行牙体预备。

（一）操作步骤

1. 去尽腐质 龋齿造成的牙体缺损要去除腐坏组织,终止龋蚀进展,将坏死的牙体组织彻底去除。脱矿层抗力不足,但为避免露髓可适量保留。如为其他原因造成的牙体缺损,直接从下一步开始。

2. 预备具有固位形和抗力形的洞型 应先用咬合纸仔细检查咬合接触关系,以确定殆面的边缘设计位置能与正中接触点保持1mm的距离。用钨钢裂钻或金刚砂平头锥形车针从殆面缺损处或龋坏最宽处入手,根据缺损的深度及边缘的位置,形成殆面部分的洞型,同时去除无基釉,颊舌向的扩展应尽量保守以保证颊舌壁的抗力形。在进入邻面的缺损预备时,注意不

Note

要损伤邻牙,根据邻面缺损的宽度形成相应固位形及抗力形,洞缘的龈阶和颊舌壁应在邻面接触区外,龈阶的宽度为 1 mm。

(二)对嵌体洞型的设计要求

1. 无倒凹 轴壁之间应尽可能平行,聚合度一般不超过 6°。各轴壁上都不能有倒凹,否则嵌体将无法就位,若强加外力使其就位,则会有牙折的风险。

2. 洞缘斜面 玻璃陶瓷嵌体的洞型一般不做洞缘斜面,金属嵌体的洞型,多数情况下应该在与洞缘成 45°处做洞缘斜面。𬌗面做洞缘斜面有两个原因:一是去除无支持的牙釉质边缘,防止釉质折裂;二是修复体的边缘位置是一个薄弱环节,原则上不应放在𬌗接触点上,但轴壁切割时又必须遵循保存原则,此时用洞缘斜面将其边缘外移便可一举两得。

3. 辅助固位形 根据缺损的深度,预备𬌗面洞型的高度在 2 mm 以上,嵌体的固位较好。邻𬌗嵌体,增加了 3～4 个轴壁,对抵抗𬌗向脱位的固位力大有帮助,但𬌗龈向就位的嵌体,还需在功能状态下有抵抗邻向脱位的辅助固位形。为此,需要在预备𬌗面洞型时,由𬌗面洞型向邻面箱形的连接处可相对于𬌗面部分窄些,或𬌗面中央处稍做扩展,便可形成从𬌗面观类似鸠尾外形的固位形,称为𬌗面鸠尾(图 5-14、图 5-15)。

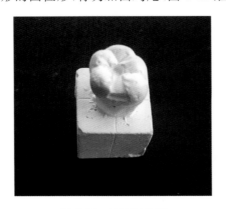
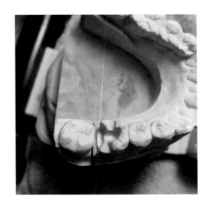

| 图 5-14 鸠尾固位形 | 图 5-15 嵌体的牙体预备 |

牙体预备完成后,龈沟内放置排龈线,制取印模,然后根据需要做𬌗记录,进行暂封、灌模型。间接法,即在口外利用模型与代型制作熔模的方法,将模型送入技工室开始嵌体的制作;而直接法,是在患者口内预备的牙体窝洞中,直接制取熔模的方法,直接法一般只适用于单面嵌体。间接法要求模型与代型必须十分准确,其优点是节省医生的椅旁时间,减少患者的就诊时间,易于建立正确的邻接与𬌗关系,修复体边缘准确,所以应用较广。

随着椅旁 CAD/CAM 技术的发展,技师可以通过模型扫描仪导出患者口内电子数据,在电脑上直接进行嵌体的设计制作,最后通过数控切削,嵌体制作完成。

四、嵌体的试戴与粘固

所有修复牙体缺损的修复体,在技工室完成后,都需要患者在医生的指导下进行口内试戴,合适后才能粘固。相对于其他种类的修复体而言,嵌体体积最小,试戴时最不容易操作,尤其需要小心患者误咽。嵌体的试戴与粘固方法有以下几个步骤。

(1)去除洞型内的暂封物,清洗干净。

(2)检查嵌体组织面有无瘤及附着物。

(3)可用试戴喷剂喷在组织面上,在预备体上轻轻试戴,不能用力,否则会引起牙体折裂;并用较细的车针逐步磨除标记出的阻碍就位之处,直至完全就位。

(4)检查有无松动、固位如何、边缘是否密合等,如有问题做调整。

（5）粘接。

（6）调𬌗及抛光。

（7）再次检查全部边缘是否密合。

第四节　全冠美学修复

全冠是一种覆盖整个牙冠表面的修复体。它具有与牙体组织接触面积大，固位力强，对牙的保护作用较好等优点，可广泛用于各种牙体缺损的修复。

根据使用材料不同，将全冠主要分为金属全冠、非金属全冠和金属非金属混合全冠。

金属全冠是指用合金材料制成的全冠。因其硬度高、机械强度大，固位力强，故金属全冠多适用于后牙的牙体缺损修复，是一种比较理想的后牙修复体。但金属全冠颜色与天然牙相差较大，用其修复前牙则会影响美观，故目前已很少用于前牙修复。非金属全冠是用非金属材料如瓷或树脂制成的全冠。瓷、树脂等非金属材料与金属材料相比较，具有与天然牙色泽接近的优点，能够克服金属全冠影响美观的问题，故多用于前牙修复。按材料和制作方法的不同，又可分为全瓷冠和树脂全冠等。金属与非金属混合全冠是用金属和非金属材料共同制成的混合全冠。这类全冠不仅具有金属全冠机械强度高的特点，又具有非金属全冠色泽接近天然牙的优点，所以这类全冠是目前比较理想的全冠修复体。按其制作材料的不同，可分为烤瓷熔附金属全冠、金属烤塑全冠等。

本章节主要讲述和美学相关的烤瓷熔附金属全冠和全瓷冠。

一、烤瓷熔附金属全冠

烤瓷熔附金属全冠也称为金属烤瓷全冠，是一种由低熔烤瓷真空条件下熔附到铸造金属基底冠上的金瓷复合结构的修复体。

烤瓷熔附金属全冠是先用合金制成金属基底，再在其表面覆盖与天然牙相似的低熔瓷粉，在真空高温烤瓷炉中烧结熔附而成。和金属全冠相比，烤瓷熔附金属全冠美观性更强；和全瓷冠相比，烤瓷熔附金属全冠硬度更大，经济性更好。但金属烤瓷修复技术的应用也存在一定的问题，如金属烤瓷修复体制作工艺较复杂，对技术、设备及材料要求高；牙体切割量较金属全冠多；因瓷层的脆性大，修复体在使用过程中有发生瓷裂的可能，而且修理也较困难等。

（一）适应证与禁忌证

在临床上，我们应该根据患者实际的口腔情况，选择最适合患者的修复方式。一般来说烤瓷熔附金属全冠的适应证较为广泛，但是禁忌证也值得我们注意。

1. 适应证

（1）因氟斑牙、变色牙、四环素牙、锥形牙、釉质发育不全等，不宜用其他方法修复或患者要求美观且永久性修复者。

（2）因龋坏或外伤等原因造成牙体的缺损较大，充填治疗无法满足要求者。

（3）不宜或不能做正畸治疗的错位牙、扭转牙。

2. 禁忌证

（1）尚未发育完全的年轻恒牙，牙髓腔宽大或严重错位且未经治疗的发育完成的恒牙。

（2）无法取得足够的固位力和抗力者。

（3）深覆𬌗、咬合紧，无法预备出足够间隙者。

Note

（4）身心无法承受修复治疗或不能配合治疗者。

（二）烤瓷熔附金属全冠的牙体预备的基本要求

1. 烤瓷熔附金属全冠修复体基牙形态及预备的基本要求 牙体预备是实现全冠美学修复设计，体现修复学原则，是制作合格烤瓷熔附金属全冠的基础，也是关键的临床操作技术。牙体预备是为了给修复材料恢复牙冠咬合和美观所留的必要的间隙。牙体预备应尽可能地保存牙体组织，保护牙髓，同时应制备出一定的抗力形和固位形。

前牙烤瓷熔附金属全冠的牙体预备一般正常情况下应达到如下的标准。

（1）切缘预备出 1.5～2.0 mm 的间隙，上前牙切缘预备成与牙长轴成 45°面向腭侧的小斜面，下前牙切缘要求同上牙，但切缘斜面斜向舌侧。近远中方向与牙弓平行。

（2）唇面除颈缘外，从牙体表面均匀磨除 1.2～1.5 mm 的牙体组织，但牙冠切 1/4 向舌侧倾斜 10°～15°保证前伸𬌗不受干扰，并在牙冠唇面切 1/3 磨除少许以保证切缘瓷层厚度和透明度。

（3）邻面除去邻面倒凹，预备出金瓷修复间隙保证颈部肩台预备外，还应保持邻面适当的切向聚合度为 2°～5°。一侧邻面切割量通常上前牙为 1.8～2.0 mm，下前牙为 1.0～1.6 mm。但有时牙冠的近远中径较小时，也可设计成邻面无瓷覆盖，在颈部预备出 0.35～0.5 mm 肩台，并保持肩台以上无倒凹，切向聚合度为 2°～5°。此种情况下邻面可相应减少切割量。

（4）舌面根据设计舌侧若不覆盖瓷，只预备出金属的修复间隙并保证颈部肩台及肩台以上无倒凹。若设计金瓷层覆盖则要求在保证金属厚度的基础上增加瓷层的空隙。通常舌侧预备均匀磨除 0.8～1.5 mm。但颈 1/3 部应保持聚合度为 2°～5°，以增加全冠的固位力（图 5-16）。

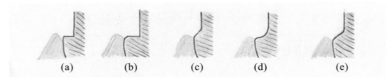

图 5-16 颈缘肩台形态

(a)直角肩台；(b)直角-斜面肩台；(c)斜面肩台；(d)浅凹肩台；(e)浅凹-斜面肩台

（5）颈部肩台的外形要求修复体的边缘一般放在龈下 0.5 mm 的位置。金属烤瓷全冠特别重视美观性，边缘形态要在考虑到会话、微笑时能见到的范围，龈缘的厚度和颜色，牙的部位等条件下选择不同的肩台形态，如直角肩台、直角-斜面肩台、斜面肩台、浅凹肩台、浅凹-斜面肩台。

2. 后牙烤瓷熔附金属全冠预备的要求 应按照设计满足固位、修复材料空隙和美观方面的要求。前磨牙𬌗面通常设计为瓷覆盖，故𬌗面厚度降低 2.0 mm，磨牙视患者要求或美观需要设计为瓷覆盖或为部分瓷覆盖，少数情况下也可设计成瓷颊面，根据修复设计𬌗面降低的高度也不同。颈缘肩台颊侧为 0.8～1.0 mm，舌、邻面为 0.7～1.0 mm。𬌗面在正中𬌗、前伸𬌗、侧方𬌗时各牙尖嵴和斜面，特别是功能尖应保证足够修复间隙。

（三）烤瓷熔附金属全冠修复体基牙预备的基本步骤

1. 牙体预备前的准备工作

（1）进行牙体预备前，对待修复的烤瓷熔附金属全冠设计及牙冠各部分预备量和边界有一明确的概念。因牙体切割后不可逆转，因此预备的量、方法、顺序应严格而周密，做到心中有数。

（2）椅位调整好，车针的型号、规格、数量等应准备好，保证达到牙体预备的标准。

（3）活髓牙麻醉：为保证活髓牙牙体预备时无痛操作，提高工作效率，减轻患者不适，牙体预备前应在患牙颊舌侧黏膜返折处实施局部浸润麻醉法麻醉；也可在患牙龈沟内以专用压力牙科注射器注射局部麻醉药液,前牙在唇舌龈沟各1针,后牙在颊侧近远中轴面角处及舌侧龈沟内共3针,每针0.2 mm,数分钟后即可开始牙体预备。

(4)为保证牙颈部肩台预备得更准确和获得高质量的印模,可用专门含龈收缩剂的排龈线预先置于龈沟内,借助药物及机械压迫作用使龈沟敞开。

2. 基牙的预备步骤(以前牙为例)

(1)切缘部的预备:在切端预备时,金刚砂车针与牙长轴成90°。切端预备1.5~2.0 mm,防止切削过多。切端预备后进行近远中面的预备。

(2)唇面及邻面的预备:唇面预备量为1.5~2.0 mm。在唇侧切端部做2~3条与牙面平行的定深沟,在牙颈缘部与牙体长轴平行做3条定深沟作为唇面预备的参照标准。根据定深沟预备唇侧的切缘和牙颈部。在唇侧面预备时同时把牙颈部的肩台预备出来。为了美观要求,金属烤瓷全冠的唇侧颈缘一般都放在龈下。然后由唇面向邻面移行,肩台跨过邻接接触点到达舌侧形成浅凹形肩台。

(3)舌侧预备:舌轴壁和唇侧的颈缘部轴壁预备成6°的聚合度,舌侧预备凹形肩台,边缘线向邻接面移行。舌面预备出0.8~1.0 mm间隙的量。

(4)肩台预备要求及边缘形态修整:颈部预备按设计要求有五种以上的不同形式。牙体颈部唇舌径、近远中径条件不允许时,通常设计成只有金属颈缘的浅凹型,牙体磨除厚度0.35~0.5 mm。若牙体条件允许时,可设计成肩台或斜面肩台,肩台厚度一般在0.5~1.0 mm,在不损伤附着龈的前提下,肩台一般可止于龈沟内0.5 mm处。基牙预备后牙颈部边缘的修整关系到修复体的强度以及修复体与基牙的密合性。如果在牙颈缘部,金属烤瓷修复体边缘不能够和其下方的预备基牙牙面平滑衔接,很容易引起牙周疾病或发生继发龋。所以平滑衔接是必须的,因此,基牙预备完成后需要对肩台边缘进行最后抛光。

二、全瓷冠

近年来,随着全瓷材料学研究的发展,全瓷冠的强度已可满足许多临床修复的要求。全瓷冠无金属基底,色泽逼真,在光学性能上更接近天然牙,同时具有良好的生物相容性,不会导致牙龈着色,最大程度地再现了天然牙的颜色及形态,在美学修复上效果极佳,因而受到了患者和医生的普遍欢迎。

(一)适应证与禁忌证

1. 适应证 原则上所有需要金属烤瓷冠修复的患者,只要在经济条件允许情况下,都可考虑全瓷冠修复,尤其更适合下列情况。

(1)前牙切角、切缘缺损,不宜用充填治疗或不宜选用金属烤瓷冠修复者。

(2)死髓牙、氟斑牙、四环素牙等变色牙,患者对美观要求较高者。

(3)牙体缺损需要修复而对金属过敏者。

(4)牙体缺损要求修复,同时不希望口内有金属材料存在者。

由于全瓷冠材料种类较多,性能上相互差异较大,因而,选择全瓷冠修复时,还要根据牙位、咬合力的大小,适当选择强度、美观性满足要求的全瓷修复类型,而不能千篇一律。

2. 禁忌证 由于瓷材料本身的特性,目前全瓷冠仍然存在着一定的缺点,并有一些禁忌证。

(1)因牙体组织的切割量大,年轻恒牙髓角高易露髓者。

(2)临床牙冠过短过小,无法获得足够的固位形和抗力形者。

(3)对刃𬌗未矫正者。

(4)严重磨牙症者。

Note

（5）牙周疾患需要用全冠进行夹板固定者。

（6）心理、生理、精神因素不能或不愿意磨切牙组织者。

（二）全瓷冠的牙体预备

为保证义齿顺利就位和使用，在预备时要去除倒凹，去净腐质，做出共同就位道，设计好边缘的位置形态，做出良好的抗力形与固位形。全瓷冠牙体预备较其他全冠修复来说，因为所需修复材料空间大，所以牙体预备量较大。

全瓷冠修复的牙体预备与金属烤瓷全冠的方法、要求基本相同。但受瓷修复材料特性的限制，也有所不同。因此，在牙体预备时，除了遵守全冠修复牙体预备的一般要求外，还应有以下要求。

1. 切端预备　切端预备应开辟出 1.5～2.0 mm 的间隙，以保证切端瓷的强度和美观。预备前可用记号笔在前牙唇面画出磨切范围、用金刚砂车针沿切端向龈方磨出 2～3 条 1.5～2.0 mm 深的引导沟。然后用轮状或柱状金刚砂车针磨除剩余的切端部分，磨切修整后得到 1.5～2.0 mm 的间隙。上前牙切缘在前伸及对刃𬌗时，要承受下前牙的唇向咬合力，故切端预备时，要求形成向舌侧倾斜与牙体长轴成 45°的切斜面，使上下牙咬合力的方向接近垂直。下前牙切斜面预备成向唇侧倾斜的斜面。

2. 唇（颊）面预备　唇（颊）面预备时，先用金刚砂车针沿唇面切 2/3 处磨出 2～3 条纵行的深 1.2～1.5 mm 的引导沟，以引导沟深度为标记，逐渐向近远中扩展。同法再在唇侧龈 1/3 处磨出同样深的引导沟，方向与牙体长轴一致，按牙面外形均匀磨除唇面的牙体组织，经磨切修整得到 1.2～1.5 mm 的修复间隙。

3. 邻面预备　邻面预备要求颈部有 1.0 mm 的肩台，且肩台以上无倒凹。预备后近远中邻面应光滑，且方向平行或向切端聚合度为 2°～5°。用细金刚砂车针紧贴预备牙的轴面角向邻面磨切，首先磨除颈缘至切缘的倒凹，再按肩台 1.0 mm 磨切邻面的牙体组织。理论上计算，上前牙邻面磨切的厚度为 1.9～2.3 mm；下前牙邻面磨切的厚度为 1.7～1.9 mm。

4. 舌面预备　舌面预备同唇面预备一样，先用倒锥或刃状金刚砂车针沿龈缘预备出深 1.0 mm 的引导沟，用轮形石或较大直径的柱形金刚砂车针，磨除舌隆突至龈缘处的倒凹，再按舌面解剖外形均匀磨除舌隆突至切缘的牙体组织 1.2～1.5 mm。

5. 肩台预备　全瓷冠修复颈缘必须预备出 1.0 mm 的肩台。合适的肩台不仅能使全瓷冠颈缘与预备颈部紧密贴合，而且还能保证全瓷冠颈缘的厚度，防止发生瓷裂。预备方法是用柱状金刚砂车针将牙颈部预备成角度为 90°、宽度为 1.0 mm 的肩台。要求各部分肩台连续一致，呈圆滑的流线型。肩台的具体位置可根据不同需要预备。

（1）龈上肩台：适用于后牙、前牙的邻面及舌侧。龈上肩台的优点很多。①龈上肩台可放在釉质上，硬度高、耐磨、强度高、抗力好、防龋性能好。②肩台宽度大，有足够间隙，修复体外形好。无须因消除倒凹而磨切过多牙体组织，预备同样宽度的肩台，比边缘位于龈沟内时牙体组织切割量小。③易于预备。④易于外形设计。

（2）龈下肩台：适用于有美观要求的部位，如上前牙唇侧，要预备的牙颈部有缺损或充填体者，临床短冠需增加固位形者，隐裂牙出于防折保护原因者，颈部或根部牙本质过敏而脱敏无效，需冠保护者。但也有不易预备，不易取模，相对于龈上边缘轴面牙体组织去除量大的缺点。制备前应用牙周探针探明龈沟深度，肩台边缘位置在龈沟内以不损伤牙周生物学宽度为宜。

6. 精修完成　全瓷冠的牙体预备尤其强调预备后各轴面角、切角、颈缘等处都必须磨改圆滑，绝对不出现任何倒凹和棱角。所以，牙体预备后，应仔细检查并用抛光车针或橡皮杯等将各个预备磨成圆钝光滑面。

随着椅旁 CAD/CAM 技术的发展，口腔扫描仪越来越多地应用于临床（图 5-17）。口腔扫描仪的使用，可省去制取印模及灌注模型的时间，技师可以通过扫描仪导出患者口内数据，在电脑上直接进行全冠的制作设计，最后通过数控切削，制作完成。

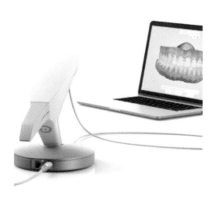

图 5-17 口内扫描仪

三、全冠美学修复注意事项

（一）色彩问题

1. 比色出现的问题

（1）比色光源及取光方向有误：应尽量选择上午光线较好的时候进行比色。若室内光线欠佳，应在接近标准日光的人工光源下进行。让患者面对光源，使光照与牙面成 45°。比色板与牙体距离应为距比色者眼睛约一臂的距离。

（2）比色环境未满足要求：包括工作室大环境和患者周围以及口腔周围小环境颜色的干扰。大环境预防办法是严格按照比色要求净化比色环境，房间墙面以灰色、蓝色为佳，色彩尽量单一。小环境预防办法要求患者衣着不应太艳丽，不涂口红，去除头部首饰。

（3）比色者视觉误差：最好在牙体预备前进行比色，尽量缩短比色时间，若需长时间比色时可偶尔注视下中性颜色。

（4）色标误差：应选择与所使用瓷粉一致的比色板。

（5）色彩再现有误：比色记录不准，比色结果传递失误。

2. 烤瓷修复体制作技术问题

（1）色彩呆滞：常见原因有金属基底过厚，未按照分区比色、分区堆瓷等。措施为严格控制金属基底厚度，保证瓷层的足够空间；在比色进入后期制作时采取分层分区的方法，防止瓷粉烧结时因产生气泡而出现明度过高的现象。

（2）透明度低：常见原因是瓷层过薄，如牙体预备切割量不足、金属基底过厚、遮色瓷过厚、牙体唇舌径过薄、烧结次数过多等。预防措施为在制订合理的修复计划时，正确设计牙体预备量；预留足够瓷层空间，同时合理分配各个瓷层空间，保证堆塑的美学效果；减少烧结次数（表 5-2）。

表 5-2 技术原因造成的色彩问题

问题	原因	措施
色彩单一	金属基底过厚	严格控制金属基底厚度 保证瓷层的足够厚度
	比色、堆瓷未分区等	采取分层分区比色、堆瓷
透明度低	牙体预备量不足	设计合理的牙体预备量
	遮色瓷过厚	控制瓷层空间
	烧结次数过多	减少烧结次数

（二）瓷崩裂

烤瓷熔附金属全冠和全瓷冠都可能发生瓷崩裂，导致瓷崩裂的原因很多，包括临床技术、义齿制作、患者及材料等多方面的问题。

1. 临床因素 牙体预备时拾面牙体的磨除量过少或厚度不均匀可引起瓷层碎裂，牙体预备后牙体倒凹未除尽，以致修复体就位时引发瓷层裂纹；牙体预备时颈缘处理不当，以致取模

Note

时无法正确记录颈缘线,使修复体颈缘制作不到位,在试戴或粘固时用力过大也可能引起崩瓷。

2. 内冠设计、制作不合理　金属基底冠表面有尖锐棱角或粗糙面,造成应力集中,导致瓷层裂纹传播;金属内冠过薄或瓷层过厚,导致金属强度不足以支持瓷层,造成瓷层崩裂;金瓷衔接部与对颌牙有咬合接触。

3. 烤瓷前金属预处理不当　由于汗渍、油污、磨料等造成金属基底冠表面污染;预氧化处置不当造成氧化层过厚或过薄。

4. 咬合问题　切端、殆面瓷层有殆干扰,特别是前伸、侧咬合时有殆干扰;有些患者的不良习惯也容易使切端的瓷层崩裂,如咬合紧、殆力大、有夜磨牙习惯的患者。

5. 瓷烧结过程中操作不当　材料选择不妥,瓷粉与金属热膨胀系数不匹配;由于反复修改瓷形态烧结后引起金瓷理化性能改变,并在金瓷界面产生残余应力;烤瓷烧结完成时,冷却不当可使金瓷界面残余应力明显增大;炉温不精确会导致瓷烧结不全而引起崩瓷。

（三）龈缘问题

1. 颈缘不对称　修复前,牙龈形态因牙槽骨吸收、畸形、牙龈退缩等原因与邻牙不同,未采用手术矫正就进行了修复。必要时,修复前应进行牙槽骨修整术、牙龈修复手术后再修复。

2. 牙龈损伤　表现为牙体预备时意外损伤;冠的轴面突度恢复不当引起的龈缘炎、龈萎缩等。颈部肩台预备时先用龈线排龈,选择适合肩台形态的车针和手法;合理设计、制作修复体牙冠形态;修复体粘固后,将龈沟内的粘接剂清除干净,龈缘抛光;及时在龈隙沟内用消炎药物预防龈炎,防止牙龈萎缩。

（四）龈染色问题

龈染色表现为龈缘黏膜组织呈青灰色或暗褐色。出现这种现象的原因可能是:①龈缘炎症诱发;②金属基底氧化物未清除干净渗透到龈组织中。一旦出现龈染色,需要重新制作修复体,因此应尽量防止其发生。预防措施包括以下几个。

（1）修复前治疗原有龈缘炎,修复后控制龈缘炎的发生,保证口腔清洁。

（2）牙体预备保证龈缘肩台有合理的厚度和外形。

（3）选用高质量粘接剂和确保粘接质量,彻底清除多余的粘接剂。

（4）颈缘形态采用瓷边缘型。

（5）有条件者,选用全瓷冠修复或生物相容性的金属作为内冠。

第五节　椅旁 CAD/CAM 修复技术

椅旁牙体美学修复技术指的是可以在口腔医院或诊所治疗后直接完成修复,不需要到口腔技工室制取模型进行加工的一种治疗方式。椅旁美学修复减少了患者的就诊次数,一次就诊即可完成治疗,是很多口腔临床医生认为的理想的治疗形式。此类治疗方法尤其适用于需要即刻恢复美观、临时性美学修复、就诊不便的患者。

CAD/CAM 技术的发展为患者提供了方便快捷的就诊体验,使椅旁美学修复更加完善。CAD 是指通过计算机完成对各种义齿的设计、模拟咬合、虚拟诊断等工作,CAM 则是通过计算机对制作义齿的设备进行管理、控制和操纵,完成义齿的加工制造的过程。该技术实现了临床上不可能完成的治疗方案的"模拟"和"预告"功能,可以让医生对治疗效果有一定预知,方便患者充分理解治疗计划,产生治疗信心。同时,在义齿制作方面,让原本繁杂细碎、误差较大的生产过程变得精确可控。

与传统制作方法相比,CAD/CAM 系统的优点有以下几个。

1. 高效率 减少了传统的取印模、灌模型、熔模技术、包埋铸造、烤瓷等复杂的操作过程及等待时间。

2. 缩短疗程 修复体完成时间缩短,患者就诊次数减少。

3. 高质量 将经验性的知识进行数据化、规范化,不受人为因素的影响,避免技术人员因疲劳、疾病、疏忽等原因造成的偏差。

4. 高精确度 通过先进的仪器及材料达到传统制作方法不能达到的精确度。

5. 效果预知 可通过 CAD 技术模拟再现治疗方案过程。

6. 改善工作环境 减少光、电、粉尘的污染,减少医生和技术人员的劳动强度。

一、口腔 CAD/CAM 的组成

CAD/CAM 口腔修复系统的主体由三个部分组成:数据采集系统、CAD 系统和 CAM 系统。

1. 数据采集系统 为完成对口腔修复体的计算机辅助设计和制作,首先必须对口腔牙列形态或传统的石膏模型通过各种数据采集方法,将其转换为数字模型。常用的方法分为直接法、间接法。按接触方式分为接触式、非接触式。

2. CAD 系统 CAD 系统是借助计算机数据、图形处理,智能化交互式设计的功能以及系统数据库中储存的各种与修复体设计相关的知识、经验和数据来帮助医生完成各种修复体设计的工具平台。

3. CAM 系统 CAM 系统采用数控铣削、磨削的去除成型方式来制作加工嵌体、全冠、基底冠、基底桥、贴面等口腔修复体。这种方法具有很好的加工精度,但成型能力和加工效率受加工对象形状的复杂性制约。

二、CAD/CAM 美学设计

目前 CAD/CAM 设计软件已能提供牙模口内彩色扫描、CAD 建模、订单管理、医技沟通等数字化制作内容,形成了包括美学分析、美学设计、美学复制、美学重现等较为全面的解决方案。

1. 美学分析 医生提供完整的口内情况并生成准确的三维数字模型或技工所使用的三维扫描获取数字化三维研究模型,通过专用美学软件叠加患者的面部图像进行数字化分析并制订治疗计划。同时,软件中的仿真设计工具可以分析完整的牙齿表面形态、唇齿牙龈关系、面相协调关系,并结合三维面部图像进行虚拟备牙,生成设计后个性化的修复体,供医生、患者选择或参考。

2. 美学设计 根据美学分析结果制订治疗计划,设计软件可以高效且半自动地分隔在三维扫描件中捕获的所有牙齿和牙龈,完成一整套修复体(嵌体、高嵌体、贴面、局部牙冠、全牙冠、解剖结构的牙冠)的设计重构。根据设计结果,采用计算机辅助加工设备完成修复体、临时冠、诊断蜡型的实体制作。

3. 美学复制 通过创建全解剖修复体,使其完全复制扫描件中天然牙齿或功能形态良好的临时冠,或从 CAD 设计中复制解剖结构现状,同时缩放和旋转同名牙齿,以保持协调对称。

4. 美学重现 应用软件将虚拟诊断设计直接重新用于设计最终美学修复体,再现美学分析中虚拟的个性化视图。这种技术较为简便,省去了手工制作、转移和复制诊断蜡型的烦琐过程。

Note

三、CAD/CAM 修复技术操作要点

（一）患牙处理

治疗后，常规牙体预备。

（二）数据采集

常用的方法有间接采集法和直接采集法。

1. 间接采集法 牙体预备后，用印模材料采集患者口内形态，送到技工室，灌制石膏模型后，用模型扫描仪采集数据，并在计算机上形成清晰的三维图像，保存为病例。

间接采集法医院或诊所操作简单，但义齿制作时间较长。

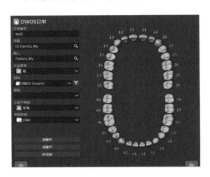

图 5-18　选择相应病例

2. 直接采集法 常规牙体预备（可在牙齿清洁干燥后喷一层粉剂，使口内反光均匀），用口腔扫描仪采集患者上下颌数据，通过计算机形成三维图像，保存为病例。

直接采集数据，高效便捷，更适用于椅旁 CAD/CAM 技术的修复。

（三）修复体设计

进入计算机 CAD 操作系统，选择相应病例（图 5-18），根据要求进行修复体设计（图 5-19、图 5-20、图 5-21）。在设计完修复体外形后，还可进行模拟咬合，消除𬌗干扰。完成后保存数据，准备修复体的制作。

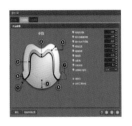
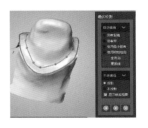
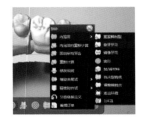

图 5-19　修复体设计一　　图 5-20　修复体设计二　　图 5-21　修复体设计三

（四）制作修复体

将计算机与 3D 义齿打印机或精密铣床相连，导入设计好的修复体数据，排版。铣床启动后按照计算机设计的修复体尺寸、形态自动完成修复体的加工制作。

（五）修复体完成

将加工好的修复体（图 5-22）从铣床取下，切除连接杆，手动抛光。

用于固定义齿制作的 CAD/CAM 系统是 CAD/CAM 技术在口腔医学领域应用最为成熟的一个方面。将传统固定修复体，如嵌体、贴面、全冠和固定桥等，运用计算机辅助设计与制造技术来完成，替代了传统失蜡法，使烦琐的制作工艺得以简化，降低了对技师个人制作经验的依赖，并希望由此降低制作的难度和成本。

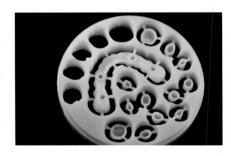

图 5-22　加工好的修复体

若想达到真正的椅旁型 CAD/CAM 操作，则需要医生与技师相配合，首先由医生完成患者牙体预备后进行数据采集，随后医生及技师将相应数据设计出修复体模型，由技师操作经数

字化处理生成数控机床加工指令,控制机床完成修复体加工。整个过程可以在诊室的牙椅旁完成,故称为椅旁型系统。它的目的是在修复体的设计与制作中取消技师制作的中间环节,以减少患者的就诊次数。目前这种 CAD/CAM 系统已经普遍运用到口腔学领域。

本 章 小 结

牙体缺损的美学修复方法有很多种,要根据患者的病情发展、口腔情况、经济承受能力等多方面进行选择。同时,应与患者充分沟通治疗方案,要根据所学知识正确引导患者,完成美学修复。随着生活水平的提高,人们对美学修复的要求也越来越高,复合树脂直接粘接技术、嵌体、贴面、全冠等义齿修复的技术、材料也在顺应时代快速发展,比起传统的制作工艺,CAD/CAM 技术是今后义齿修复发展的必然趋势。

能 力 检 测

论述题

1. 复合树脂直接粘接修复的美学要点是什么?
2. 全瓷冠制作易出现的问题是什么?
3. CAD/CAM 口腔修复系统的主体组成是什么?

参考答案

参 考 文 献

[1] 于海洋,胡荣党. 口腔医学美学[M]. 3 版. 北京:人民卫生出版社,2015.
[2] 赵铱民,陈吉华. 口腔修复学[M]. 7 版. 北京:人民卫生出版社,2012.
[3] 樊明文. 牙体牙髓病学[M]. 4 版. 北京:人民卫生出版社,2012.
[4] 李长义,李水根. 口腔固定修复工艺技术[M]. 3 版. 北京:人民卫生出版社,2015.

(刘艺萍)

Note

第六章　牙列缺损的美容修复

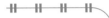

学习目标

掌握：牙列缺损对美学的影响及美容修复要点、固定桥的美学修复设计要点。

熟悉：附着体、套筒冠义齿和覆盖义齿的美学效果、固定桥的适应证、组成和类型、附着体的优缺点。

了解：牙色、透明固位装置和隐形义齿、附着体的分类及适用范围、套筒冠的组成及优缺点、覆盖义齿的分类。

案例导入

患者，男，24岁，自诉一个月前因外伤致左前牙脱落，就医治疗，今来我院要求固定修复。查体：左上2缺失，左上1、3牙周夹板固定，牙体外形完好，无松动，X线片检查：左上1、3牙周膜连续影像，根尖完好。诊断：1，22缺失；2，21、23牙槽骨无吸收。

1. 患者能否采用固定修复计划？
2. 如果能采用固定修复，哪种方式比较合适？
3. 如果确定采用固定修复计划，什么时间修复合适？
4. 完成固定修复后，患者需要注意什么？

早在2000多年前，人们已经意识到牙列的完整对全身健康的重要性，并且在修复缺失牙及牙列方面做出了诸多尝试。受到当时自然条件和生产方式的限制，国内外出土的古代修复体多是采用兽骨、象牙、竹子、木头等作为原料的，卢浮宫博物馆陈列的一个公元前400至公元前300年腓尼基人的下颌骨标本中，两颗天然牙被金丝固定于两侧邻牙上。1877年Kerr.JC和Rogers.LW在介绍中国牙医学时写道："中国人早就用象牙和兽骨雕刻成牙，以铜丝或羊肠线结扎于真牙上修复缺失牙。"但是由于早期技术的落后和材料的限制，口腔修复仅是少数贵族才能享受的待遇。

第一节　固定桥的美容修复

固定义齿亦称固定桥，是利用缺牙间隙两端或一端的天然牙或牙根作为基牙的一种常规修复体。近年来，随着种植技术的普遍应用，当缺牙区牙槽骨条件满足时，在缺牙区设计种植体作为桥基，也能满足牙列缺失的患者进行固定义齿修复的要求。

固定桥可以通过修复缺失牙的解剖形态，最大限度地恢复患者的咀嚼功能和语音功能。

因其戴用舒适、易适应、美观以及基本不会改变口腔原有环境等优点,成为临床上受患者欢迎的修复方式。但同时,固定桥也存在基牙牙体磨除量较大,制作难度较高,适应范围更加严格的缺点。因此,在确定修复治疗计划开始前,需要对患者的口腔局部环境及全身状况进行综合评估,判断是否在固定桥修复的适应范围内。

一、固定桥的适应证

固定桥的适应证主要考虑以下几个方面。

(一)缺牙数目

固定桥修复主要适合于少数牙的缺失修复。

固定桥的𬌗力主要由缺牙区两侧或一侧的基牙承担,必要时将相邻牙共同选作基牙,所有基牙共同承受桥体的𬌗力。因此,固定桥修复仅适合于两个牙单位(及以下)的连续或间断缺失。如果是少数牙的间断缺失,可以通过增加中间牙做基牙的方式,为固定桥提供支持的,可以选择固定修复。对于口内缺失牙较多、余留牙较少,缺乏其他辅助固位、支持措施的情况,不能采用固定桥修复方式。因此,在选择固定桥修复时必须考虑缺失牙数目与缺牙区邻近基牙所能承受𬌗力的能力,只有在基牙能承担缺牙区传递的𬌗力时,才可选择固定桥修复牙列缺失。

(二)缺失牙部位

牙弓内非游离端的缺牙,只要符合少数牙缺失或间隔缺失,而基牙的数目和条件均能满足支持和固位者,都可以考虑采用固定桥修复。对于多个磨牙游离缺失的患者,如果患者的牙槽骨等各方面条件满足种植要求,可以通过种植基牙获得固定桥。而缺失牙位于牙弓游离端的情况,如第二磨牙游离缺失,若采用单端固定桥修复,桥体受力会产生不利的杠杆作用,容易造成基牙牙周组织损伤。若对颌牙为可摘局部义齿,咀嚼时缺牙区受到的𬌗力明显降低,此时可以设计第二前磨牙和第一磨牙作为单端固定桥的基牙,桥体选择减轻𬌗力的设计形式,用单端固定桥修复牙列末端游离缺损。

(三)基牙条件

基牙承担了固定桥在口内咀嚼时的全部咬合力,所以,良好的基牙条件是患者能够接受固定义齿修复的关键因素和重要条件。

1. 牙冠 理想的基牙牙冠应该有合适的𬌗龈高度和唇(颊)舌宽度,基牙牙冠的𬌗龈高度至少应保留正常高度的1/2,唇(颊)舌宽度和近远中宽度至少为正常宽度的2/3。牙体组织健康,能够满足固位体强度和固位的要求。

2. 牙根 理想的基牙牙根应该粗壮并有足够的长度。多根牙的牙根有一定的分叉,分叉度越大的,能提供的支持力越强。基牙牙根应稳固,因年龄增长和口腔卫生不良所导致的牙根周围牙槽骨吸收,最多不能超过根长的1/3。因条件有限,必须选用牙槽骨有吸收的基牙时,应该增加基牙数,以提高固位力。

3. 牙髓 最好有健康的牙髓组织。如果牙髓组织有病变,须进行完善的牙髓治疗,并经过一定时间的观察,确认该基牙不会出现影响修复远期效果的情况,才可以选做基牙。但是经过根管充填的基牙牙体完整性因治疗需要已经被破坏,牙体组织的强度降低,影响固位体的固位,特别是选择前牙区的单根牙做基牙时尤为明显,故牙髓病未经治疗或根管充填不完整的缺牙区邻牙不宜选做基牙。

4. 牙周组织 基牙主要是靠分布在牙根周围的牙周组织将咀嚼时其所承担的(自身和桥体的)𬌗力传递至牙槽骨。因此,健康的牙周组织是选择基牙的前提。理想的牙周状态是无进行性炎症,根尖周无病变,牙槽骨及颌骨结构正常,牙槽骨几乎无吸收。牙槽骨吸收不超过根长的 1/3,无病理性动度。

5. 基牙位置　基牙的轴向位置应基本正常,牙体无过度的扭转或倾斜移位,以便牙体预备时,能少磨除牙体组织,易于获得基牙间的共同就位道。个别严重错位的牙,如果直接预备可以预见会损伤牙髓,可以先考虑采用正畸方式矫正后作为基牙使用,或与患者充分沟通并征得同意后,将牙髓失活后用桩核改变牙冠轴向并作为基牙使用,取得基牙之间的共同就位道。

(四) 咬合关系

缺牙区的咬合关系应基本正常,缺牙间隙有适当的殆龈高度,对颌牙无伸长,缺牙区邻牙无倾斜移位,有良好的殆间锁结关系。如果存在邻牙倾斜移位、对颌牙伸长等情况,可以通过调殆磨短伸长牙、调磨基牙倾斜面、改变固位体设计等方法,解除殆干扰关系,制作固定桥。对于长时间牙体缺失而导致咬合关系紊乱者,或伴有余留牙磨耗严重,垂直距离降低的情况,单纯使用调殆的方法并不能解决咬合的问题,需要在调殆的基础上,经咬合板治疗后重建咬合。而对于缺牙间隙的殆龈高度过小,修复体无法获得足够强度和固位力的患者,一般不宜设计固定桥。

同时,患者的覆殆关系也会影响固定桥的适应证。如重度深覆殆的患者不建议设计固定桥修复,当下颌做前伸运动时,下前牙容易撞击上前牙造成创伤。对其他的深覆殆的患者,应结合口内情况具体分析,只要牙体预备能够为固位体提供足够的间隙,患者无咬合和颞下颌关节症状,就可以考虑固定桥修复,但是需要避免正中殆与前伸殆时的早接触。

(五) 缺牙区牙槽嵴

牙槽嵴实际愈合情况与拔牙时间的长短、手术创伤范围的大小、患者自身的愈合能力等因素有关。通常情况下,牙槽嵴的吸收会在拔牙后 3 个月趋于稳定,此时可以制作固定桥。

对缺牙区剩余牙槽嵴的要求是愈合良好,形态基本正常,无骨尖、残根、增生物及黏膜疾病。对于要求拔牙后立即修复或短期修复的患者可以先进行基牙固定桥牙体预备,采用树脂材料制作暂时固定桥修复缺失牙。由于早期修复体能够对牙槽嵴产生功能性刺激,减缓其吸收,在美观之外还有助于患者恢复功能,越来越多的病例开始采用暂时桥修复。待牙槽嵴吸收稳定后,桥体龈端与牙槽嵴黏膜之间会形成间隙,影响美观和自洁,此时,可以再行永久性固定桥修复。

(六) 年龄

一般来说,青壮年阶段是固定修复的最佳年龄段。随着临床诊疗技术水平的不断提高,年龄对适应证的影响正在逐渐减小。

年轻恒牙具有临床牙冠短、髓腔较大、髓角高、根尖孔尚未发育完成、牙的患龋率比较高等特点。此时进行牙体预备,会增加意外穿髓的风险。而且,随着患者年龄的增长,牙冠长度会逐渐增加,原来设计的龈下边缘可能会暴露在口腔中,影响修复体的美观,不适宜进行固定桥修复。

当患者年龄过大,牙周组织出现明显萎缩,牙槽骨吸收超过根长 1/3 时,牙周组织提供的支持力下降。同时,因缺牙时间过久导致邻牙可能存在倾斜或移位,想取得共同就位道较难,故不宜采用固定桥修复。对于老年患者个别牙缺失,牙槽骨有一定程度的吸收情况,如果余留牙的松动度在一度以下,牙体组织健康,口腔卫生良好,也可以考虑设计固定桥。

(七) 口腔卫生情况

固定桥在设计时要求能够保证义齿的自洁和便于清洁,但固定桥的桥体龈端和邻间隙由于结构的特殊性,难于清洁。此时,如果患者个人口腔卫生环境较差,容易形成龋病或牙周病而导致固定桥修复失败。因此,在修复治疗开始前,让患者的牙周情况恢复至健康状态,并通过宣传教育,让患者认识到保持良好的口腔卫生是维持和延长固定桥使用寿命的关键因素,是十分必要的。

(八) 余留牙情况

固定桥设计时,不仅要考虑基牙的牙周健康情况,而且要考虑口内余留牙的情况。如果余留牙情况不良,判断其能否经过治疗保留,这对牙列是否能采用固定修复方法十分重要。良好的余留牙要求:牙冠无伸长及过度倾斜,无重度松动,无不良修复体;牙冠无龋坏或龋坏已经完善治疗;无牙周病或根尖周病。对于不适合保留的患牙,要把拔牙纳入患者的治疗计划,并在固定桥修复前拔除。

对患者的口腔和全身情况进行全面的详细检查后,要与患者进行充分的沟通交流,了解患者对修复治疗的要求和期望,结合患者实际情况设计合理的修复计划。若患者自身条件较差,对修复的要求和期望较高时,应为患者详细地分析实际情况,告诉不可行的原因并给予合理的修复方案供患者选择。当出现上述情况,即患者的自身客观条件与主观意愿不一致时,应该以实际客观条件为基础,不能盲目地满足患者要求。当患者的自身客观条件与主观意愿一致时,通常能取得较好的修复效果。

由于存在个体差异性,每个患者的口腔和全身条件都不完全一样,同时诊疗医生的医疗知识水平和标准也不尽相同。因此,固定桥的适应证也是在一定范围之内,并无绝对的界线,但是过分的放宽适应证,会给患者带来不必要的痛苦和麻烦。医生应当从职业道德出发,站在患者的角度上长远打算,合理规划修复计划,严格把控固定义齿修复的适应证。

二、固定桥的组成和类型

(一) 固定桥的组成

固定桥是由固位体、桥体和连接体三部分组成。

1. 固位体 固位体是指粘固于基牙上的嵌体、部分冠、全冠、桩冠、翼板等,固定桥借助固位体与基牙相连接并获得固位。固位体通过连接体与桥体相连接,使固定桥和基牙形成一个功能整体。固位体为义齿提供支持作用,桥体所承担的𬌗力通过固位体传导至基牙的牙周支持组织。要使固定桥发挥正常功能,固位体必须牢固地固定在基牙上,有足够的固位力才能抵抗咀嚼运动时产生的各种方向的外力,而不至于发生松动或脱落。制作固位体的材料,从机械力学角度考虑有足够的强度,能够抵抗𬌗力而不发生破裂;从生物安全角度考虑应具有良好的生物相容性,避免刺激基牙及牙龈组织。目前临床应用最多的固位体就是全冠,其特点是固位力强,对基牙有较好的保护作用。

2. 桥体 桥体即人工牙,是固定桥恢复缺失牙的形态和功能的部分。桥体借连接体与固位体相连。制作的桥体要和缺失牙外形相似,材料色泽美观,与邻牙协调,不刺激牙龈组织,且有良好的机械强度,承受𬌗力时,不致发生弯曲变形或折断。

3. 连接体 连接体是固定桥桥体与固位体之间的连接部分。按连接方式的不同分为固定连接体和活动连接体。

固定连接体(图 6-1、图 6-2)多采用整体铸造法铸造而成,或是将桥体和固位体焊接。对于全瓷固定桥,其连接体的制作视所采用的陶瓷制作工艺的不同而异,烧结陶瓷是由瓷粉堆塑烧结而成,切削陶瓷是由机加工切削而成,铸造陶瓷则是由整体铸造而成。桥体承受的𬌗力通过连接体直接传导到固位体和基牙上。

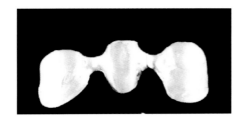

图 6-1 固定连接体(金属)

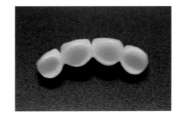

图 6-2 固定连接体(瓷)

Note

活动连接体(图 6-3)可应用于半固定桥,通常为不同结构的附着体,分为阴性和阳性两部分。位于桥体端的阴、阳两部分相嵌合形成活动连接体,桥体的另一端常规设计为固定连接体。活动连接体有一定的应力缓冲作用,可减小基牙所承受的应力峰值。活动连接体更多的是应用在固定-可摘联合修复中。

无论是哪种连接体均应有足够的强度,不影响美观,有一定的自洁能力。

(二)固定义齿的类型

固定桥的分类方法较多,类型亦多。临床上最常用的分类方法是按照传统固定桥的结构,分为双端固定桥、半固定桥、单端固定桥和复合固定桥(图 6-4)。

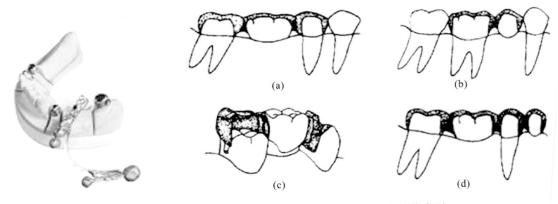

图 6-3 活动连接体

图 6-4 固定桥的结构类型
(a)双端固定桥;(b)单端固定桥;(c)半固定桥;(d)复合固定桥

1. 双端固定桥 又称作完全固定桥,其两端都有固位体,固位体和桥体之间的连接形式为固定连接。当固定桥的固位体粘固于基牙后,基牙、固位体、桥体、连接体成为一个相对固定不动的整体,从而组成了一个新的咀嚼单位。双端固定桥所承受的𬌗力,全部通过两端基牙传导至牙周支持组织。故双端固定桥不仅可以承受较大的𬌗力,而且两端基牙所承担的𬌗力也比较均匀。在固定桥的设计中,双端固定桥是一种最理想的结构形式,也是临床应用最广泛的设计形式。

2. 半固定桥 半固定桥是桥体的两端有不同的连接体,一端为固定连接体,与固位体固定连接,另一端为活动连接体,多为栓体栓道式结构,通常栓体位于桥体一侧,栓道位于固位体一侧。当半固定桥就位后,位于桥体上的栓体嵌合与固位体上的栓道内,形成有一定动度的活动连接。半固定桥一般适用于一侧基牙倾斜度大,或者两侧基牙倾斜方向差异较大,设计双端固定桥很难取得共同就位道的病例。

3. 单端固定桥 又称为悬臂固定桥,是指仅一端有固位体和基牙,桥体与固位体之间由固定连接体连接,另一端是完全游离的悬臂,无基牙支持的固定桥。悬臂端如有邻牙,可与邻牙维持接触关系。单端固定桥承受𬌗力时,一端的基牙不仅要承受基牙所受的𬌗力,还要承受几乎全部桥体上的𬌗力,桥体处形成力臂,以基牙根部为旋转中心产生杠杆作用,使基牙向缺牙区产生扭转和倾斜。

单端固定桥制作较简单,就位容易,但是在设计中,必须注意减轻对基牙不利的杠杆作用力。临床上要严格控制其适应证:缺失牙间隙小;患者的𬌗力不大;基牙牙根粗大,牙周健康,有足够的支持力;牙冠形态正常,可为固位体提供良好的固位力时,才可以采用单端固定桥的设计。

4. 复合固定桥 是包含上述三种基本类型中的两种,或者同时具备三种的复合组成形式。比较常见的设计是一个双端固定桥连接一个单端固定桥,或者是一个半固定桥。故复合固定桥一般包含两个(或多个)间隔基牙,包含四个(或四个以上)牙单位。当承受外力时,各个基牙的受力反应不一定一致,可以起到相互支持或制约的作用,但是由于复合固定桥的基牙数目多且分散,临床上要获得固定桥的共同就位道相对比较困难。

除了以上较常用的固定桥分类外,随着材料和技术的发展,目前出现了其他特殊结构的固定桥类型。

1. 种植体固定桥 以种植体提供固位和支持的固定桥,称为种植体固定桥。

2. 固定-可摘联合桥 固定-可摘联合桥的𬌗力主要由基牙承担,其支持形式与双端固定桥相似,但患者可以自行摘戴。常用的设计形式为磁性固位义齿、附着体义齿和套筒冠义齿,并各具特色。其适用范围比较广,临床修复效果好,但制作的技术难度较大,精度要求高。

3. 粘接固定桥 利用酸蚀、复合树脂粘接技术将固定桥的固位体直接粘接在缺隙两侧的基牙上,其固位主要依靠粘接材料的粘接力,而预备体上的固位形只起辅助固位作用,这一点是粘接固定桥最大的特点。应用较广泛的粘接固定桥类型是翼板粘接桥。粘接固定桥具有磨除牙体组织少,患者易于接受,不显露金属或极少暴露金属的优点,容易改为其他固定桥设计。不过,粘接固定桥对粘接材料的性能要求较高,对制作的精度要求亦高。

4. CAD/CAM 固定桥 是集光电技术、计算机图像处理技术、数控机械加工技术于一体的一种口腔修复体制作新工艺,其特点是自动化程度高、产品精度高。义齿加工产业已经开始逐步替代传统的手工操作,应用前景良好。

三、固定桥的美学修复设计

(一) 牙列缺损对美学的影响

1. 对功能美学的影响

(1)咀嚼功能减退:天然牙缺失后,原有的咀嚼功能减退,咀嚼效能降低,食物在得不到充分的咀嚼磨碎的情况下进入胃、肠,加重了消化器官的负担。同时,若个别牙缺失后未能及时修复,缺牙区两侧邻牙会向缺牙区倾斜,对颌牙伸长,牙列因此紊乱而失去原有的美感。

(2)发音功能障碍:整齐而完整的牙列,是辅助发音的重要条件之一。当个别牙或部分牙缺失后,就会导致发音功能障碍,缺失部位位于前牙区时影响更为明显。

2. 对容貌美学的影响

(1)牙列整齐性的破坏:完整健康的牙列会给人一种"齿如编贝"的天然美感,当个别牙或部分牙缺失后,会破坏掉这种自然的美感。

(2)面容的改变:整齐而健全的牙列对正常的面部软组织容貌起重要的支持和维护作用。当部分牙缺失后,缺牙区的骨组织因失去牙根的生理性刺激出现吸收,而局部的面部软组织会因失去了牙齿和骨组织等硬组织的支持而塌陷,影响美观。当多数牙缺失时,则会使面下 1/3 的垂直距离缩短,面部皮肤形成皱褶,鼻唇沟加深,使面容显得苍老。

3. 对心理美学的影响 牙齿缺失会引起容貌上的改变,而患者本人对外貌的变化又通常比较敏感,为了避免缺牙区的暴露会有意地减少社会交往活动,如刻意避免与人交谈,减少与他人交往等。这其实是心理产生自卑感的一种表现,对心理健康十分不利。

(二) 牙列缺损的美学修复要点

牙列缺损后,牙列的完整性遭到破坏,咬合关系发生紊乱,面部缺牙区软组织因失去支持而内陷,对患者的面容和心理产生影响,应积极采取美容修复的方法以恢复口腔颌面的美学形态。牙列缺损后常用的美学修复方法有两种:固定桥美学修复和可摘局部义齿美学修复。本章分别对两种修复方式的美学进行重点介绍。

在牙列缺损的美容修复中,不管采用哪种修复方式,都应根据患者的年龄、性别、文化修养、个人气质等差异,在形态与色泽上设计出带有个体特点的修复体,以展现其个性美。无论是采用何种修复方案,一个良好的修复体,都应达到颜色逼真、形态自然、质感贴近真实的视觉

Note

审美效果。

1．形态　天然牙的外形是人类在长期的生长发育过程逐渐形成的,并具有重要的生理意义。如𬌗面的沟窝、尖嵴、轴面的外形突度以及外展隙的形态等,都与其咀嚼功能有着密不可分的关系。因此,正确地掌握并恢复每一个缺失牙的牙体外部形态,是修复体最终与天然牙呈现一种自然、协调美感的前提条件。

突出生理形态的塑造:全冠修复体的外形自然逼真,与天然牙一致,才能让人获得美感。牙冠外形雕塑,往往是从最基本的解剖形态入手,进入到富于个性变化的生理形态的制作过程。解剖形态利用点、线、面的形象处理,较好地表现出牙冠的尖、窝、沟、嵴的立体形态,整齐对称,但偏于模式化,显得呆板、缺少活力。牙冠的生理形态是多变的,颈嵴、牙尖都有曲面的起伏,𬌗面的沟槽纵横交错,均与正常的解剖形态有所区别。形态的制作,大到整体轮廓,小到唇面的纹理、𬌗面的沟槽,应雕塑结合,突出生理形态的塑造。在发达国家,全冠修复体的塑形已从肉眼下的操作发展到在显微镜下的精雕细琢,全冠修复体的形态达到了与天然牙真假难分的程度,满足了医患双方的审美需求。

2．颜色　从视觉审美来讲,颜色的重要性是不言而喻的。视觉对物体的反映,首先是物体的颜色。审美的先决条件是保证全冠修复体的颜色与天然牙齿的颜色整体协调一致,这就要求医生对天然牙的牙体色彩有良好的了解和掌握。天然牙体的色彩主要是由其自身结构决定的。天然牙体由外至内分为牙釉质层、牙本质(牙骨质)层和牙髓。最外层的牙釉质在覆盖口腔唾液后,使光线发生镜面反射、漫反射及折射现象,影响对颜色的判断。同时,釉质具有很强的半透明性,釉质矿化程度越高,半透明性越强。因此,我们平时看到的牙体色彩主要是光线经釉质到达牙本质后,反射出来的再次透过牙釉质和唾液的颜色。牙体色彩主要是由牙釉质的通透性和牙本质的颜色决定的。同时,牙本质也具有透过性,所以牙髓的反射光也参与了牙体色彩的构成。由于牙釉质半透明性及散射率很高,所以牙体色彩与牙齿表面牙釉质的厚度密切相关。总结下来,天然牙体的色彩有以下两个主要特征:①天然的层次感:从颈部经体部至切端,天然牙体的半透明度逐渐上升,颜色逐渐由深到浅。天然牙体部的颜色主要以淡黄色、淡白色为主;颈部颜色在体部的基础上略微偏红、偏黄;切端则因釉质层较厚,在反射光的照射下呈蓝灰色,在透射光下变为红橙色;同时天然牙体还具有一定的荧光效应。②牙体色彩的变化:不同牙位的颜色并不相同,以上颌前牙为例,中切牙至尖牙的明度逐渐降低,而偏红的趋势逐渐增加,彩度逐渐加大。下前牙较上前牙偏白、彩度稍低、明度较高。同时,由于牙釉质不是均质的半透明体,同一牙冠的不同部位颜色也不完全相同。釉质越薄的部位呈现出的牙本质及牙髓的色彩越明显,牙体颈部1/3受牙龈色彩影响多偏黄红,切端1/3易受环境色影响,牙体中1/3的颜色最稳定。

同时,随着年龄的增长,因牙釉质磨耗变薄、继发牙本质形成使牙本质层增厚、髓腔变小,及生活中有色饮料等对牙齿的染色,牙体色彩的彩度会逐渐增大,明度减小,色调逐渐偏红。由于牙体色彩具有以上光学特征和复杂的变化规律,调配瓷粉、釉液的比例使全冠修复体的颜色与天然牙体颜色一致是一项复杂而细致的工作。

（三）固定桥的美学修复要求

1．形态逼真　固定桥能够完整地恢复缺失牙的天然解剖形态和基牙的自然形态,能够良好地恢复邻接关系和外展隙,具有与天然牙列协调一致的自然美感。

2．颜色美观　由于美学修复认识的不断进步,当今固定桥类型大多采用金属烤瓷的形式。内层的金属基底增强了固定桥的抗力,外层的烤瓷则恢复了天然牙体的自然色泽。由于瓷层颜色可以与天然牙体不同部位的牙釉质颜色协调一致。因此,其色泽逼真,自然而美观。

3．恢复功能　由于固定桥是利用天然牙为基牙,并通过固位体将其固定在两端基牙上,使之成为一个整体。两端基牙均匀分担垂直向下的𬌗力,并传导至缺牙区牙龈,使牙龈和齿槽骨受到类似天然牙周膜的生理性刺激,从而维护了缺牙区牙龈及牙槽嵴的形态美。

4. 牙体预备的美学要求 对基牙牙体进行了预备,使修复后的固定桥保持了与天然牙一致的外形,其邻接关系、外展隙以及轴面形态均与天然牙列协调。固位体冠颈缘深入至龈下,可达到"以假乱真"的自然美。

5. 固定桥的美学设计 设计固定桥的类型,对固定桥的稳定与美观起着决定性的作用。目前临床常用的固定桥形式为金属烤瓷桥和全瓷固定桥。

第二节 可摘局部义齿的美容修复

一、牙色、透明固位装置和隐形义齿

(一)牙色卡环

牙色卡环也称牙色树脂,是以聚甲醛为基础合成的一种新型高分子材料。通过热凝注塑形成卡环,具有一定的弹性形变能力,硬度较普通树脂基托更高(图6-5)。通常与传统铸造支架结合,制作时先制作支架部分,再制作卡环部分,最后通过基托树脂连接成一个整体,它取代了传统义齿中位于前牙美学区域的金属卡环。这样既保留了铸造支架的大部分优点,又解决了前牙区美观问题。但是,因为树脂材料物理性能的局限,无法替代金属形成整个义齿支架。在制作时要在金属支架上机械结合树脂,制作步骤较烦琐。另外,树脂存在老化变形的问题,长期使用会出现卡环固位不良等问题。

(二)透明树脂

透明树脂同牙色树脂卡环的构造、工作原理一致。由于物理性能的局限,不能单独铸造构成整副义齿的支架,必须与金属支架结合使用,也无法使用在游离端缺失病例。临床上由于颜色透明,主要用于在美观区域取代唇颊侧的金属卡环,达到较好的美学效果(图6-6)。

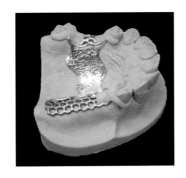 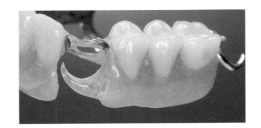

图 6-5 牙色卡环　　　　图 6-6 透明树脂

(三)隐形义齿

隐形义齿又称弹性义齿,是活动义齿的一种。它采用弹性高、抗折力强、颜色光泽与天然牙龈组织相接近的材料代替了传统可摘活动义齿的金属卡环和塑料基托部分。用这种材料制作的可摘局部义齿,因为减少了金属卡环对美观性的影响,所以能够使牙齿得到较好的修复,达到美观效果(图6-7)。

制作隐形义齿的材料是弹性树脂,是一种主要成分为聚酯树脂的高分子材料。与传统的树脂基托材料聚甲基丙烯酸甲酯相比,弹性树脂具有弹性高、抗折力强、无毒无味的特点,能够允许材料进入基牙倒凹区。早期的隐形义齿材料主要是聚酰胺类（尼龙），这种材料弹性好、抗折力强，颜色淡红，和牙龈组织的色泽相近的同时，也存在不易被抛光和破损后不易修补等问题。经过发展，出现了 Vitaflex 和 ESB 等新型隐形义齿材料，这些材料在具有一定的弹性、透明度高、色泽的稳定性好的基础上，也容易被打磨抛光，缺损后可以在技工室或牙科诊所内进行重衬和修补，弥补了聚酰胺类隐形义齿材料不可修补的缺陷。

二、精密附着体

附着体义齿是一类以附着体为主要固位形式的可摘局部义齿或活动-固定联合义齿，附着体义齿的某些设计中兼有固定义齿和可摘局部义齿修复的重新组合，具有固定义齿和可摘局部义齿的某些特点。附着体通常由阴性和阳性两部分结构组成，一部分与基牙或种植体结合，另一部分与义齿的可摘部分结合，为义齿提供良好的固位、稳定和美观。精密附着体的附着体阴性和阳性结构，均为机械加工而成的金属附着体，以精密附着体为主要固位形式的义齿称为精密附着体义齿（图 6-8）。

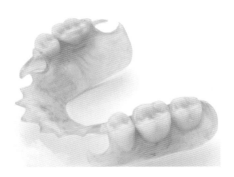

图 6-7　隐形义齿

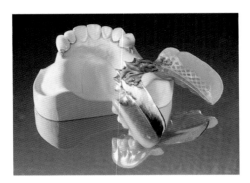

图 6-8　精密附着体

（一）附着体的种类

附着体作为修复体的固位体在临床上可适用于各种类型的牙列缺损、牙列缺失、颌面缺损的修复治疗。由于附着体的种类很多，而且各类附着体的固位原理有所不同，为临床口腔修复的设计提供了更多的选择，提高了修复效果。精密附着体的临床常用类型有以下几种。

1. 栓道式　当空间较充足时选用，与舌侧卡配合使用，用于前磨牙上替代常规的金属卡环，美观性好，固位和稳定性均较好。当用于下颌时可能会暴露舌侧的金属卡，影响美观（图 6-9）。

2. 按扣式　如太极扣等。体积小巧，固位力好，塑料垫直接埋于后活动义齿里，没有过多的金属，美学效果好（图 6-10）。

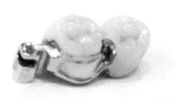

图 6-9　栓道式精密附着体

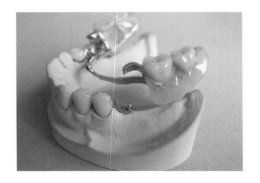

图 6-10　按扣式精密附着体

Note

3. 磁性式 主要用于残根,没有金属暴露,可以取得较好的美学效果(图6-11)。

4. 套筒冠式 用于少数孤立的遗留牙,同时改变了遗留牙的颜色和形态,没有金属暴露,可以取得较好的美学效果(图6-12)。

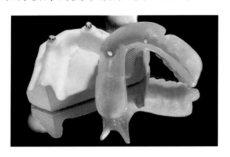 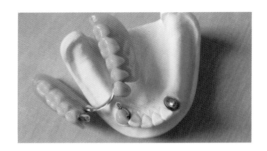

图6-11 磁性精密附着体　　　　图6-12 套筒冠十太极扣精密附着体

(二)附着体的美学效果

附着体义齿改变了传统活动义齿的固位方式,利用附着体固位的方式减少了义齿的卡环的数目,减少了口腔中金属的暴露,有效地提高了义齿的美观性。当患者同时有固定修复和活动修复时,可采用附着体作为活动部分的固位体,这样既避免了卡环暴露对义齿修复美观的影响,也达到了很好的美学效果。

(三)附着体可摘局部义齿的缺点

(1)基牙磨除量大:一般制作卡环类固位只需要进行少量牙体预备,而附着体义齿的基牙预备则要磨除大量的牙体组织。

(2)临床操作和技工制作过程复杂,制作设备要求较高。

(3)受牙冠和牙槽嵴的影响,附着体的应用直接受牙冠体积的大小、牙髓腔位置、牙槽嵴高度和宽度等因素影响。

(4)治疗时间长,费用高。

三、套筒冠义齿

套筒冠义齿是指以套筒冠为固位体的可摘局部义齿。套筒冠固位体分为内冠和外冠,内冠粘固在基牙上,外冠与义齿其他组成部分连接成整体,义齿通过内冠与外冠之间的机械嵌合作用,产生固位力,使义齿取得良好的固位与稳定,义齿的支持由基牙或基牙与基托下组织共同承担(图6-13)。下面详细介绍目前临床常用的圆锥型套筒冠义齿。

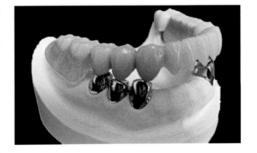

图6-13 套筒冠义齿

(一)圆锥型套筒冠的组成

圆锥型套筒冠一般由套筒冠固位体、人工牙或桥体、基托、连接体等部件组成。

1. 圆锥型套筒冠固位体 由内冠和外冠组成。金属内冠粘固在基牙上,外冠与内冠之间紧密嵌合形成固位力,为义齿提供固位作用。其内外冠之间的接触形式可分为非缓冲型圆锥型套筒冠固位体和缓冲型圆锥型套筒冠固位体。

2. 人工牙或桥体 套筒冠义齿的人工牙相当于可摘局部义齿上恢复缺失牙的人工牙,桥体相当于固定义齿修复中的固定桥。人工牙或桥体主要用来修复缺失部位的天然牙的解剖形态、咀嚼、发音及美观等功能。

Note

（1）成品树脂牙：一般用于缺失牙较多的缺牙间隙。复层色成品树脂牙具有形态逼真、色泽美观的优点。随着市场新材料的不断开发与应用，成品树脂牙的硬度和耐磨性也得到了很大的提高。患者缺牙区间隙不足的情况下，也可以根据实际需求雕刻树脂牙。

（2）金属树脂牙（烤塑牙）：用于缺牙较多的间隙或类似固定桥结构的修复。放置在缺隙的金属支架或金属桥体基底上，用固化树脂雕塑人工牙，经固化炉中固化而成。色泽较好，与金属支架或金属基底的结合较牢固，不易折断。

（3）烤瓷熔附金属牙（烤瓷牙）：一般用于缺失牙较少的牙列缺损修复。其制作方式与固定义齿桥体相同。将瓷粉在烤箱炉中烧结熔附于圆锥型套筒冠义齿金属支架的桥体基底上而成。颜色、光泽度和硬度皆优于成品树脂牙。

3. 基托

（1）基托的种类：金属基托、树脂基托和金属-树脂基托。

（2）基托的作用：基托可用来附着人工牙、传递并分散𬌗力以减轻基牙的负荷、恢复缺损牙槽嵴的外形和美观。

4. 连接体　与可摘局部义齿相同。

（二）套筒冠的特点

（1）在修复牙列缺损时，将基牙连接成整体。

（2）能够取得良好的支持与固位作用。

（3）牙周夹板作用，保护牙周。

（4）基牙受到外力作用时，承受能力较大。

（5）基牙牙周组织易清洁。

（三）套筒冠义齿的美学效果

套筒冠义齿的固位主要靠内冠和外冠之间的嵌合，杜绝了金属卡环的暴露，达到了较好的美学效果，也为临床固定-活动联合修复设计提供了更多的选择。缺牙区人工牙的选择和排列可根据患者的面型、余留牙情况、咬合情况确定，参考患者的肤色调整人工牙颜色。

（四）套筒冠义齿的优点

1. 固位力的可调性　圆锥型套筒冠固位力可根据义齿所需的固位力大小进行调节。特别是同时存在多个基牙的情况下，可以通过调整内冠的角度，达到调整固位效果的目的。避免了因基牙数目较多，不易取得共同就位道，使修复体摘戴困难的缺点。

2. 固位力的稳定性　卡环随着义齿摘戴次数的增加，固位力会较弱，而圆锥型套筒冠固位体的固位力不会随义齿使用时间与摘戴次数增加而降低。

3. 保护基牙　基牙经过完善的治疗后，经内冠覆盖包裹，可以有效地防止继发龋，对基牙起到良好的保护作用。而且基牙负担的𬌗力多为轴向或趋于轴向，侧向力较少，也有利于基牙的保护。

4. 有利于牙周组织的健康　圆锥型套筒冠义齿的内冠经高度抛光后菌斑不易附着，使基牙牙周组织保持良好的卫生状态，防止牙龈炎的发生。同时，由于圆锥型套筒冠义齿的固位力来源于内外冠之间的紧密接触，当取出外冠的瞬间固位力也消失，不会对基牙产生不利的外力作用，有利于基牙牙周组织的保护。

5. 保护牙槽骨　咀嚼时产生的𬌗力经圆锥型套筒冠义齿的固位力传递至基牙的同时，也被基托传递至牙槽骨黏膜，使软硬组织同时受到力的作用，避免基牙受力过大而出现牙槽嵴的吸收和黏膜缺乏生理性刺激出现的萎缩或增生。

6. 𬌗关系的调整　圆锥型套筒冠义齿可以对存在倾斜、伸长、扭转和磨耗严重的基牙进行调整，重新建立或恢复符合患者自身的咬合关系。

7. 牙周夹板效果 圆锥型套筒冠义齿将多个基牙连接在一起,形成一个整体,可以将受到的𬌗力迅速分散,对基牙牙周组织的健康起到保护作用,与牙周夹板的作用效果类似。

8. 异物感、味觉、发音影响小 圆锥型套筒冠义齿的基托设计与固定义齿较为相似,患者异物感小,对味觉和发音的影响程度较小,患者体感较舒适。

9. 义齿易修理 圆锥型套筒冠义齿可以被患者自行取下,这为义齿损坏后的修理提供了便利。

（五）套筒冠义齿的缺点

（1）基牙牙体组织磨除量大:为了保证套筒冠外观人工牙的厚度,对基牙牙体预备时需磨除较多的牙体组织。当基牙是活髓牙时,极易伤及牙髓,或引起牙本质过敏,甚至牙髓炎症等。

（2）美观上略显不足:正常使用时,金属颈缘线有时会暴露在口腔中,影响美观。而当义齿从口内取下时,其金属内冠又会暴露在口腔中,如果修复区位于前牙,则对美观的影响更为明显。

（3）制作过程复杂,费用较高。

（4）对口腔卫生要求较高。

四、覆盖义齿

覆盖义齿又称上盖义齿,是指义齿的基托覆盖在天然牙、经完善治疗并充填后的牙冠和（或）牙根及种植体上,并由它们支持的一种可摘局部（或全口）义齿,这些被覆盖的牙或牙根称覆盖基牙。覆盖基牙的保留,有效减缓了剩余牙槽嵴的吸收,同时也增加了义齿的固位、支持和稳定作用。

（一）覆盖义齿的分类

根据覆盖义齿利用覆盖基牙的形式和特点分为以下几类。

1. 普通覆盖义齿 由保留牙根、牙槽嵴和黏膜组织共同支持的覆盖义齿,其固位方式与可摘局部义齿相同。

2. 高覆盖义齿 主要用于先天性口腔组织缺损,如腭裂。牙槽突裂患者的修复,即基牙保留牙冠部分,义齿直接覆盖在原有牙列上,通过基牙上的固位体获得固位的一种覆盖义齿。

3. 附着体式覆盖义齿 其固位是通过覆盖基牙与义齿基托上的特殊附着体相连接而获得的,修复范围和支持形式同普通覆盖义齿相同。

4. 种植覆盖义齿 一般用于下颌低平无法取得良好固位和稳定的无牙颌患者。可通过植入种植体,在种植体上附带固位装置,以达到增强义齿的固位和稳定的效果。

（二）覆盖义齿的美学效果

覆盖义齿保留了健康的牙根,在保护口腔软硬组织健康的同时减轻了患者拔牙的痛苦,缩短了整个修复治疗所需要的时间。更为重要的是,由于保留牙根,牙根周围的牙周组织也得以保留,这有效地防止了基牙区及其附近牙槽骨的吸收,保持了牙槽嵴的丰满度,面部软组织也因为得到硬组织的持续支撑而避免出现凹陷,患者面容得以保存。基牙上还可以安放各种附着体,义齿的功能稳定性和固位力较强。咀嚼时,𬌗力经过附着体传导至牙根,维持了对牙槽骨的功能性刺激,有效地阻止了骨吸收。咀嚼时义齿稳定不脱位,咀嚼效果好。同时,义齿在受力后基托与牙根接触,支持力也较强。

牙周组织中还存在大量的牙周膜本体感受器,这些感受器的存在使通过附着体连接的义齿具有同天然牙一样的口腔生理功能,即具备区别咬合力大小和方向的能力,并且可以判断𬌗间食物的大小、厚薄等。后期若覆盖义齿的基牙因口腔卫生状况不良或因某种原因必须拔除时,只需在拔牙区做衬垫术,即可改变成为常规义齿而不需重新制作。

（三）覆盖义齿的缺点

由于覆盖基牙因覆盖在义齿基托下，几乎不会受到口腔自洁作用的影响，细菌容易聚集，从而导致覆盖基牙龋坏。有研究发现在覆盖义齿戴入后2～3个月即可产生龋坏，尤其是口腔卫生不良的患者，龋坏发生得更早、更多。覆盖基牙的龋坏多发生在无覆盖物的冠面和根面上，或金属顶盖边缘与牙根面交界处，尤以根管口充填物与周围牙本质交界处为好发部位。因此，从预备覆盖基牙起就应该考虑和采取预防措施。

覆盖基牙的牙龈炎症也是因为此处缺乏口腔的自洁作用，加之口腔卫生状况不良，覆盖基牙或牙根上覆盖物的边缘刺激龈缘。一旦覆盖基牙出现牙龈炎，就应该及时处理，否则可发展成牙周炎而导致覆盖基牙丧失。

因覆盖基牙或牙根的存在，牙槽嵴比较丰满，颌间距较小，且基牙的唇颊侧常有较明显的骨突，因此常影响人工牙的排列、基托外形和义齿美观，甚至因骨突较大而影响义齿的取戴或义齿戴入后基托与黏膜间不贴合，破坏了义齿的边缘封闭，也易储存食物残渣。

如覆盖基牙或牙根进行充填治疗并在其上制作金属顶盖或安放附着体，则需花费较多的时间和费用。

知识链接 6-1

本章小结

牙列缺损的美容修复	学习要点
固定桥的适应证	缺牙数目，缺失牙部位，基牙条件，咬合关系，缺牙区牙槽嵴，年龄，口腔卫生情况，余留牙情况，患者要求和自身条件的一致性，适应证的把握
固定桥的组成	固位体，桥体，连接体
固定桥的类型	双端固定桥，半固定桥，单端固定桥，复合固定桥，种植体固定桥，固定-可摘联合桥，粘接固定桥，CAD/CAM固定桥
牙列缺损对美学的影响	咀嚼功能减退，发音功能障碍，牙列整齐性的破坏，面容的改变，对心理美学的影响
牙列缺损的美学修复要点	形态，颜色
固定桥的美学修复要求	形态逼真，颜色美观，恢复功能，牙体预备的美学要求
附着体的种类	栓道式、按扣式、磁性式、套筒冠式
附着体的美学效果	减少金属卡环暴露
套筒冠义齿的美学效果	杜绝金属卡环暴露
套筒冠义齿的优点	固位力的可调性，固位力的稳定性，保护基牙，有利于牙周组织的健康，保护牙槽骨，𬌗关系的调整，牙周夹板效果，异物感、味觉、发音影响小，义齿修理便利
覆盖义齿的美学效果	减少金属卡环暴露

能力检测

选择题

1. 下列不属于固定桥的组成部分的是（　　　）。

参考答案

A. 桥体　　　　　　B. 基牙　　　　　　C. 固位体　　　　　　D. 连接体

2. 关于固定桥的美学修复要求中不正确的是(　　　)。

A. 形态逼真　　　　B. 颜色洁白　　　　C. 恢复缺失牙功能　　D. 与余留牙颜色协调

3. 下列关于覆盖义齿的美学效果中不正确的是(　　　)。

A. 保留了牙根　　　　　　　　　　　B. 保留了牙周组织

C. 减少了患者的拔牙痛苦　　　　　　D. 具有区别咬合力大小和方向的能力

参 考 文 献

[1] 赵铱民,陈吉华. 口腔修复学[M]. 6 版. 北京:人民卫生出版社,2008.

[2] 潘可风,张秀华. 口腔医学美学[M]. 2 版. 北京:人民卫生出版社,2009.

[3] 于海洋,胡荣党. 口腔医学美学[M]. 3 版. 北京:人民卫生出版社,2015.

[4] 林雪峰,潘灏. 可摘局部义齿修复工艺技术[M]. 3 版. 北京:人民卫生出版社,2015.

[5] 李长义,李水根. 口腔固定修复工艺技术[M]. 3 版. 北京:人民卫生出版社,2015.

[6] 巢永烈. 口腔修复学[M]. 北京:人民卫生出版社,2006.

(闫一梵)

Note

第七章　牙列缺失的美容修复

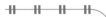

学习目标

掌握：牙列缺失对口腔功能的影响；牙列缺失对口腔软硬组织的改变；全口义齿人工牙的选择；全口义齿个性化排牙的原则。

熟悉：老年患者组织结构特点。

了解：全口义齿前后牙排列的具体要求。

案例导入

患者，女，58岁，自述多年来受到牙齿龋坏的困扰，三年前将口内残根全部拔除，长期吃软质流食，近来感觉身体状况下降，现来就诊，要求义齿修复。查体：全口未见余留牙，上下颌牙列缺失，牙槽嵴吸收，舌体变大，颌间距离变小，正中颌位时呈Ⅱ类关系。

1. 造成牙列缺失的主要原因有哪些？
2. 长期全口牙列缺失对患者的颌面部影响有哪些？
3. 制作全口义齿修复时，应注意哪些方面？

第一节　牙列缺失后的组织改变

牙列缺失是指整个牙弓上不存留任何天然牙和牙根，也称无牙颌。牙列缺失的主要病因是龋病和牙周病。当龋病和牙周病未得到及时治疗，严重到一定程度后，牙齿会因无法保留而被拔除或自行脱落。牙列的缺失不仅会对患者的面部容貌和咀嚼功能产生严重影响，而且随着缺牙时间的延长，还可引起牙槽嵴、口腔黏膜、颞下颌关节、咀嚼肌及神经系统的有害改变，是一种潜在的病理性状态。同时，牙列缺失还会对患者的心理造成影响，影响患者的社交活动。

（一）牙列缺失对口腔功能的影响

1. 咀嚼功能　牙列缺失使患者丧失了正常的切咬和研磨食物的咀嚼能力，食物在未完全嚼碎的状态下直接进入消化道，加重了消化系统的负担，影响人体的消化功能。同时，牙齿的缺失使人长期只能进食流质或软性食物，营养摄入不均衡，容易造成营养不良。

2. 吞咽功能　由于失去来自牙齿的支持，在吞咽食物时，口腔难以得到有力的闭合，舌肌压挤食物向后进行吞咽的过程受到影响。

Note

3. 发音功能 前牙的缺失,影响与牙齿有关的发音功能,如齿音"s""z",唇齿音"f""v"等,俗称"说话漏风"。

(二)牙列缺失后的组织改变

1. 硬组织的改变 当牙列缺失后,上下颌骨的改变主要是牙槽嵴的吸收。维持天然牙稳定的牙槽骨是随着牙的生长与功能的行使而发育和保持的。天然牙缺失后,牙槽骨逐渐吸收形成牙槽嵴,随着牙槽嵴的吸收,上下颌骨逐渐失去原有形状和大小。

牙槽嵴的吸收速度与牙列缺失的原因、缺失时间及缺失部位的骨质致密程度有关。如由牙周病引起的牙列缺失,在缺牙早期时牙槽嵴就会有很明显的吸收。牙周病是因牙根周围骨组织的持续破坏最终导致牙松动脱落。因龋齿、根尖病拔牙的患者,缺牙区的牙槽嵴萎缩程度根据病程持续时间长短、拔牙难易程度不同而有所差异。有研究数据表明,采用拔牙术加牙槽嵴修整术的患者骨吸收量显著多于单纯采用拔牙术的患者。牙槽嵴的吸收速度在牙缺失后前3个月最快,大约6个月后吸收速度显著下降,拔牙2年后吸收速度趋于稳定。但是,牙槽嵴的吸收持续终生,一般稳定在每年0.5 mm左右的水平。

牙槽嵴吸收多少与骨质致密程度有直接关系,骨板较疏松的部位比骨板较致密的部位吸收多。上颌骨外侧骨板较内侧骨板疏松,所以上颌牙槽嵴的吸收方向为向上、向内。随着牙槽骨的逐渐吸收,上颌骨的外形逐渐缩小。由于牙槽嵴的高度与大小不断萎缩削减,以致切穿乳突、颧弓与牙槽嵴顶的距离逐渐接近甚至与之平齐。腭穹隆的高度降低,也相应变浅变平。而下颌骨内侧骨板较外侧骨板疏松,下牙槽嵴的吸收方向是向下、向外,与上颌牙槽嵴相反。随着牙槽骨的逐渐吸收,下牙弓逐渐变大,面下1/3距离也随之变短,上下颌骨间的关系亦失去协调,甚至可表现出下颌前突、下颌角变大、髁状突异位,以致颞下颌关节吸收和功能紊乱。在吸收过多时,颏孔、外斜嵴及下颌隆突与牙槽嵴顶的距离变小,有时甚至与牙槽嵴顶平齐,牙槽嵴顶呈现为窄小而尖锐的骨嵴。从总的趋势看,上下颌前牙区吸收比较明显,而后牙区、腭穹隆、上颌结节、下颌磨牙后垫的吸收较少。

牙槽嵴的持续吸收与患者在牙列缺失后是否进行义齿修复以及义齿质量好坏有关。当患者全身健康状况较差,出现营养不良、骨质疏松时,牙槽嵴吸收较快。若患者未及时制作全口义齿,由于上下颌骨得不到足够的功能刺激,破骨细胞和成骨细胞的活力失去平衡,牙槽嵴萎缩程度较义齿修复者严重;若义齿修复效果不良,局部牙槽嵴受力过大,会加速牙槽嵴的吸收。正常情况下,上颌牙弓的义齿承托面积约为下颌牙弓的承托面积的1.8倍,下颌剩余牙槽嵴的平均吸收速率比上颌高3～4倍。由于牙槽嵴的吸收是持续不断的,所以全口义齿需要周期性更换,一般情况下,全口义齿使用3～4年应当进行调殆与重衬,使用7～8年应当重新修复。否则,在行使功能时义齿处于不稳定状态,会导致局部压力集中,从而加快剩余牙槽嵴吸收。

2. 软组织的改变 随着牙槽骨的不断吸收,附着其上的软组织的位置也相应发生变化。唇、颊、舌系带与牙槽嵴顶的距离逐渐变短,甚至与牙槽嵴顶平齐;前庭沟及口底深度变浅,导致口腔前庭与口腔本部无明显界限等。

(1)唇、颊部软组织:唇、颊部因失去骨组织的支持,向内凹陷,上唇丰满度降低,面部皱褶增加,鼻唇沟加深,口角下陷,面下1/3距离变短,面容呈明显的衰老状。

(2)黏膜:由于肌张力平衡遭到破坏,失去正常的张力和弹性,因组织萎缩,黏膜变薄变平,失去正常的湿润和光泽,敏感性增强,易导致疼痛和压伤。

(3)舌:由于牙列缺失,舌失去牙的限制而伸展扩大,如长时间不做全口义齿修复,不但可造成舌形态的改变和功能异常,也可导致舌与颊部内陷的软组织接触,使整个口腔被舌充满,有的患者还会出现味觉异常和口干等现象。

3. 颞下颌关节的改变 牙列缺失后,由于失去天然牙咬合的支持与限制,颌间距离变短,

Note

髁突位置发生变化,咀嚼肌失去正常张力,下颌的正常生理位置发生变化,导致耳鸣、关节弹响、疼痛、开闭口运动异常等症状出现,严重的会引起颞下颌关节疾病。

(三) 老年患者组织结构特点

老年患者的全身健康受损经常表现在不良的口腔卫生、唾液流率降低、常规的口腔不适。因此,患者的主诉经常与咀嚼和戴用义齿有关。如咀嚼功能差、义齿不稳定、食物进入义齿下方以及发音问题。所以全身健康受损的老年人的口腔健康问题,是综合的、广泛的,并且很难解决的。

1. 口腔黏膜

(1) 年龄和戴用义齿的影响:黏膜的增龄性变化表现为黏膜弹性下降、表面纹理丧失、组织变薄。黏膜一般由黏液薄膜构成解剖屏障,形成了对入侵的微生物、抗原、病毒等的重要防御机制。

在口腔内放置修复体,会使口腔环境产生较大的改变,从而对口腔组织的完整性产生不利的影响。义齿的机械刺激、义齿上微生物斑块的堆积、义齿材料组分之间的毒性或变态反应,都会造成黏膜相应的反应。长期戴用义齿造成的上腭黏膜病理反应称为义齿性口炎。对于老年患者,这种损害是戴用活动义齿很常见的并发症。此外,还伴有下方结缔组织中严重的淋巴细胞浸润。这种病理组织学反应是非特异性的,是患者对义齿表面菌斑内的念珠菌或细菌抗原免疫应答中的一部分。在这种情况下,口腔黏膜正常的屏障功能会受到损害。在有效控制菌斑和去除义齿机械刺激后,一般情况下口腔黏膜可以恢复健康。

(2) 对义齿的适应:全口义齿的修复效果在很大程度上取决于患者能否调整并最终适应戴用义齿。首先,患者必须开始习惯戴义齿的感觉,这是一个适应过程;其次,患者要学习控制义齿,才能发挥义齿的完整作用。在此过程中,黏膜的敏感程度起着重要作用。

适应是由传入神经兴奋导致中枢抑制引起的持续或重复的刺激,从而使一些反应逐步减小的过程。当义齿放入口内以后,口腔黏膜的机械感受器受到刺激,这种刺激传递到感觉皮层使患者感觉到义齿的存在。而感受器逐步地适应这个新环境,患者开始不在意口内的这个新物体。更换的义齿越多,这个适应的过程就越长、越困难。对口腔的注意力过高和触觉的过于敏感,使适应过程受限。由于中枢神经系统神经元进行性丧失,形成反射弧的能力降低,所以,对新义齿的适应能力随年龄增长而降低。

(3) 烧灼感或灼口综合征:义齿戴用者经常有局部烧灼感或有与义齿接触的口腔黏膜不适感。临床上,黏膜由于机械刺激、感染或者对义齿组分的变态反应而导致红肿。摘掉义齿数小时以后这种疾患常会减轻。

灼口综合征与临床上常出现的口腔黏膜弥散性烧灼感有关。灼口综合征主要见于戴用全口义齿的 50 岁以上女性。灼口综合征与多种致病因素相关,包括系统因素、心理精神因素、局部刺激(尤其是义齿)以及口腔干燥。症状的发作是逐步的,疼痛常在早晨出现并在一天内逐渐加重。疼痛性质是与口干和味觉改变有关的烧灼感。其他相关症状可有头疼、失眠、性欲降低、易发怒或抑郁等,老年患者长期的烧灼感出现的更频繁。戴用义齿的人群中,疼痛感并没有在不戴用义齿时有显著降低,从而不能排除其他病因。

(4) 味觉异常:人类对味觉刺激的感觉强度和对不同味觉的分辨能力(甜、苦、咸和酸等)与味蕾受到刺激的数量有关。基本的味觉性质(咸、甜、酸、苦)定位于单独的人类菌状乳头上,其数量与这些乳头上的味蕾数量有关。单个的味蕾对四种不同性质的味觉都有反应。研究发现,高龄人群(60～85 岁)对甜味的识别阈值比低龄人(18～30 岁)要高一些。

与其他常见的感觉(视觉、听觉)相比,与年龄相关的味觉改变并不是特别明显。患有灼口综合征的患者,对甜的东西感觉较弱,但对酸和苦感觉较强烈。

在年龄较大的人中,嗅觉的感知有很大的多样性,并且在戴用全口义齿的人中,与年龄有明显的负相关性。口腔卫生较差时,对气味的感知阈值会升高。

尽管与年龄相关的气味和味觉感知的改变并不是非常重要,但食物的质地和浓度的改变也会影响对食物的享用。戴用义齿使味觉感知降低,可能是由于义齿的光滑树脂表面改变了口腔内的触觉,隔绝了黏膜对冷热食物的感觉。唾液量的减少也会对味觉感知起副作用,这是由于食物中的调味品溶解得更少。

2. 唾液 口内充足的唾液量对于保持口腔的健康和舒适都是非常必要的。唾液可以减少口腔黏膜受到的机械刺激和感染,并且增加全口义齿的固位力。唾液包含各种矿物质,如钙、磷和氟等,这些是龋损表面再矿化的主要物质。

（1）唾液分泌功能减退的原因:唾液分泌机能减退或口腔干燥主要有三种原因:脱水、涎腺破坏或引发唾液分泌的神经传导有问题。在老年人中,脱水经常与水摄入不足、肾失水、糖尿病或蛋白质热量方面的营养不足有关。唾液流量减少可能是水摄入不足和营养太少的结果。但口干会对口腔舒适性和咀嚼功能有消极的作用,更加剧了蛋白质能量方面的营养不足。

另一种老年人常见的涎腺功能不良的原因是服用了会导致干燥的药物,如抗高血压的药物利尿剂、治疗精神病的药物安定等。每天消耗药物的数量与出现口干的症状有直接关系。一般停用干燥性药物以后,唾液流率可以恢复正常。

作为口腔癌治疗的一部分,在口面区域放疗以后,经常伴有显著不可逆的唾液分泌减少。除了口腔干燥,黏膜炎症也经常出现,使义齿戴入困难并伴有疼痛。

咀嚼功能正常时唾液分泌受到刺激,而咀嚼功能降低会导致涎腺萎缩,并减少唾液的合成与分泌。缺牙和咀嚼器官的功能减弱都会引起口干和唾液量的减少。适当的咀嚼功能对于合适的营养、维持唾液流量以及整体的生活质量都是非常重要的。

（2）唾液分泌机能减退的后果:唾液分泌机能减退会导致猖獗龋、念珠菌病、吞咽困难及黏膜不适。在全口义齿戴用者中,唾液对义齿的固位起着重要作用。对固位重要的物理因素有黏着力和附着力,黏着力通过唾液影响义齿和黏膜表面的湿润程度,而附着力保持了唾液薄膜的完整性。义齿戴入口内以后,唾液使其湿润,唾液薄膜会完全覆盖在义齿表面,薄膜与空气之间形成一个压力差。当义齿从组织面脱离时,唾液薄膜之间就会形成一个负压,义齿的固位力就发挥作用。如果义齿受到持续的拉力,唾液和空气就会进入义齿下的空间,负压被破坏,义齿就失去了固位力。能够形成满意的固位力的因素是良好的边缘封闭和较薄的唾液薄膜。对于唾液分泌减少的患者,义齿的固位力完全依靠患者运用肌肉控制来维持义齿的能力,固位力很弱。口干的义齿戴用者常有烧灼感和口腔黏膜发痒,而且食物容易黏在抛光面。

3. 神经肌肉系统 年龄的增加会使肌肉强度丧失。肌肉的密度和质量决定了肌肉能够产生的最大力量。计算机辅助成像技术（CT）的发展,能够显示人类肌群的横截面影像,最近已经应用于对下颌肌肉依照年龄和牙齿情况产生变化的研究。研究发现,在20～90岁,咬肌和翼内肌的质量和密度大约丧失40%,女性的肌肉一般相对较男性小。另外,肌肉的X线影像密度随着年龄增高而降低,说明肌纤维的质量也是降低的。当天然牙列缺失时,两种肌肉的横截面都有大幅度的减小。与年龄相关的咬肌和翼内肌肌肉量的减少,反映了这些肌肉中功能性运动单位数量的减少,在缺牙患者中这一点更明显,咀嚼能力明显下降。

4. 颞下颌关节病 颞下颌关节病包括很多临床问题,其中就涉及咀嚼肌、颞下颌关节以及相关结构。这种病包含关节和咀嚼肌内部或周围的疼痛和敏感、下颌动度受限、关节弹响等临床症状。这种紊乱影响关节（骨关节炎、风湿性关节炎、髁突移位）、关节盘（内部错乱）或肌肉（肌肉过度活动）。

一些研究表明,颞下颌关节病在成年人中非常普遍,流行率为33%～86%。另一些研究指出,患病率随着年龄增长逐渐减小,所以社会环境和个人性格在诱发因素中确实起主要作用。在一项对独自生活的老年人颞下颌关节病症状和体征的流行病调查中,把症状的严重性与牙列、咬合和修复条件做了对比。结果显示关节弹响最常见,相对于上下颌都有天然牙余留的人,全口义齿戴用者的运动受限和触诊敏感更常见。通常颞下颌关节病的程度是轻度或中度的,仅有少量患者有与咀嚼器官功能相关的主诉。咬合不良在有牙的受调查者和全口义齿戴用者中都有较高的比例,但临床症状的严重性和咬合失调两者之间并没有关联。实际上此项研究支持了在老年个体中颞下颌关节病的病因是综合的,咬合条件可能较为次要,并且这些条件与明确的疼痛和不舒适无关的观点。

第二节　全口义齿人工牙的选择

为牙列缺失患者制作的修复体称为全口义齿。全口义齿靠义齿基托与黏膜的紧密贴合,及其边缘封闭产生的吸附力和大气压力产生固位力,吸附在上下颌牙槽嵴上,以恢复患者的面部形态和功能。如果仅上颌或下颌为牙列缺失,所制作的修复体称为上颌全口义齿或下颌全口义齿,也称单颌全口义齿。

一、全口义齿的组成

全口义齿主要由人工牙和基托组成。

（一）人工牙

一般是以树脂和陶瓷（特殊情况下还有金属）等材料依据天然牙的外形仿制而成,具有一定强度和耐磨度,用于恢复缺失牙的形态和功能。人工牙的种类可以按材料和𬌗面形态分类。

1. 按材料分类　人工牙根据所使用的材料分类,主要为树脂牙、瓷牙和金属牙。

（1）树脂牙:多以甲基丙烯酸甲酯树脂为主要原料经加热聚合而成,因与基托为同种树脂材料,故二者结合较好、连接牢固、固位良好。同时,形态和色泽上与天然牙接近,耐冲击性强、质轻、韧性好,但耐磨性较差,易着色。随着填料技术的应用,其耐磨性和表面光洁度有所提高。是目前临床上应用最多的一种人工牙。

（2）瓷牙:与树脂基托之间主要靠机械式结合,因此,通常在前牙的舌面设置固位钉,后牙的底面和邻面设置固位孔以增加人工牙固位,但会对排牙造成一定困难。瓷牙质地较脆,不耐冲击,容易崩损,不易调磨,价格较树脂牙高,但颜色好,耐磨,能较长时间维持稳定的垂直距离。

（3）金属牙:多为铸造金属𬌗面,多用于𬌗间高度不足、咬合力较大等少数病例中。

2. 按𬌗面形态分类　后牙𬌗面形态主要分为解剖式和非解剖式。选择时不仅要考虑义齿的功能,而且要考虑支持组织的健康。

（1）解剖式牙:牙𬌗面形态与天然牙一致。正中颌时,上下颌呈尖窝交错关系,牙尖斜度约30°（或33°）。

（2）非解剖式牙:牙尖斜度约0°,也成无尖牙,无高出𬌗面的牙尖,仅有窝沟和排溢沟等,上下后牙𬌗间成平面接触。

（3）半解剖式牙:牙尖斜度约20°,在模仿天然牙的𬌗面形态的基础上,适当降低牙尖斜度,以减少咬合时的侧向力。

（二）基托

一般是以树脂、金属等材料制作,覆盖在缺牙区牙槽嵴及相关唇颊舌侧及硬腭区,为人工

Note

牙的排列提供附着,并起传导和分散𬌗力的作用,是全口义齿中除人工牙以外的整个义齿部分。

二、人工牙的选择

选择人工牙时,不仅要考虑患者的口内情况,而且要考虑患者面部及全身情况、审美能力、职业性质、经济条件等各方面因素。在和患者就修复计划进行充分沟通后,最终确定人工牙。

1. 前牙的选择 选择前牙时,在考虑功能的同时更多地侧重于美观上的要求,人工牙形态需要与患者的面部形态相一致。

（1）大小:通常参考两侧口角之间𬌗堤唇面弧度为上前牙的总宽度。参照唇高线至𬌗平面的距离为上中切牙切 2/3 的高度,下唇低线至𬌗平面的距离为下中切牙切 1/2 的高度。根据颌间距离大小,可以选择牙冠稍长或稍短的前牙,加以调节。

（2）形态:通常根据患者面形来选择人工牙的形态,要求牙型与患者面部形态相一致。根据两侧髁突到下颌角外侧面的连线位置关系不同,大致可分为三种面形。

①方圆形:两条颊线接近平行。面形约呈方圆形,额部较宽,颏部方圆。方圆形的上中切牙牙颈较宽,唇面切 1/3 和切 1/2 的近中、远中边缘几乎平行,唇面平坦,切角近于直角。

②尖圆形:两条颊线自上而下地明显内聚,面形约呈三角形。尖圆形的上中切牙牙颈呈中等宽度,近中、远中面几乎成直线,但不平行,唇面平坦,唇面宽度自切缘到颈部逐渐变窄。近中线角较锐。

③卵圆形:两侧颊线自颧骨起呈向外凸形,面形圆胖,颏部略尖,下颌下缘呈圆曲线式。卵圆形面的上中切牙牙颈部略宽,近中面微凸,远中面的切 1/2 较凸,唇面较圆凸,两切角较圆。

（3）颜色:牙色的选择要考虑患者的肤色、性别、年龄和职业等因素。年轻、肤色较白的女性,通常要选择较白的人工牙;年龄较大、肤色较黑的男性,通常可以选择较黄、色暗的人工牙。但最终的人工牙颜色,需要与患者经过充分沟通后决定。

2. 后牙的选择 后牙重视咀嚼功能恢复的同时,还要考虑义齿承托组织的保健。选择时应根据牙槽嵴近远中长度、牙槽嵴吸收程度及上下颌弓的位置关系和颌间距离的高低等,选择合适的大小和𬌗面形态。

（1）大小:选择后牙的近远中宽度时,可以参考下颌尖牙远中面到磨牙后垫前缘的距离,作为下颌后牙近远中径的总宽度。上颌后牙的近远中径的总宽度应该与下颌后牙相匹配。

（2）形态:在选择后牙的𬌗面形态时,既要考虑恢复义齿的咀嚼功能,还要考虑支持组织的健康状况。若上下颌弓位置关系正常,牙槽嵴较丰满,可以选择解剖式𬌗面形态,以便构成良好的尖窝锁结关系,提高咀嚼效率,使外形达到美观;若上下颌弓位置关系异常,牙槽嵴低平,患者年龄较大,多选用非解剖式𬌗面形态,以减小后牙的侧向力,有利于义齿的平衡和稳定。

①舌向集中𬌗:上后牙舌尖大,颊尖小是其主要特点。平衡𬌗的实现主要是靠下后牙宽阔的中央窝,能使上颌舌尖与下颌牙的𬌗面接触滑动自如。在保持非解剖式牙的自由运动的同时,又具有解剖式牙的美观和对食物的较强穿透力的优点。

②线性𬌗:特点是上下后牙单颌为平面牙,对颌为颊尖刃状牙,有效地减小了侧向力。

解剖式牙因具有良好的咀嚼效能和美观性能,一直是多数医生和患者的选择。非解剖式牙虽然咀嚼效能和美观不如解剖式牙,但其在正中𬌗位时,有较宽的自由度,适用于牙槽嵴条件差、颌骨关系为Ⅱ、Ⅲ类,或者患者不易闭合在一个稳定的正中𬌗位的病例。其优点是:①可减少由侧向力带来的义齿不稳定,增强固位;②排牙时操作简单,因为没有需达到平衡的要求,可以不使用可调节𬌗架。

一般后牙的牙尖高低和颊舌径宽窄要根据牙槽嵴宽窄和高低来选择。牙槽嵴较窄且低平

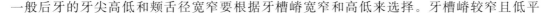

者,选择牙尖低的半解剖式牙或非解剖式牙,并要减小颊舌径。牙槽嵴高而宽者,可选择解剖式牙尖的后牙。

(3)颜色:后牙的牙体颜色应与前牙颜色保持一致或略微加深。

第三节　全口义齿个性化排牙

一、排牙原则

全口义齿人工牙的排列要综合考虑美观、功能和组织保健三个方面。

(一)美观原则

全口义齿在起改善、恢复丧失功能的同时,也维持整个口颌系统的平衡乃至全身的健康平衡。一副良好的全口义齿能恢复患者面下 1/3 的正常生理形态,使整个面部比例更加和谐。合理的面部比例使人显得年轻,给人以美感,增加与他人社交的自信。全口义齿的美观主要体现在上前牙的排列上。通常把第一前磨牙视为前牙美学的延伸。

前牙的排列要着重美观,同时兼顾功能。上颌前牙的切缘连线通常与下唇的微笑线一致,形成向下突起的圆弧。口角与牙齿的位置关系也与颜面部的审美密切相关,颈缘线的一部分过于突出或高低不平也会破坏左右的平衡,并影响美观。要达到美观,需注意以下问题。

1. 牙列弧度与颌弓一致　上颌托的𬌗堤部分是临床医生在患者口腔内取得的,它包含了患者本身审美及功能等诸多因素,人工牙的排列应以此为基准。而下颌前牙的排列则应以上颌前牙为基准,形成适当的覆𬌗、覆盖关系。通常情况下颌弓形与面形一样,有方圆形、尖圆形和卵圆形三种。牙弓形要与颌弓形协调一致。

2. 浅覆𬌗、浅覆盖　下前牙的排列和发音与𬌗平衡关系密切,上下前牙不宜排列成过深的覆𬌗、覆盖关系。其覆盖程度受前伸髁导斜度的影响,在不妨碍美观及发音的情况下,可根据前伸髁导斜度的大小决定覆盖的大小。前牙的咬合关系是正中𬌗时不接触,非正中𬌗时接触;当上下颌弓关系正常时,上下前牙一般排成浅覆𬌗、浅覆盖(1～3 mm)。若上下颌弓关系异常,必须排成深覆𬌗时,则应加大覆盖。

3. 保持上唇丰满度　上前牙的位置要衬托出上唇丰满度,要达到这个要求有以下几点可作参考。

(1)上前牙唇面至切牙乳突中点一般 8～10 mm。

(2)年轻人上尖牙顶连线通过切牙乳突中点,而老年人上尖牙顶连线与切牙乳突后缘平齐。

(3)上尖牙的唇面通常与腭皱的侧面相距约 10.5 mm。

(4)上前牙切缘在唇下露出 2 mm,年老者露的较少。

4. 体现患者的个性　除前述选牙时要根据患者面形、年龄、肤色和颌弓大小选牙外,在排牙时要注意以下几项。

(1)尽可能模仿患者原有真牙排列,如患者有照片、拔牙前记录或满意的旧义齿牙形,尽可能作为排列上前牙的参考。

(2)处理切缘和颈缘时要考虑年龄差异,年老者切端及尖牙牙尖可略磨平,以模仿牙磨耗情况,颈部要较年轻者外露的更多,以模仿真牙的牙龈萎缩,必要时还可以模仿真牙的某些着色。

（3）可模仿真牙的轻度拥挤和扭转，不要排列过齐，给人以"义齿面容"的感觉。根据上下颌骨的位置关系排列上下前牙的覆𬌗覆盖，一般要求浅覆𬌗、浅覆盖，以切导与𬌗平面的交角接近15°为宜。

（4）患者有面部缺陷或面部中轴偏斜等情况时，要利用排牙弥补患者的缺陷，不要使其更明显，如面部中轴偏斜时，人工牙中线也可略偏等。

上前牙的排列要参考患者的意见，一般情况下，上前牙排列要在患者参与下完成。

（二）组织保健原则

义齿在功能状态下的稳定，是组织保健的重要方面，而人工牙的排列与义齿在功能状态下的稳定有很大关系。

（1）人工牙的排列要不妨碍舌、唇、颊肌的活动，处于与肌肉平行的位置。

（2）𬌗平面与鼻翼耳屏线平行，其高度位于舌侧外缘最突出处，便于舌头将食物送至𬌗面，有利于义齿在功能状态下的稳定。

（3）下颌后牙功能尖应尽量排在牙槽嵴顶上，使𬌗力沿垂直方向传至牙槽嵴。

（4）如果牙槽嵴吸收较多，要根据牙槽嵴斜坡倾斜方向调整后牙倾斜度，使𬌗力尽可能以垂直方向传至牙槽嵴，如果牙槽嵴严重吸收，则需要将𬌗力最大处置于牙槽嵴最低处，减少义齿在功能状态下的翘动。

（5）前牙要排列成浅覆𬌗、浅覆盖，正中𬌗时前牙不接触，并在前伸及侧方运动时至少在1 mm的范围内，下牙沿上牙斜面自由滑动。

（6）在上下牙间自由滑动时，要有平衡𬌗接触，即前牙对刃接触时，后牙两侧至少一点接触，后牙一侧咬合时，工作侧为组牙接触（尖牙保护不适用于全口义齿），非工作侧至少有一点接触。

（7）减少功能状态下的不稳定因素，非功能尖（上磨牙颊尖和下磨牙舌尖）要适当降低，减少研磨食物时义齿的摆动。

（三）后牙排列原则

1. 牙槽嵴顶原则 原则上上颌前磨牙的中央沟和第一磨牙的舌尖内斜面中央部及下颌前磨牙的颊尖和第一磨牙的颊尖内斜面中央部尽可能排在各自的牙槽嵴顶上，使𬌗力通过牙槽嵴顶传导。当用一侧咀嚼时，另一侧基托不会发生翘动，这样才能保证义齿的单侧平衡。如果后牙过于排向牙槽嵴顶颊侧，咀嚼时由于𬌗力加于颊侧，而牙槽嵴顶形成支点，对侧基托就会发生翘动，这在下颌表现特别明显。如后牙过分偏向牙槽嵴舌侧，虽对义齿稳定有利，但可妨碍舌的活动，也能够使义齿脱位。

2. 牙槽嵴顶间线原则 上下牙槽嵴顶间的连线称为牙槽嵴顶间线。上下颌后牙的人工牙应排列在牙槽嵴顶间线上，这样可以使全口义齿在咀嚼食物时𬌗力直接传递到牙槽嵴顶上，而不偏向舌侧或颊侧，保证义齿的稳定。牙槽嵴顶间线与𬌗平面的交角称为牙槽嵴顶线角，若该角度小于80°，仍运用此原则排牙，往往会影响义齿修复后的外观或妨碍舌的运动。牙槽嵴顶间线在前磨牙区通过上颌前磨牙的中央窝和下颌前磨牙的颊尖；在磨牙区通过上颌磨牙的舌尖颊斜面中央和下颌磨牙颊尖舌斜面中央。由于下颌牙槽嵴狭窄，不利于义齿的固位，因此在排列下颌人工后牙时，应优先考虑这一原则。

3. 𬌗平衡原则 在非正中𬌗运动中，天然牙的上下牙列间只有一部分牙有𬌗接触，而这种咬合关系不会损害整个牙列及口颌系统的健康。对于全口义齿非正中𬌗运动中如只有一部分牙齿接触，则会破坏义齿的稳定。全口义齿的咬合关系与天然牙不同，通过调整人工牙的𬌗面，使义齿在前伸及左右侧方运动时，上下颌的双侧磨牙仍能保持同时接触，使义齿获得稳定。

侧方运动时，工作侧上下颌后牙同名牙尖相对，非工作侧（平衡侧）下颌磨牙颊尖的舌斜面

Note

105

和上颌磨牙舌尖的颊斜面相接触。在前伸运动时,上颌各人工牙牙尖的远中斜面和下颌各人工牙牙尖的近中斜面相接触。前伸位时,只有上下颌前牙的切缘和两侧最后磨牙牙尖的三点接触关系。

（四）中性区原则

1933 年,Wilfresh 提出了"中性区"的概念,天然牙在萌出过程中受到唇颊肌向内的压力和舌肌向外的推力,使天然牙在完全萌出后的位置恰好位于向内和向外的力的平衡区域内。当牙列缺失后,牙列原来所占据的空间便形成了一个潜在的间隙,此间隙为唇颊肌和舌肌内外作用力的"中性区"。如果将人工牙排列在中性区内,可受到唇颊肌向内和舌肌向外基本处于平衡状态的力,有利于全口义齿的固位。因此全口义齿应按"中性区"位置排牙。中性区的具体位置可以根据临床经验或口腔肌功能活动成形法来确定,其基本原则如下:由于无牙颌口腔内的上颌弓前牙区唇侧、后牙区颊侧、下颌弓前牙区唇侧和后牙区舌侧骨吸收较多,而前牙区唇侧、舌侧骨吸收的量相差不多,因此排列人工牙时,上下前牙可排在牙槽嵴的唇侧,上颌后牙可排在牙槽嵴颊侧少许,而前磨牙则不能偏舌,这样才能使人工牙排在原来天然牙占据的位置,即处于"中性区"内,可受到唇颊舌侧较均衡的肌力,有利于义齿的固位。人工牙偏颊、偏舌的距离不能过大,偏离的距离常常要视唇颊的松弛程度、前庭沟的宽窄和舌体的大小而定。

（五）其他

（1）𬌗平面尽量平分颌间距离:𬌗平面是指人工牙上颌中切牙的切缘与两侧第一磨牙的近中舌尖三点所形成的假想平面。在实际操作中,蜡堤平面即代表𬌗平面。通常,人工牙形成的𬌗平面应与牙槽嵴接近平行且平分颌间距离。若𬌗平面前低后高,则上颌义齿在咀嚼时可被推向前。若前高后低,则下颌义齿易被推向前。若遇上颌或下颌牙槽嵴过度吸收时,为了义齿的稳定,临床上可适当调节𬌗平面的上下位置,使𬌗平面稍向吸收严重的颌骨靠近。

（2）𬌗平面尽量低于舌侧缘 1～2 mm,以免妨碍舌的运动。

（3）下颌后牙功能尖应尽量位于磨牙后垫颊舌缘与下颌尖牙近中面构成的三角区内。

（4）𬌗力应集中在颌弓后段的中份:牙槽嵴是承受𬌗力的主要区域。但前牙区牙槽嵴较为窄小,下颌磨牙后垫区的组织又较为松软,都不宜支持较大的力。故在排牙时,应将承受𬌗力较大的第二前磨牙和第一磨牙集中在颌弓后段的中份,因为此区的牙槽嵴最适合支持较大的𬌗力。

（5）按上下颌骨对应关系排牙:上下颌人工牙的𬌗关系,亦应根据上下颌骨的对应关系排列。若上下颌骨对应关系正常,则按正常关系排列人工牙,即前牙排成浅覆𬌗和浅覆盖,后牙按中性关系排列,即上颌第一磨牙近中颊尖正对下颌第一磨牙近中颊沟,上颌第一磨牙近中舌尖处于下颌第一磨牙的中央窝内。下颌第一前磨牙的颊尖处于上颌尖牙与第一前磨牙之间。若上下颌骨对应关系异常,则不能按正常𬌗关系排列,而应根据异常情况进行不同的排牙。

二、前牙的排列

（一）前牙排列的基本定位

1. 唇舌向位置　上前牙的位置要满足上唇丰满度的要求,一般应排在牙槽嵴顶的唇侧。上中切牙唇面距切牙乳突中点 8～10 mm 处,牙弓的弧度应与颌弓的形态相协调。通常下颌弓的形态与面形相似,分别为尖圆形、卵圆形、方圆形。当人工牙以正确的前后位置排列于牙槽嵴的唇侧时,两侧上颌尖牙牙尖的连线应横穿切牙乳突中点或与切牙乳突后缘平齐(一般前者为年轻人,后者为老年人)。

2. 𬌗龈向位置　在小张口时上前牙的切缘位于上唇下缘约 2 mm(以上颌𬌗堤平面为准)。

3. 近远中向位置 两中切牙邻接点应与𬌗托的面部中线（鼻尖人中）一致。通常解剖学中线为两中切牙近中之间的切牙乳突中点与腭中缝中部连线。

4. 前牙倾斜度 根据各个前牙不同的功能特点，牙倾斜长轴有不同程度的唇、舌近远中方向的倾斜。

（二）前牙排列的具体要求

（1）上颌中切牙位于中线的两侧，近中接触点与𬌗堤中线一致，唇面与𬌗堤唇面弧度和坡度一致，邻面观唇舌面成 85°，唇面观颈部微向远中倾斜成 88°。上颌排牙法要求该切缘与𬌗平面一致，下颌排牙法要求该切缘低于𬌗平面 1 mm。

（2）上颌侧切牙位于上颌中切牙的远中，唇面弧度与𬌗堤成 86°，颈部向舌侧倾斜成 82°。上颌排牙法要求该切缘高于𬌗平面 0.5 mm，下颌排牙法要求该切缘低于𬌗平面 0.5 mm。

（3）上颌尖牙位于上颌侧切牙远中、口角线的近中，其唇面的近中与𬌗堤前牙区弧度一致，唇面的远中与𬌗堤的后牙区弧度相延续，邻面观唇侧成 90°。颈部微凸，唇面观颈部略向远中倾斜成 87°，倾斜度介于上颌中切牙和侧切牙之间。上颌排牙法要求该切缘与𬌗平面一致，下颌排牙法要求该切缘低于𬌗平面 1 mm。

（4）下颌中切牙位于中线的两侧，近中接触点与𬌗堤中线一致，唇面与𬌗堤唇面弧度相协调，邻面观颈部微向舌侧倾斜，唇面观近远中向垂直。上颌排牙法要求该切缘高于𬌗平面 1 mm，即与上颌中切牙保持 1 mm 的覆𬌗关系，唇面与上颌中切牙保持 1 mm 的覆盖关系。下颌排牙法要求该切缘与𬌗平面平齐。

（5）下颌侧切牙位于下颌中切牙的远中，唇面弧度与𬌗堤弧度相协调，邻面观唇舌向垂直，唇面观颈部微向远中倾斜，切缘与下颌中切牙平齐，覆盖、覆𬌗关系同下颌中切牙。

（6）下颌尖牙位于下颌侧切牙的远中，唇面弧度与𬌗堤弧度相协调，邻面观颈部微凸向唇侧，唇面观颈部略向远中倾斜，倾斜度大于下颌中切牙和侧切牙。覆盖、覆𬌗关系与下颌侧切牙相协调。下颌尖牙的牙尖顶高度为侧方运动时，上下颌尖牙的𬌗接触为 0.5～1.0 mm。

（7）上前牙的覆盖：临床上，可根据患者的具体情况进行适当调整。

（8）上下前牙的覆𬌗：临床上，可根据前牙的覆𬌗及切导斜度进行适当调整，以保证前伸𬌗平衡。

（三）上下前牙覆盖异常的排牙

上下颌弓关系异常有各种不同的表现，如颌弓前部关系正常而后部关系异常、前部关系异常而后部关系正常，或前后关系均异常及一侧关系正常一侧关系异常等。排牙的基本原则不变，只是根据不同情况采用不同的排牙方法。

1. 上颌前突的排牙方法 上颌前突是指上颌弓前部位于下颌弓的前面。对于这种异常𬌗关系，在排牙时应注意建立正常的尖牙关系，才能使后牙排列在正常的关系位置上。因此，根据上颌前突程度不同，需采用不同的排牙方法。

（1）轻度上颌前突：上颌弓前部位于下颌弓前部的稍前方，这种情况在临床上较为常见。为了美观和功能需要，可将上颌人工牙的盖嵴部磨薄后，略向舌侧排列，下颌前牙稍向唇侧排，适当减小前牙的覆盖，下颌前伸时，上下切缘能保持接触。

（2）严重上颌前突：上颌弓前部明显位于下颌弓的前方。可将上前牙盖嵴部磨薄后，略向舌侧排列，下前牙稍排向唇侧，下前牙不能离下颌牙槽嵴过远，否则会影响下颌义齿的固位和稳定。为了确保建立正常的后牙𬌗关系，可选用较上颌小一型号的下前牙或减少 1～2 个下前牙，亦可将下前牙排列拥挤一些，以此建立正常的尖牙对应关系。为了使下前牙保持非正中𬌗的𬌗接触且不影响发音，可将上颌前牙腭侧基托加厚，形成与下前牙切缘相接触的𬌗平面板。

2. 下颌前突的排牙方法 下颌前突是指下颌弓前部位于上颌弓的稍前。根据下颌前突的程度,采用不同的排牙方法。

(1) 轻度下颌前突:下颌弓前部位于上颌弓的稍前方。此类关系可将上前牙稍排向唇侧,选用较上颌大一型号的下前牙,将盖嵴部磨薄后稍向舌侧排,形成较浅的覆𬌗或呈对刃𬌗关系(又称切𬌗关系)。如果为了美观而强求正常的覆𬌗和覆盖关系,则必然会将上前牙过分排向牙槽嵴的唇侧,或下前牙过分偏向舌侧,两者均不利于义齿的固位和稳定。

(2) 严重下颌前突:下颌弓前部明显位于上颌弓前方。上下颌前牙必须排成反𬌗关系,即下前牙位于上前牙的唇侧。为了建立正常的后牙𬌗关系,应选用大型号的下前牙或小型号的上前牙。若上下前牙选用相同型号,则必须增加下前牙的数量。

(四)个性排牙法

依照上述的常规排牙法,全口义齿的外观容易千篇一律,难以重现患者的特点和个性,被称为总义齿面容。为使全口义齿与每个患者的面容和个性特征相协调,需参照患者自身的天然牙列形态和排列特点,因此在选牙、排牙前可以让患者提供其照片作为参考。照片以有天然前牙列为宜,最好为患者大笑露齿的照片。

个性化总义齿修复是常规义齿表现形式上的进步,不但不违背义齿的形式美规律,而且更加贴近形式美的最高法则即多样统一性,使人工器官静态的规则的美升华为动态的、协调的美,并寓美于患者的个性气质之中。但个性化的体现一定要医生和患者的共同参与并且双方意见统一。个性化排牙可通过以下几种方式体现:对于女性,上前牙切缘的形态与上唇下缘一致,为两侧弯向上的弧形,可以显示女性的柔美;而男性的上前牙切缘形态可以比较平直以体现阳刚之气。

对于鼻底比较平直的人,可根据鼻翼的形态来选择人工牙的形态和排列方法。

1. 中线的变化 理论上人体的面部中线应当与人中和唇珠处于同一条直线上,但临床上常见两者不一致,或者是患者两侧口角不对称的情况。此时,应根据患者的具体情况调整上颌中切牙的位置,在视觉上纠正患者面唇部的偏差。

2. 个别牙的扭转与倾斜 排牙时将个别牙或多个牙进行不同程度的小范围扭转或倾斜,可避免产生"义齿性面容",让义齿更具有个性化。如:将两侧中切牙的远中切缘向唇侧突出,视觉上增加了牙冠的宽度,让人产生一种略偏男性、外向张扬的感觉;两侧中切牙的远中切缘向舌侧内收,视觉上减少了牙冠的宽度,让人产生一种略偏女性、内敛的感觉。

3. 牙弓形态及前牙弧度 当前牙弧度为方形时易给人健壮的感觉,当前牙弧度为尖形时给人柔弱的感觉,当前牙弧度为卵圆形时给人温和的感觉。

4. 下前牙的自然个性 下前牙的排列可以有很多种变化组合,将下前牙适当地做一些扭转或倾斜会更接近自然,但要在适当的覆𬌗、覆盖及前伸𬌗关系之内调整。

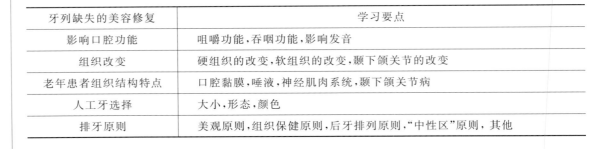

本章小结

牙列缺失的美容修复	学习要点
影响口腔功能	咀嚼功能,吞咽功能,影响发音
组织改变	硬组织的改变,软组织的改变,颞下颌关节的改变
老年患者组织结构特点	口腔黏膜,唾液,神经肌肉系统,颞下颌关节病
人工牙选择	大小,形态,颜色
排牙原则	美观原则,组织保健原则,后牙排列原则,"中性区"原则,其他

知识链接 7-1

Note

能力检测

选择题

1. 下列不属于牙列缺失后的组织学改变的是( )。

A. 牙槽骨持续吸收   B. 骨质疏松

C. 面下 1/3 距离变短   D. 味觉异常

2. 选择人工牙时不需要考虑患者的( )。

A. 面部情况   B. 全身情况   C. 性别   D. 饮食习惯

3. 下列不属于个性化前牙排列考虑的因素是( )。

A. 上颌牙齿应排列在牙槽嵴顶略偏唇侧

B. 牙弓形态应与面型一致

C. 良好的尖窝相对关系

D. 女性切缘形态可以略微偏圆钝

参考文献

[1] 巢永烈.口腔修复学[M].北京.人民卫生出版社,2006.

[2] 赵铱民,陈吉华.口腔修复学[M].6版.北京:人民卫生出版社,2008.

[3] [日]全国齿科技工士教育协会.全口义齿学[M].赵军,张宁宁,译.上海:上海教育出版社,2002.

[4] 王跃进,景先明.全口义齿工艺技术[M].3版.北京:人民卫生出版社,2015.

(闫一梵)

Note

第八章 牙周美学

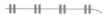

本章PPT

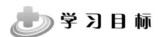

掌握：健康牙龈的表面特征以及影响美观效果的牙周组织因素。

熟悉：牙周基础治疗的目的、方法。

熟悉：各种牙周手术的适应证。

了解：各种牙周手术的方法和临床效果。

案例导入

患者，女，56岁，有高血压史10年，服用硝苯地平5年，刷牙出血2年加重1年，因前牙牙龈球形肥大、增生，影响美观，前来医院就诊。根据医生的建议，患者更换了别的高血压药物。在接受口腔卫生宣教后，改变了刷牙方法，并开始使用牙线、牙签、牙间隙刷进行彻底的口腔清洁。前后分多次复诊进行了洁治、刮治和根面平整术后，前牙牙龈形态仍不佳，患者接受了牙龈切除术和牙龈成形术。术后牙龈外观恢复正常，患者非常满意。术后医生建议患者每隔3～6个月复查1次。

1. 口腔清洁的方法包括哪些？

2. 什么是洁治、刮治和根面平整术？

3. 牙龈切除术和牙龈成形术的适应证和手术方法是什么？

4. 为什么要更换高血压药物？

第一节　牙周软组织的审美

美是整体结构和谐统一的外在表现。前牙区是面部下1/3的重要组成部分，是当今口腔美学修复的关注焦点。前牙区由唇、口角、牙体、牙周等不同组织共同构建出人面部及前牙区的美学外表，其中的任一部分出现问题，都可能会导致整体结构的不协调而影响美观。

健康的牙周组织是体现牙周美观效果的基础和前提，也是获得龈牙美学修复必须提供的基础。健康的牙龈具有独特的表面特征，如正常的颜色、点彩、形状结构、牙龈乳头等。同时，根据美学一般原则，牙龈形态和牙冠形态一样具有左右对称和协调一致的特点。

一、健康牙龈的表面特征

牙龈是指覆盖于牙槽突表面和牙颈部周围的口腔黏膜上皮及其下方的结缔组织，由游离龈、附着龈和龈乳头三部分组成。

Note

（一）游离龈

游离龈又称边缘龈，呈领圈状包绕牙颈部，宽约 1 mm。健康游离龈呈粉红色，菲薄而紧贴牙面。游离龈与牙面之间形成的间隙，称为龈沟。牙完全萌出后，龈沟的底部通常位于釉牙骨质界。临床健康牙龈的龈沟的组织学深度平均为 1.8 mm。临床上常用牙周探针来探查龈沟的深度，称为牙周探诊深度。正常牙周探诊深度不超过 3 mm。

（二）附着龈

附着龈与游离龈相连续，均为角化上皮，因此临床上常将附着龈与游离龈合为角化龈。二者在牙龈表面以一条浅的线性凹陷小沟（游离龈凹痕）为分界线。30%～40%的成年人口腔内存在游离龈凹痕，位置与釉牙骨质界相平，常见于下颌前牙和前磨牙区，并且在唇颊侧牙龈组织中最明显。

附着龈自游离龈沟向根方直至与牙槽黏膜相接。由于附着龈角化程度高，血管较少，由富含胶原纤维的固有层直接紧附于牙槽骨表面的骨膜上，缺乏黏膜下层，因此，附着龈呈粉红色、坚韧、不能移动。少数正常人的附着龈有色素沉着，颜色较深，多见于肤色黝黑者如黑种人。

约 40% 成年人的附着龈表面有橘皮样的点状凹陷，这些点状凹陷称为点彩，在牙龈表面干燥时较明显。点彩的多少因人、因部位而异，唇颊面多于舌面。点彩因年龄而变化，部分儿童 5 岁左右开始出现，到青春期后最多，到了老年，点彩逐渐消失。虽然点彩是功能强化或功能适应性改变的表现，但是也是健康牙龈的特征之一。健康时有点彩的牙龈，在炎症时点彩减少或消失，当牙龈恢复健康时，点彩又重新出现，但是部分牙龈健康的人也可以没有点彩。

附着龈的根方为牙槽黏膜，两者之间有明显的界线，称为膜龈联合。膜龈联合的位置在人的一生中基本是恒定的。牙槽黏膜的上皮无角化，上皮薄，无钉突，其下方的结缔组织疏松且血管丰富，因而牙槽黏膜颜色深红、移动度大。牵动唇、颊，同时观察黏膜的移动度，即可确定膜龈联合的位置，从而测量附着龈的宽度。

附着龈的宽度是另一个重要的临床指标，是指从膜龈联合至正常龈沟底的距离。正常附着龈的宽度因人、因位置而异，范围为 1～9 mm。上前牙唇侧最宽（上颌范围为 3.5～4.5 mm，下颌范围为 3.3～3.9 mm），后牙区较窄。由于颊系带的附着多位于第一前磨牙区，故该区的附着龈最窄（1.8～1.9 mm），在下颌的舌侧，附着龈终止于与舌侧牙槽黏膜的交界处。在上颌的腭侧，附着龈与腭部的角化黏膜相连，无明显界限。

（三）龈乳头

龈乳头又称牙间乳头，呈锥形或者中央有一凹陷，充满相邻牙接触点的根方的楔形间隙中。邻牙表面的外形、相邻牙之间楔形间隙的位置和外形以及牙槽骨间隔的外形决定了龈乳头的形态。若相邻牙颊舌径越小，根间距越近，则牙槽间隔的近远中向的宽度越小，牙间乳头就越小。若接触面越宽，相邻牙楔状间隙越大、牙间乳头近远中牙槽间隔的宽度越宽，牙间乳头近远中向就越宽。前牙区龈乳头较磨牙区龈乳头高。

二、影响美学效果的牙周组织因素

（一）牙龈的颜色

牙周组织的美学关注点主要在牙龈的颜色、形态、质地，有无炎症，是否有牙周袋等方面。

健康牙龈呈粉红色，或与肤色一致；龈缘菲薄紧贴牙面，呈刀削状，无增生肥大，无水肿；龈缘线呈扇贝形波纹连接；附着龈有一定宽度，因部位而不同，但大于 1 mm。牙周探诊龈沟深度小于 3 mm，且无探诊出血（图 8-1）。牙龈炎时，牙龈色鲜红或者暗红，龈乳头水肿圆钝，失去扇贝状，牙龈松软脆弱，探诊后易出血。现在牙体与牙周间常被简称为"红-白关系"，这实际

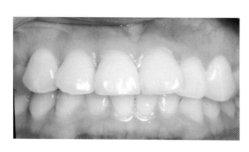

图 8-1 健康牙龈的表面特征

上是不确切甚至是错误的表述。因为从牙周的角度来说，健康的牙龈颜色不是简单的"红"，只有在炎症状况下牙龈才呈现出暗红、鲜红等加重的颜色差异，而健康的牙龈应该是粉红色的，所以用"粉-白关系"来表述更为合理。

肤色较黑的人牙龈一般较易出现黑色或褐色的色素沉着，呈对称分布。烟除了引起牙齿着色外，也会使牙龈出现深灰色或棕黑色的色素沉着。含某些重金属如"铋"的药物进入人体后，在前牙的龈缘可能会出现边缘清晰整齐的宽约 1 mm 的黑色或灰黑色线条，即"铋线"。特别是露龈笑的人群，当牙龈色素沉着明显时，会严重影响美观。

（二）牙龈的厚度

1989 年，Seibert 和 Lindhe 根据牙龈的厚度、角化龈的宽度以及临床牙冠的长宽比例将牙龈（周）生物型分为两种基本类型，即厚平型牙龈和扇薄型牙龈。

厚平型牙龈多出现在正常萌出或萌出不足的情况，牙冠较宽，扇贝状龈缘曲线较平缓。其对应的牙齿形态为方圆形、颈部凸起明显、接触区相对较大，而且靠近根方。因厚平型牙龈的牙龈厚，附着龈相对量大，骨结构较厚，且具有较好的血供，因而能抵抗急性创伤和炎症，利于组织恢复外形，不易退缩，但易形成牙周袋。

薄扇型牙龈多出现在临床冠萌出过多的情况，牙冠较窄，扇贝状龈缘曲线较显著。其对应的牙齿形态为锥形牙冠、颈部凸起不明显、邻面接触区小且靠近牙齿切端。因薄扇型牙龈的牙龈薄，附着龈相对量少，骨结构较薄易出现骨开裂或骨开窗，炎症时常发生快速骨丧失伴随永久不可复的牙龈退缩。薄扇型牙龈在牙周手术后的软、硬组织愈合外形和稳定性较厚平型牙龈难预测。上前牙美学区的牙龈厚度与美学修复和治疗预后息息相关。临床上实施牙周手术均需充分关注这一点。

此外，牙龈的厚度因年龄、性别和部位的不同而有差异。男性牙龈比女性牙龈厚，上颌牙龈比下颌牙龈厚。上颌尖牙和下颌第一前磨牙的牙龈最薄，为 0.7～0.9 mm，易发生牙龈退缩。

（三）龈乳头丰满度和"黑三角"

健康龈乳头充满相邻牙接触点的根方的楔形间隙中。如果牙间楔状隙没有被龈乳头完全充盈，就存在间隙成为开放的楔状隙，即"黑三角"。如果"黑三角"大于 3 mm 将被普遍认为不美观。

前牙区"黑三角"是降低前牙美学修复效果的最主要的因素，也是患者经常诉求的美容问题。

"黑三角"形成的原因是多因素的，主要与牙周疾病、牙周手术、正畸治疗等相关，如正畸排牙时造成的邻牙间隙空间大小的改变、牙周附着丧失造成的牙龈退缩和牙槽嵴顶相对于邻牙接触点的高度的降低、相邻牙牙根之间外展隙形态、邻牙接触点（面）的位置以及三角形的牙冠外形等。其中牙槽嵴顶相对于邻牙接触点的高度的降低会直接导致"黑三角"的形成。有研究显示，当两牙的接触区根方到牙槽嵴顶的距离≤5 mm 时，98％的病例牙间乳头充满邻间隙，不会出现"黑三角"；当两牙的接触点至牙槽嵴顶的距离为 6 mm 时，56％的病例牙间乳头充满邻间隙；当两牙的接触点至牙槽嵴顶的距离＞7 mm 时，大多数病例的牙间乳头消失，出现"黑三角"。

解决"黑三角"问题是多学科面临的临床问题，包括牙周病学、口腔修复学、正畸学及口腔种植学等。迄今为止,仍然没有可预见性的有效的牙周手术方法来增加乳头高度。修复牙间乳头最好的方法是将防止其丧失放在首位。

(四)牙槽嵴丰满度

牙槽嵴丰满度、高度和外形对整体的牙周也有较大影响。当牙槽嵴丰满度不够,骨板薄或牙槽嵴细窄时,即使骨吸收量不显著,也能造成牙槽嵴高度的明显降低。

牙槽骨是牙周组织中代谢和改建最活跃的部分。牙槽嵴外形、高度的改变受局部和全身因素的影响,其中,局部因素包括牙齿咀嚼功能的需要以及牙周炎症的破坏。牙槽骨在失牙后逐渐吸收、消失。如牙齿的位置特别偏向颊侧或舌侧,则该侧的牙槽骨很薄甚至缺失,致使牙根面的一部分直接与骨膜和牙龈结缔组织相连,称为"骨开窗";如牙槽骨呈 V 形缺口直达牙槽嵴顶,则为"骨开裂"。牙周炎症破坏之后和正畸过程中也可发生"骨开窗"和"骨开裂"。

(五)生物学宽度

生物学宽度是一个组织学概念,是指由结合上皮冠方(龈沟底)到牙槽嵴顶之间的距离,其实质是牙槽嵴顶以上的软组织部分。狭义的生物学宽度仅包括结合上皮的 0.97 mm 和结缔组织的 1.07 mm 两部分,共计约 2 mm。但临床上无法肉眼直接判断生物学宽度,为方便起见,也常将龈沟的 0.69 mm 纳入其内,称为牙龈复合体,共计约 3 mm。

生物学宽度的临床意义在于,当修复体的冠边缘刺激到生物学宽度时,早期可能仅出现牙龈的炎症红肿。随着时间的延长,人体组织抵御不了修复体这个无生命的物质,为减轻刺激,发生人体组织的退让,即牙槽骨吸收,牙龈退缩,但临床上的原本修复效果会大打折扣。

(六)牙龈曲线和微笑线

适度的牙龈曲线和微笑线也是前牙区牙周美学的一大影响要素。

1. 牙龈顶点的特点　每个牙的龈缘都呈弧线形,其最根方的点称为牙龈顶点。具有美学协调性的牙龈顶点位置特点为:①近远中方向,以牙长轴为参考线,下颌切牙和上颌侧切牙的牙龈顶点多位于牙长轴上,而上颌中切牙和尖牙的牙龈顶点通常位于牙长轴偏远中位置;②冠根方向,上颌中切牙和尖牙的牙龈顶点处于同一水平,侧切牙的牙龈顶点位于尖牙与中切牙牙龈缘顶点连线(即牙龈平面)冠方 1～2 mm 处,即侧切牙的牙龈顶点位置,与中切牙和尖牙相比,离切缘方向更近。两侧同名牙的牙龈顶点也应在中线两侧呈左右对称分布,并且在同一水平线上。

2. 牙龈曲线的形态特点　上颌中切牙与尖牙的牙龈顶点连线称为牙龈曲线。牙龈曲线应与上颌前牙切缘连线(即切牙平面)、瞳孔连线、口角连线、下唇曲线相平行。如果不平行会影响美学平衡感和协调性。此外,上前牙龈缘曲线还应与唇型动态协调。

因长期服用某些药物可导致牙龈肥大增生,可覆盖部分牙面,并波及附着龈,使临床牙冠明显变短。因为生理性增龄变化或病理性变化,如刷牙不当、不良修复体的刺激可造成牙龈退缩,临床表现为龈缘向根端迁移,部分根面暴露,牙间隙增大,临床牙冠变长。这两种情况都会破坏龈缘曲线的一致性和协调性,造成视觉上的美学障碍,应该进行相应的牙周治疗。

3 微笑线　理想的微笑线位于中笑线和高笑线之间,以完全显露上颌前牙的牙冠,同时尽量减少牙龈暴露为最佳。露龈笑的患者通常具有高微笑线、较短前牙、较宽牙龈组织暴露等特点,从美学角度看是有一定的缺憾的。同时因牙龈的暴露,会使牙龈曲线的不协调和修复体边缘的瑕疵完全暴露,从而影响前牙的美学效果。

对于露龈笑的人群,临床上常常通过牙周手术和修复等方式,改变前牙龈缘连线的位置,进而从视觉上降低微笑线。

Note

（七）牙齿排列

牙齿排列异常是牙龈外观缺陷的重要原因，同时也是决定牙周手术效果的影响因素。龈缘的位置、附着龈的宽度、牙槽嵴丰满度和高度均受牙齿排列的影响。唇倾或唇侧扭转的牙，与邻牙相比，唇侧骨板更薄，唇侧牙龈退缩，牙根暴露。这种牙齿的舌面，牙龈呈球形，并且骨边缘与釉牙骨质界相近。

膜龈手术后，牙龈在根面的附着水平及附着龈的宽度也受牙排列及术中变化的影响。对于需要通过膜龈手术增加附着龈宽度及修复裸露根面的错位牙齿，应该先通过正畸治疗矫正其位置。如果患者不能接受正畸治疗，对于凸出的牙齿也应在避免牙髓损伤的情况下，磨除部分牙体组织，使其位于牙槽骨边界内。如覆盖牙齿的骨板比较薄，对膜龈手术结果会产生负面影响，造成骨吸收的风险。

第二节　常用牙周美容技术

一、牙周基础治疗

牙周病的基础治疗是牙周治疗的第一阶段，目的在于消除牙周疾病的致病因素，从而控制炎症、终止疾病的发展。这一阶段的治疗还称为消除病因的治疗，包括口腔卫生指导、龈上洁治、龈下刮治、根面平整和菌斑滞留因素的去除等。此外，还包括咬合调整以消除咬合创伤、药物治疗、食物嵌塞的治疗、消除不良习惯、戒烟治疗和控制全身疾病等，故牙周基础治疗也称为非手术治疗。

（一）菌斑控制

1. 定义　菌斑控制是指日常清除牙菌斑并防止其在牙面及邻近牙龈表面上的继续形成，是治疗和预防牙周疾病的重要方法，也是保持牙周组织终生健康必不可少的措施。通过菌斑控制，可以减少龈上菌斑，并且能够降低中等深度牙周袋内微生物的总量，大大减少牙周致病菌如牙龈卟啉单胞菌在龈下菌斑中的数量。

牙菌斑是牙周病的始动因子，被去除后还会在牙面不断地重新形成。因此，在牙周治疗中，彻底清除牙面上的菌斑、牙石之后，还必须对患者进行口腔卫生宣教和指导，使患者能持久地进行菌斑自我控制，只有这样才能防止菌斑和牙石的继续形成，防止疾病复发，保持长期的治疗效果。

要强调的是菌斑控制不单纯是某一阶段的治疗任务，它应当贯穿在牙周治疗过程的始终，在治疗后也要终生实施，以保证牙周治疗的顺利进行并保持长期的疗效。

2. 机械法控制菌斑　控制菌斑的方法较多，有机械的方法和化学的方法。但目前仍以机械清除菌斑的效果最为确切。刷牙是自我清除菌斑的主要手段，使用设计合理的牙刷并采用正确的刷牙方法，可以有效地清除菌斑。刷牙的次数不应被过分强调，重要的是方法正确，刷得彻底。20 世纪 80 年代以来，一类利用声波震动技术的电动牙刷在菌斑控制方面与手用牙刷相比显示出其优势。对于一些手的动作不方便或智力障碍的患者以及因病卧床的患者，电动牙刷比手用牙刷更有帮助，牙膏也可增加刷牙效果。一般的方法刷牙后，在牙齿的邻面经常余留菌斑，需要用其他方法来补充，以清除邻面的菌斑，这些方法包括使用牙线、牙签、牙间隙刷等。

3. 化学法控制菌斑　应用有效的化学药物来抑制菌斑的形成或杀灭菌斑中的细菌是控

知识链接 8-1

Note

制菌斑的另一条途径。比较成熟的为氯己定溶液。但它仍然只能作为辅助性措施，因为药物的作用只限于一定的时间和部位，不易到达牙周袋内。

（二）洁治、刮治和根面平整术

洁治、刮治和根面平整术是牙周序列治疗程序中的最初阶段，每一位牙周炎患者都需要经过这个阶段的治疗。后续治疗如咬合调整、牙周手术、缺失牙修复、种植修复以及正畸治疗等都必须在这一阶段治疗的基础上进行。

1. 基本概念

（1）龈上洁治术：用洁治器械除去龈上牙石、菌斑和牙面上沉积的色素，并抛光牙面。在洁治时还应将龈沟内与龈上牙石相连的浅的龈下牙石（龈下2 mm）一并清除。

（2）龈下刮治术：用龈下刮治器械除去附着于牙周袋内根面上的龈下牙石和菌斑。

（3）根面平整术：用龈下刮治器械清除附着和嵌入牙骨质内的牙石，并刮除牙根表面受到毒素污染的病变牙骨质，从而形成光滑、坚硬且清洁的根面，使根面成为具有生物相容性的表面，有利于牙周组织的附着和新生。

这些治疗都是通过使用相应的器械来进行，因此也将这些治疗统称为机械治疗，其主要目的是彻底清除牙面上可引起牙龈炎症的刺激因素，如菌斑、牙石、内毒素等，破坏菌斑生物膜的结构，大大地减少龈下微生物的数目，并改变龈下菌斑的构成，由以革兰阴性厌氧菌为主转变为以革兰阳性菌和兼性厌氧菌为主，形成与健康牙龈一致的菌斑成分。

2. 龈上洁治术 洁治术是牙龈炎的主要治疗方法。洁治术是否彻底，会影响牙龈炎的治疗效果。通过彻底的洁治术，在1～2周内绝大多数菌斑性龈炎可以治愈。洁治术也是牙周炎治疗的最初阶段，是最基本的治疗方法，通过洁治术，使牙龈炎症消退或明显减轻，在此基础上，再进行下刮治等其他治疗。另外，洁治术还是修复牙体和牙列缺损前、正畸治疗前、口腔内手术及放疗前等其他口腔治疗前的必要准备内容之一。

龈上洁治可以使用手用器械或超声器械。手工洁治使用的器械称为洁治器（图8-3），包括镰形洁治器和锄形洁治器。

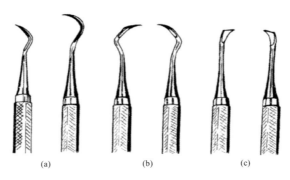

图8-3 洁治器

（a）直角形（用于前牙）和大镰刀形（用于前牙和后牙）；（b）弯镰刀形（左右成对用于后牙）；（c）锄形洁治器

手工洁治的方法如下：用改良握笔法握持洁治器（图8-4），将洁治器工作刃顶端1～2 mm的部分紧贴牙面，以探查的动作达到并放置于牙石的根方，调整洁治器工作面的角度，使之与牙面成70°～90°，以80°左右为宜。去除牙石时，先向牙面施加侧向压力，然后转动前臂-腕部发力，手部通过以支点为中心的转动将力传至器械，将牙石整体向冠方刮除。注意避免层层刮削牙石。完成一次洁治动作后，将器械移动至下一个部位，动作要有连续性，即每一次动作应与上一次动作的部位有所重叠。可以将全口牙分为上、下颌的前牙及上、下颌左侧后牙区、右侧后牙区六个区段，逐区进行洁治。对不同区域的牙齿及不同的牙面，需要选用不同的器械和

Note

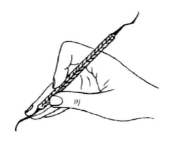

图 8-4　改良握笔法握持洁治器

不同的体位。

在洁治后应进行抛光处理，清除残留在牙面上的色素等细小的不洁物并抛光牙面，使牙面光洁，菌斑牙石不易再堆积。抛光的方法是用橡皮杯安装在换能器（手机）的弯机头上，蘸抛光膏轻加压于牙面上低速旋转，从而抛光牙面。橡皮杯的边缘应略进入龈缘下方，使龈缘处的牙面光洁。

3. 龈下刮治术和根面平整术　在牙周炎患者的洁治术后，必须进行龈下刮治术和根面平整术，形成光滑、坚硬、清洁、具有生物相容性的根面，形成有利于牙周附着性愈合的条件。龈下刮治与根面平整难以截然分开，只是程度不同而已，在临床上往往是在同一过程中完成。

（1）龈下刮治器械：包括通用型刮治器和专用型刮治器。国际上普遍使用的是专用型刮治器——Gracey 刮治器，以设计者 Gracey 命名。

（2）龈下刮治和根面平整的方法：龈下刮治可以使用手用器械或超声器械，根面平整则需用手工操作完成。手工龈下刮治和根面平整的方法要点为：①牙周探针检查根面情况；②正确地选择刮治器械；③改良握笔法握持器械，建立稳固的支点；④匙形刮治器工作端以 0°角进入袋底，以 45°～90°（80°最佳）刮治；⑤侧向加压紧贴根面，转动前臂和腕部发力，刮除牙石，用力方向为水平方向、斜向或者直向冠方（图 8-5）；⑥刮治动作的幅度为器械不超出龈缘，刮除范围连续，有部分重叠，刮治有一定次序，不遗漏；⑦刮除软化的牙骨质层，平整根面，用探针检查根面的光洁度。

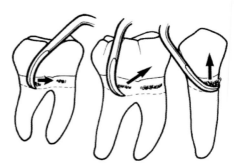

图 8-5　手工龈下刮治的方向
（水平方向、斜向、直向冠方）

4. 超声龈上洁治术和龈下刮治术　使用超声洁牙机来清除龈上和龈下的菌斑、牙石及牙面色素。与手工治疗相比，超声洁治的优点是省力、省时，具有冲洗作用，能产生空穴作用，去除的根面结构较少，易于进入根分叉区；但缺点是操作时手感不如手工刮治，同时会导致喷雾污染。

（三）清除菌斑滞留因素

菌斑、牙石是牙周疾病的重要致病因素，治疗中对这些致病因素的清除，依赖于菌斑控制、洁治术、龈下刮治术和根面平整术。但是，如果导致菌斑滞留的因素未被清除，则菌斑会很快再形成，影响治疗后效果，或者疾病很快复发。因此，清除菌斑滞留因素是基础治疗中的一项重要内容。充填体悬突等不良修复体、龋洞、食物嵌塞、咬合创伤的调整等这些菌斑滞留因素都应被清除。

临床上常见牙齿邻面的充填体悬突，在悬突根方形成菌斑滞留区，相应部位常有深牙周袋及牙槽骨吸收，对这些部位的治疗，必须包括充填体悬突的清除。一般选用金刚砂钻，先放在充填体悬突的根方，踏动开关的同时将金刚钻向冠方提拉，从而将充填体悬突磨除。在磨除悬突时要注意不要磨除牙体组织，并注意修整充填体的外形。临床上还常可见其他部位的充填体悬突，如治疗楔状缺损的光敏树脂充填物的根方边缘悬突等，可用金刚砂钻磨除悬突部分，并修整充填体外形。充填体悬突去除后，菌斑失去了滞留区，易于被清除，加之形成了有利于自洁的牙齿外形，更有利于菌斑控制。

龋洞、食物嵌塞、不良修复体等都是菌斑滞留的因素,如果存在,就应进行相应的治疗。如:充填龋洞,必要时进行牙髓治疗;通过调𬌗或修复的方法解决食物嵌塞问题;对不良修复体进行修改,或重新制作一个边缘和外形恰当的修复体。

最后需特别注意的是,随着牙周基础治疗后牙龈炎症的消退,可能会出现牙龈退缩、牙缝增大、"黑三角"和根面敏感,应提前将这些可能出现的现象告知患者,以免引起患者对牙周治疗效果的误解。

二、翻瓣术

在经过牙周基础治疗后,如果还有深牙周袋存在并且伴有炎症,用非手术治疗难以解决这些问题时,需要采用手术方法来治疗。应用最广泛的牙周手术是翻瓣术,翻瓣术是采用不同的手术切口使牙龈与下方的组织分离,形成牙龈组织瓣,暴露病变区的根面和牙槽骨,提供清创的入路和可视性,在刮除病变组织和菌斑、牙石后,将牙龈瓣复位在合适的位置上并缝合,达到消除牙周袋或使牙周袋变浅的目的。翻瓣术是最基本的牙周手术方法,是其他牙周手术的基础。

根据手术的目的及患者条件的不同,临床上的具体手术设计也会有所不同。主要的翻瓣术有下列几种:改良 Widman 翻瓣术、嵴顶原位复位瓣术、根向复位瓣术、远中楔形瓣术以及适于牙周骨的手术和适于组织再生治疗的翻瓣术。尽管这些翻瓣术的具体目的不完全相同,具体的手术设计有所差异,但手术的基本方法是一致的。下面介绍翻瓣术中最基本的一些概念和方法。

(一)牙周翻瓣术的原则

翻瓣术的主要处理对象是牙周袋,通过以下三个方面来达到治疗目的:①扩大根面清创的入路,在直视下刮净根面上的牙石,彻底清除感染的肉芽组织并进行根面平整,清除含有内毒素的表层牙骨质,然后复位、缝合;②通过手术切除部分袋壁,从而消除牙周袋或减少牙周袋深度;③通过手术暴露病变的牙槽骨,以便进行修整和再生性处理。

(二)翻瓣术的适应证

翻瓣术的适应证主要分为以下几种:①经基础治疗后仍有 5 mm 以上的深牙周袋或有复杂性牙周袋,牙周袋壁有炎症,牙周探诊出血;②袋底超过膜龈联合的深牙周袋,不宜采用牙龈切除术;③牙槽骨缺损需作骨修整或进行植骨、牙周组织再生性治疗;④根分叉病变伴深牙周袋或牙周-牙髓联合病变,采用翻瓣术,可在直视下进行根面平整,暴露根分叉或截除某一个患根,从而达到治疗根分叉病变的目的;⑤范围广泛的显著肥大增生的牙龈,单纯牙龈切除术会形成过大的创面,此时可采用翻瓣术或者翻瓣术与牙龈切除术联合应用。

(三)翻瓣术的切口设计

翻瓣术的切口分为水平切口和纵行切口(或称垂直切口)。具体手术中的切口应根据手术目的、需要暴露牙面及骨面的程度、瓣复位的位置等因素来设计,还要考虑到保证龈瓣的良好血液供应等。

1. 水平切口 翻瓣术的水平切口是指沿龈缘附近所做的近远中方向的切口,使牙龈与牙根面分离,形成龈瓣。水平切口一般包括术区患牙并向近中和远中各延伸 1~2 个健康牙位。水平切口包括以下三个步骤(图 8-6)。

(1) 内斜切口是从近龈缘处切入,刀尖指向根尖方向,切至牙槽嵴顶或其附近,将牙周袋内壁切除,形成创面朝向根面的龈瓣。有别于牙龈切除术的外斜切口,内斜切口是翻瓣术中首先进行的切口,它是翻瓣术的基础,是翻瓣术最关键的切口。

内斜切口要达到三个目的:①将牙周袋内壁的上皮和炎症组织切除,同时也切除了部分袋

Note

壁,使牙周袋变浅;②保留相对完好的角化牙龈;③形成边缘较薄的龈瓣,从而易于贴附牙面和骨面,愈合后形成良好的牙龈外形。这也是内斜切口的三个优点。因此,内斜切口既可消除病变,又能在术后保留良好的牙龈外形,不会造成大量的牙龈退缩和根面暴露。

(2)沟内切口:完成第一切口后,需保留的龈瓣组织与根面和骨面分离后,需切除的袋内壁部分仍包绕着牙齿,有人将其称为领圈组织。这部分组织主要是牙周袋软组织壁的感染炎症中心部位,包括袋内壁上皮和炎性肉芽组织,结合上皮以及袋底与牙槽骨嵴顶之间的肉芽组织,可将刀片从袋底切至牙槽嵴顶或其附近,围绕牙齿的一周均做此切口,从而将袋内壁组织彻底清除,该切口称为第二切口。

(3)牙间切口又称为第三切口。在内斜切口和沟内切口之后,用骨膜剥离子将牙龈骨膜瓣从骨面略做分离,暴露内斜切口的最根方,然后刀片与牙面垂直,在骨嵴顶的冠方水平地切断袋内壁组织与骨嵴顶的连接。此切口除了在颊、舌面进行外,重点是在相邻牙齿之间的邻面进行,刀片伸入邻间隙,从颊舌方向将欲清除的组织与骨嵴顶彻底断离。最后进行龈瓣原位复位。

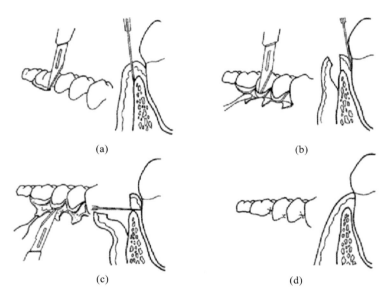

图 8-6 翻瓣术水平切口的步骤
(a)第一切口:内斜切口;(b)第二切口:沟内切口;(c)第三切口:牙间切口;(d)龈瓣原位复位

2. 纵行切口 翻瓣术的纵行切口是为了减小组织张力,松弛龈瓣,更好地暴露术区,水平切口的近中、远中端所做的纵行切口,从龈缘开始,经过附着龈,越过膜龈联合,直达牙槽黏膜或直达颊侧移行沟处,也称垂直切口。

纵行切口应在术区近、远中侧较健康的牙龈组织上,位于牙的颊面轴角处切入,一般将龈乳头包括在内,以利于术后缝合,切忌切口位于龈乳头中央或颊面中央处,否则会影响术后愈合及外观。在近、远中侧均做纵行切口时,应使龈瓣的基底部略大于龈缘处,呈梯形,以保证龈瓣的血液供应。注意尽量避免在舌、腭侧做纵行切口,以免伤及血管、神经。

3. 保留龈乳头切口 在龈乳头的近远中径较宽时,做水平切口,将整个龈乳头保留在某一侧(唇颊或舌腭侧)的龈瓣上,而不是将其分为颊、舌两部分,这种切口称为保留龈乳头切口。优点是能严密覆盖邻面植骨处,避免植入物脱落或感染,还能减少术后龈乳头的退缩,避免"黑三角"的出现,有利于美观。

(四)龈瓣的种类

龈瓣的种类包括全厚瓣和半厚瓣两种。

1. 全厚瓣 指翻起的软组织瓣包括牙龈组织全层及下方的骨膜，可以使骨面暴露。全厚瓣适用于大多数的翻瓣术。在手术操作中，完成手术切口后，用骨膜分离器进行钝性分离，沿牙槽骨将骨膜连同龈瓣一同翻起，使术区的根面和骨面暴露。

2. 半厚瓣 指翻起的龈瓣只包括表面的牙龈上皮及下方的一部分结缔组织，而深部的结缔组织连同其下方的骨膜仍覆盖于牙槽骨上，牙槽骨并不暴露。在一些膜龈手术中，或在牙槽骨板很薄或有"骨开窗"等情况下，为了保护牙槽骨避免因骨暴露而导致的吸收，需要设计为半厚瓣。做切口时，切口深度仅达结缔组织层即可，不要切透骨膜达骨面，然后用锐利的 11 号或 15 号刀片将龈瓣与下方的结缔组织和骨膜钝性分离。半厚瓣的方法需要一定的技巧，只适用于牙龈较厚处。

（五）龈瓣的复位

在龈瓣复位之前，必须先彻底除去致病因子，清创，彻底刮除病变区内的肉芽组织，并仔细检查根面，在直视下刮净牙根表面的牙石，进行根面平整术，刮除含有内毒素的表层牙骨质，然后复位、缝合。在龈瓣复位前，还可对龈瓣进行必要的修剪，用小弯剪刀清除龈瓣内侧面残留的肉芽组织和上皮，并适当修剪龈瓣外形，使之与骨的外形相适应，并能覆盖骨面，颊、舌侧龈瓣在邻面能对接。修剪完毕后，用生理盐水冲洗创口并仔细检查，确认无残留牙石及肉芽组织后，按设计的方式将龈瓣复位。

术后龈瓣的复位有多种不同的类型，可复位在不同的水平位置上。复位类型的选择取决于手术的目的，分为原位复位、根向复位，有时需将龈瓣做冠向复位或侧向复位等（图 8-7）。

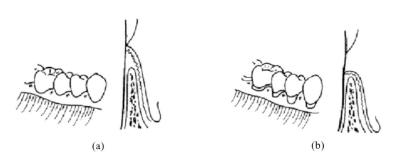

(a)　　　　　　　　　　　(b)

图 8-7　龈瓣复位的不同水平

（a）龈瓣复位于原来水平，常用于前牙；（b）龈瓣复位于牙槽嵴顶处，以消除牙周袋

（六）龈瓣的缝合

对龈瓣的缝合一般使用弯针，缝合全厚瓣时通常使用三角针，缝合半厚瓣时常使用细的圆针。一般使用 4-0 缝线。方法有多种，如牙间间断缝合、悬吊缝合、褥式缝合、锚式缝合等。

缝合完毕后，应仔细检查，观察龈瓣是否密贴骨面，龈缘有无卷曲，骨面是否被完全覆盖，张力是否适中等。如果发现牙龈发白，表示张力过大，应予以改正。在轻压龈瓣片刻后，检查创口有无渗血。在放置牙周塞治剂之前，用湿纱布在表面轻压 2～3 分钟，由根方压向冠方，挤压出多余的血液及空气，使瓣与骨面、牙面紧贴，其间仅有一薄层血块，从而避免术后形成无效腔和感染，有利于术后愈合。然后放置牙周塞治剂。

（七）术后护理

翻瓣术后的护理同样要遵循防止出血、减轻组织水肿、控制菌斑、防止感染、促进组织愈合的原则。术后 24 小时内手术相应部位的面部尽量冷敷，不剧烈运动；手术当天可刷牙，但不刷手术区；局部使用 0.12% 或 0.2% 氯己定溶液含漱；可预防性口服抗生素 4～5 天。术后一周复诊，除去塞治剂并拆线，如为植骨术或牙周组织再生术，可 10～14 天后再拆线。

愈合过程需要至少 6 周时间，因此，术后 6 周内不要探诊牙周袋。

（八）翻瓣术后的临床效果

1. 牙龈退缩　手术中牙周袋壁被切除或龈瓣被根向复位、术后牙龈组织的炎症水肿消退，这些都会使龈缘位置向根方移位，牙根面暴露，造成牙龈退缩。

2. 临床探诊深度减少　翻瓣术后大多数病例会呈现临床探诊深度减少，其原因又有多种，常见的原因有：①牙龈退缩；②结合上皮愈合；③再生性愈合；④炎症消退使探诊的阻力加大。

3. 临床附着水平的变化　在翻瓣术后临床探诊检查时，很多患者与治疗前相比有临床附着获得，在术前深牙周袋的部位临床附着获得更多。而有些患者在术前探诊深度浅（1～3 mm）的部位，由于手术后牙槽骨会有少量的吸收，手术常造成临床附着水平的少许丧失。

4. 牙槽骨的变化　有些角形骨原来的垂直性骨吸收处有新骨形成，表现为牙槽骨嵴顶高度略有降低，但骨袋变浅或变窄。

（九）翻瓣术分类

1. 改良 Widman 翻瓣术　改良 Widman 翻瓣术是目前最常用的牙周手术方法。不做骨修整，龈瓣也复位至原来的位置上，尽量将邻面牙间骨覆盖，不使骨质暴露。目的不在于完全消除牙周袋，而是使牙周袋变浅，使疾病得到控制。

（1）适应证：经基础治疗后前牙和后牙仍有中等深度或深牙周袋，牙周探诊后有出血，但不需做骨成形者。

（2）手术方法：①内斜切口位置尽量靠近龈缘，主要切除袋内壁上皮及炎症组织；②翻瓣仅达牙槽嵴顶处，一般不做骨修整；③龈瓣复位后将骨面完全覆盖，以减少骨吸收；④龈瓣复位在原来水平，愈合后牙龈退缩少。

2. 嵴顶原位复位瓣术　嵴顶原位复位瓣术的目的是消除牙周袋。与改良 Widman 翻瓣术不同，嵴顶原位复位瓣术在手术中要切除大部分牙周袋的软组织袋壁，它与牙龈切除术的不同之处是采用内斜切口，在牙周袋的根部分仅切除牙周袋的内壁，保留部分外侧壁。

（1）适应证：①后牙中等深度及深牙周袋的消除。②需修整骨缺损者。③适用于因根分叉病变而需暴露根分叉者，但上述三种情况下均必须有足够的附着龈宽度，才能避免手术切除袋壁时将附着龈全部切除。④腭侧牙周袋的消除。

（2）手术方法：①内斜切口从接近袋底和牙槽嵴顶略冠方处切入；②切除一部分袋壁牙龈，降低龈瓣高度，并削薄龈瓣；③龈瓣复位于刚刚覆盖牙槽嵴顶的水平上；④愈合后牙周袋消失或变浅，但牙根暴露较多。

3. 根向复位瓣术　1962 年 Friedman 定义根向复位瓣术，并强调在这种手术中，龈瓣根向复位时，不仅是牙龈根向移位，而是将牙龈和牙槽黏膜在内的软组织复合体整体复位至根向的位置。

（1）适应证：①适用于牙周袋底超过膜龈联合者；②适用于因根分叉病变需暴露根分叉而角化龈过窄者。根向复位瓣术可应用于上、下颌的颊侧和下颌的舌侧。上颌腭侧没有可移动的牙槽黏膜，无法进行根向复位，因此不适用此种手术。

（2）手术方法：①内斜切口距龈缘不超过 1 mm，尽量保留牙龈组织；②需做纵行切口，切口超过膜龈联合处达移行沟处，以便于瓣的根向复位；③龈瓣根向复位于刚刚覆盖牙槽嵴顶处；④纵行切口做错位缝合，选用悬吊缝合将龈瓣悬吊并固定在所期望的位置上；⑤选用牙周塞治剂协助固位，防止龈瓣冠向移位。

4. 远中楔形瓣切除术　上、下颌末端的磨牙远中常有垂直性骨吸收及窄而深的牙周袋，病损常与磨牙后垫相连，组织较松软，形成不规则的突起，为了消除牙周袋和过度增生的龈组织，并进行骨外形的修整，需采用远中楔形瓣切除术。这种手术在治疗最后一个磨牙远中的深牙周袋或治疗邻近缺牙隙的牙周袋时,尤其伴有骨下袋时,可消除过厚的软组织,保存足够的角化龈,易于进行骨修整,还能获得对骨组织的完全覆盖。如果病变区的颊、舌侧有一些附着龈,则效果较好。

手术方法:①在牙齿的颊、舌面按常规方法做内斜切口,两切口到达磨牙近中后再向远中延伸,汇合形成楔形切口,形成三角形瓣或者矩形瓣;②软组织瓣与下方骨组织分离,整块切除,直达骨面;③远中的垂直骨吸收常宽而深,必须对骨外形进行修整;④对颊、舌侧瓣进行修剪、削薄,对位后常采用锚式缝合;⑤选用牙周塞治剂协助固位,避免将保护剂压入创口内(图 8-8)。

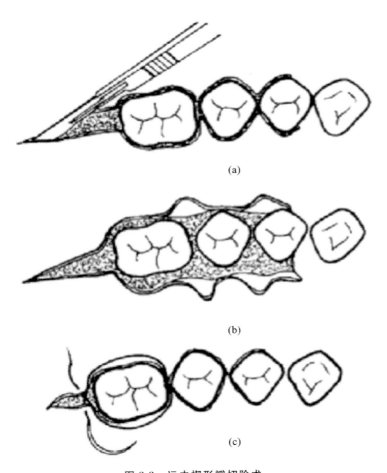

(a)

(b)

(c)

图 8-8 远中楔形瓣切除术
(a)在最后一个磨牙的远中做楔形切口;(b)切除楔形组织并削薄龈瓣;
(c)将龈瓣复位于骨嵴顶处,用锚式缝合将远中瓣缝合

三、牙龈切除术和牙龈成形术

牙龈切除术是用手术方法切除增生肥大的牙龈组织或后牙某些部位的中等深度的牙周袋,重建牙龈的生理外形及正常的龈沟。牙龈成形术与牙龈切除术相似,只是其目的较为单一,是用手术方法修整牙龈形态,重建牙龈正常的生理外形。在临床实施过程中,常合并使用牙龈切除术和牙龈成形术,无法将它们彻底区分开。

(一)适应证及禁忌证

1. 牙龈肥大增生性病变 包括牙龈纤维性增生、药物性增生等,经基础治疗后牙龈仍肥大、增生,形态不佳,不利于清洁和菌斑控制;或有假性牙周袋,袋内有残留的牙石和菌斑,不利于疾病的控制,需采用手术方法,重建正常的牙龈外形。

2. 中等深度的骨上袋　后牙区牙周袋底不超过膜龈联合,有足够附着龈宽度者,可采用牙龈切除术切除袋壁,消除牙周袋或使牙周袋变浅。因术后会使牙根部分暴露,故在前牙区的牙周袋,不宜采用牙龈切除术。

3. 牙龈瘤及妨碍进食的妊娠瘤　牙龈瘤并非真性肿瘤,可采用牙龈切除术将其切除。妊娠瘤也并非真正的肿瘤,一般待分娩后再进行彻底治疗。如果严重妨碍了进食或出血较多,可采用牙龈切除术将其切除。要注意选择在妊娠的第 4～6 个月期间进行手术。

4. 其他　如垂直阻生牙颌面上的龈片。

（二）手术方法

1. 术前准备　遵循牙周手术的基本原则,确认患者没有妨碍手术或影响手术愈合的全身疾病及情况(体温、血压、血液化验等)。

（1）局部麻醉:采用传导阻滞麻醉和局部浸润麻醉,保证无痛操作,局部浸润麻醉时使用含肾上腺素的麻醉剂,可达到减少术中出血的目的。但需注意,不要将麻药直接注射入需手术切除的病变牙龈组织内,以避免牙龈肿大变形而影响手术切除时的准确性。

（2）消毒:术前让患者用 0.12％氯己定溶液含漱 1 分钟,以起到清洁口腔的作用,口腔周围皮肤消毒,铺巾。

2. 手术切口位置的标定　先标定出龈沟底或牙周袋底位置,再确定切口位置。龈沟底或牙周袋底位置的标定,有探针法和印记镊法两种。探针法是用牙周探针探查龈袋的深度,在牙龈表面相当于袋底处用探针刺入牙龈,形成出血点,作为印记(图 8-9)。印记镊法是使用专门的印记镊,将印记镊的直喙(无钩的一端)插入袋内并达袋底,弯喙(有钩的一端)对准牙龈表面,夹紧镊子,使两喙并拢,弯喙刺破牙龈形成一个出血点,作为标记点(图 8-10),在术区每个牙的近中、中央、远中处的唇(或舌)侧牙龈上分别做标记点,各点连线就是龈沟底或袋底位置,切口位置位于这一连线的根方 1～2 mm 处。

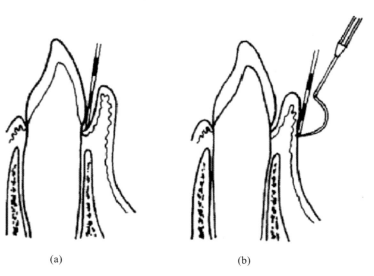

(a) (b)

图 8-9　牙龈切除术的定点:探针法
(a)用探针测量袋深;(b)在牙龈表面测量,在相当于袋底处用探针刺入牙龈,标记袋底位置

3. 切口　使用 15 号刀片或斧形龈刀,在已定好的切口位置上切入牙龈,切入时,刀刃斜向冠方,与牙长轴成 45°,直达袋底与牙槽骨嵴顶之间的根面上(图 8-10),切除牙龈时要注意使术区的龈缘形成扇贝状外形。切口完成后,还要用 11 号尖刀或柳叶刀,在邻面牙间处沿切口处切入,并分别切向近中和远中牙面,将牙龈乳头切断。由于所采用的切口切入时斜向冠

方,形成的创面暴露在外,因此这种切口被称为外斜切口,也被称为冠向切口。

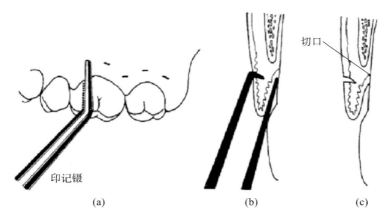

图 8-10 牙龈切除术的定点:印记镊法

(a)用印记镊将袋底定位;(b)侧面观:印记镊平直端伸至袋底,带钩的一端从牙龈表面刺入;(c)从定点的根方 1～2 mm 处作切口,与牙面成 45°外斜

外斜切口是牙龈切除术中患者希望去除牙龈色素,使牙龈组织粉红时最常选择的切口方式。对于牙龈色素沉着明显的患者,作外斜切口时须考虑左右对称,且使牙龈切除术范围扩展至两侧前磨牙区,以避免前牙美学区龈色不协调。此外,一年后色素可能慢慢重新沉着,也可能不再改变。

做切口时应注意切入的位置和角度,避免暴露牙槽骨。切入的角度可以根据牙龈的厚薄适当调整,如牙龈较厚,可减小切入的角度,适当削薄牙龈。此外,还应一次切到牙面,切忌反复切割,以免损伤组织而使龈缘呈锯齿状,并要避免残留牙龈组织,否则不利于组织愈合。切口可以是连续切口,也可逐个牙分别间断地切除牙龈,但此时要注意相邻牙龈切口的连接及牙龈外形的连续。

4. 清创 用龈上洁治器刮除切下的边缘龈组织和邻面牙间龈组织,然后彻底刮净残留在牙面上的牙石以及病理性肉芽组织。

5. 修整牙龈,重建牙龈生理外形 用小弯剪刀或龈刀,修剪创面边缘及不平整的牙龈表面,使牙龈外形与牙面成 45°,并逐渐形成边缘变薄、龈缘为贝壳状的正常生理外形。用生理盐水冲洗创面,并用生理盐水浸湿的纱布压迫止血,然后仔细检查创面,如有导致出血的残留炎症肉芽组织,应将其彻底清除。

6. 外敷牙周塞治剂 完全止血后,在创口表面放置牙周塞治剂。

7. 术后处理 给 0.12%氯己定溶液含漱剂,每天 2 次,每次 15 mL 含漱 1 分钟。24 小时内手术区不刷牙,可进软食。一般不用抗菌药物。5～7 天后复诊,除去牙周塞治剂。若创面较大,尚未愈合,可再放置牙周塞治剂 1 周。

在牙龈切除的方法中,除外科手术外,还可使用高频电刀。

（三）术后愈合

在临床上,约在术后 2 周时牙龈外观正常,有正常的龈沟建立,但此时组织尚未完全愈合。上皮的角化和组织学上的完全愈合则需 4～5 周,且愈合时间的长短受手术创面大小、局部刺激因素及感染等因素的影响。通过手术切龈后,临床牙冠变长。

四、牙冠延长术

（一）定义

牙冠延长术是通过手术的方法降低龈缘位置、去除相应的牙槽骨以暴露健康的牙齿结构,

知识链接 8-3

Note

使过短的临床牙冠加长,重新在根方更低的位置重建生物学宽度,从而利于牙齿的修复或解决美观问题。

当对牙齿进行修复时,修复体边缘距牙槽嵴的距离必须大于生物学宽度的距离,才能保证牙周组织的健康。如果修复体边缘侵犯了生物宽度,就会出现牙龈红肿等炎症表现及牙槽骨吸收。因此,不论是为了解决美观问题还是为了解决修复问题而施行牙冠延长术时,都要充分考虑到生物学宽度。

(二) 适应证

(1)因牙齿折裂、龋坏等原因形成的残根边缘达龈下,影响牙体预备、取印模及修复。

(2)龋坏达龈下、根管侧穿或牙根外吸收在牙颈 1/3 处,而该牙尚有保留价值者,需将其暴露出来,以利治疗。

(3)破坏了生物学宽度的修复体,需手术重建生物学宽度,并暴露出一定的牙齿结构,以重新修复。

(4)临床冠过短,修复体难以固位,或无法粘贴正畸装置者。通过牙冠延长术可使临床冠延长,解决修复体的固位问题。前述的几种适应证中,患牙牙根都需有一定的长度,在手术切除部分牙槽骨后,仍能保证足够的牙周支持。

(5)因牙齿被动萌出不足或牙龈过长而引起的露龈笑,需改善美观者,可通过牙冠延长术得以解决。

(三) 禁忌证

(1)牙根过短,冠根比失调者。

(2)牙齿折断达龈下过多,未暴露牙齿断缘而做骨切除术后,剩余的牙槽骨高度不足以支持牙齿行使功能者;或患牙在术后的长期预后不佳,而手术会导致剩余牙槽骨不足以支持牙齿行使功能者。

(3)为暴露牙齿断缘需切除的牙槽骨过多,从而导致与邻牙不协调或明显损害邻牙者。

(4)全身情况不宜手术者。

(四) 手术方法

在术前同样要消除牙龈炎症,进行口腔卫生指导,使患者能较好地控制菌斑。术前准备、术中和术后护理都应遵循牙周手术治疗原则。

1. 切口 在进行手术切口之前先探明牙断端的位置及范围,前牙还应考虑术后龈缘的位置要与邻牙相协调,然后确定预期的术后龈缘的位置,根据术后龈缘的新位置而确定内斜切口的位置,即位于未来的龈缘处。若附着龈宽度不足,则需采用根向复位瓣术。

前牙美容性牙冠延长术是为了解决露龈笑问题,此时切口位置应遵循牙龈的生理外形,牙龈曲线应与上唇的笑线一致。

2. 翻瓣及刮治 沿切口翻开全厚瓣,除去残留的领圈牙龈组织,并刮除肉芽组织,暴露根面或牙根断面。

3. 观察骨嵴的位置 观察骨嵴顶的位置,测量骨嵴顶与牙断缘的距离,如为前牙美容手术,则测量骨嵴顶到釉牙骨质界的距离,以及中切牙、侧切牙、尖牙的协调关系,以判断是否需要进行骨切除。

4. 骨切除及骨修整 如果骨嵴顶距牙断缘的距离小于 3 mm,则需切除部分支持骨,行牙冠延长术,一般骨嵴顶需降至牙断缘根方至少 3 mm 处,使骨嵴顶的位置满足术后生物学宽度的需要,在骨修整时,需注意使骨嵴高度与其他部位及邻牙的骨嵴逐渐移行,这样才能在术后获得良好的牙龈外形(图 8-11)。若为改善露龈笑的美容手术,骨嵴顶应在釉牙骨质界下方 2 mm,使得术后牙龈缘位于釉牙骨质界的冠方 1 mm。若是特殊情况需暴露更多的临床牙冠,也可进一步降低骨嵴位置,但这类患者在术后必须进行全冠修复,以达到美观目的。另外,还应注意中线两侧牙齿的龈缘位置要左右对称。如果是薄生物型的患者,术后发生骨吸收和进一步龈退缩的可能性大,对这类患者去骨时要保守一些,留有余地。

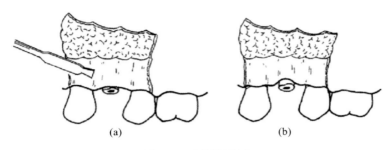

图 8-11 牙冠延长术

(a)翻瓣后露出牙断缘与骨嵴顶的关系;(b)修整骨嵴顶,使其在牙断缘根方至少 3 mm,并与其他部位和邻牙的骨逐渐移行

5. 根面平整 对暴露的根面进行彻底的根面平整,去除根面上残余的牙周膜纤维,防止术后形成再附着。

6. 龈瓣的修剪、复位及缝合 将龈瓣复位后观察其位置、外形和厚度,必要时做适当地修剪,龈瓣的厚度一定要适宜,过厚会影响术后牙龈缘的外形,过薄则可能会出现牙龈退缩。一般采用牙间间断缝合。如果角化龈过窄,则可将龈瓣做根向复位,采用悬吊缝合。

7. 放置牙周塞治剂 对术区进行冲洗,压迫止血后,观察龈缘的位置及牙齿暴露情况,然后放置牙周塞治剂。

8. 术后护理 与翻瓣术相同。

（五）术后的修复治疗

牙冠延长术后修复体的制作,应该待组织充分愈合、重建后再开始,不宜过早。一般在术后 6 周组织愈合,龈缘位置基本稳定,在术后 6 周至 6 个月期间,仍可有<1 mm 的变化(牙龈继续退缩或冠向移动)。因此永久修复体最好在术后 6 周以后再开始,涉及美容的修复应至少在术后 2 个月后开始。如果过早修复,往往会导致在组织充分愈合后修复体边缘的暴露。如为薄生物型患者,永久修复时间还应延长。

本章节所讲解的牙冠延长术,直接利用手术的方法行骨修整和牙龈外形修整,暴露出临床冠修复的足够高度,重新在根方更低的位置重建生物学宽度;该技术的优点在于治疗时间短,可根据修复需要直接设计牙体、牙周组织的相互位置关系,缺点是有根周骨量的一定丧失,且必须靠手术来完成,有一定创伤。还有一种方法是正畸牵引技术,逐渐将牙冠和牙根向冠方迁移,使得在生物学宽度重建和稳定的基础上,临床冠修复高度也得以保证;该技术的优点在于可有效保存根周骨量和牙龈角化组织,后期可能不需牙周手术或仅需简单微创手术即能达到要求,缺点是治疗周期较长。

五、膜龈手术

1957 年,Friedman 最初提出的膜龈手术的概念,并定义为"用于纠正牙龈与口腔黏膜之间的关系的手术"。然而,现在膜龈手术通常用于描述涉及牙龈和牙槽黏膜的所有手术,包括用于保存牙龈、纠正异常系带或肌肉的附着、增加前庭深度等的手术。

（一）手术目的

1. 增加附着龈的宽度,以支持龈缘 一般认为较宽的附着龈有保护作用,并有利于口腔卫生措施和菌斑控制。附着龈过窄时易受附近牙槽黏膜及肌肉的牵拉而使龈缘与牙面分离,附着龈过窄还常伴有前庭过浅,有碍口腔卫生的保持和可摘义齿的佩戴,因此需要通过手术增宽附着龈或加深前庭沟。一般采用游离龈移植术来解决这类问题。

2. 覆盖裸露的根面,解决局限性牙龈退缩问题 用龈瓣或游离的牙龈组织覆盖因牙龈退缩所造成的个别牙的裸露根面,从而解决由龈退缩导致附着丧失和角化龈变窄的根面敏感和美学问题。

Miller 于 1985 年将牙龈退缩牙根暴露病变进行了分度(图 8-12)。

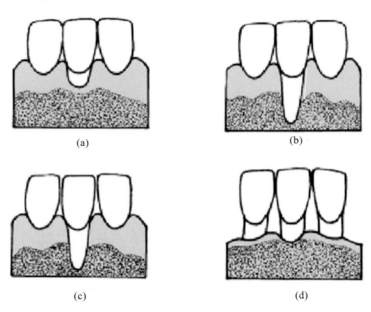

(a)   (b)

(c)   (d)

图 8-12 牙龈退缩程度的分类(Miller,1985)
(a)Ⅰ度;(b)Ⅱ度;(c)Ⅲ度;(d)Ⅳ度

Ⅰ度:牙龈退缩不超过膜龈联合,邻面无牙槽骨及牙龈乳头的丧失。

Ⅱ度:牙龈退缩超过膜龈联合,邻面无牙槽骨及牙龈乳头的丧失。

Ⅲ度:牙龈退缩达到或者超过膜龈联合,邻面有牙槽骨及牙龈乳头的丧失,牙槽骨位于釉牙骨质界的根方,但是仍位于唇侧退缩牙龈的冠方。

Ⅳ度:牙龈退缩超过膜龈联合,邻面骨丧失已经达到唇侧退缩牙龈的水平。

对于Ⅰ度和Ⅱ度龈退缩,可采用引导性组织再生术、侧向转位瓣术或上皮下结缔组织移植术来治疗,Ⅰ度龈退缩有时也可以采用冠向复位瓣术治疗,如达到预期的效果,可获得根面的完全覆盖;对Ⅲ度龈退缩,根面可获得部分覆盖;Ⅳ度龈退缩则不是适应证。

3. 解决系带附着异常问题 用系带成形术来矫正不良的系带或肌肉的附着异常问题。

（二）游离龈自体移植术

从患者口腔内获取健康的带有角化上皮的游离龈组织,移植到附着龈过窄的患区,从而使附着龈加宽、前庭沟加深,这种手术称为游离龈自体移植术。以前曾用此手术治疗局限性牙龈退缩,覆盖裸露的根面,但效果较差。而用于附着龈的增宽简单易行,具有良好的预后效果。

1. 适应证

（1）附着龈过窄或无附着龈,同时伴有下列情况者:①牙槽黏膜及肌肉的牵拉使龈缘与牙面分离;②个别牙唇侧龈退缩,退缩的根方无附着龈或附着龈过窄;③固定修复体的边缘欲放在龈下,但边缘龈组织无附着龈或附着龈过窄;④前庭过浅,妨碍活动义齿的佩戴和口腔卫生的保持;⑤增加无牙颌区的牙龈组织量。

（2）牙龈过薄,预计正畸治疗后(尤其是扩弓治疗)可能导致骨开裂和牙龈退缩,通过手术增加覆盖牙龈的厚度以降低牙龈退缩的风险。

2. 手术方法

（1）麻醉：用传导阻滞麻醉或术区周围组织浸润麻醉，注意勿将麻药注入即将接受移植组织的区域，否则会使组织外形产生变化，不利于精确的手术；另外，麻药内含有的肾上腺素会使局部血管收缩，从而导致局部血供缺乏，不利于移植组织的存活。

（2）受区准备：沿膜龈联合做水平切口，不要切透骨膜，用钝性分离法，沿切口向根方将牙龈做半厚瓣，保留骨膜和部分结缔组织在骨面上。将半厚瓣推向根方，将瓣的边缘缝合固定于根方的骨膜上，形成一个受区的创面。测量受区创面的大小，用浸有生理盐水的纱布覆盖保护创面。

（3）从供区取游离龈组织：一般选择上颌前磨牙或者尖牙至第一磨牙腭侧的区域作为供区，在距龈缘 2～3 mm 处，用 15 号刀片做浅切口，切口的长短根据测量的创面大小而定。沿切口用锐剥离法切取游离龈组织，切取的组织厚度以 1.0～1.5 mm 为宜，大致相当于 15 号手术刀片刀刃的厚度，避免过薄或过厚。包括角化上皮及其下方少许结缔组织。

（4）游离龈组织的移植与缝合：先清理受区的血凝块，形成新鲜创面后，将游离龈组织与受区的创面紧贴，注意避免边缘卷曲，然后缝合固定。将游离龈组织的两角缝于受区冠端的骨膜上，只缝两针，使其固位即可，而根方不必缝合，使其呈"垂帘"状。然后用湿纱布轻压移植组织 1～2 分钟使组织紧贴。术区表面放置无菌处理过的锡箔和牙周塞治剂。注意避免游离龈组织与受区的创面之间遗留无效腔。供区创面可放碘伏纱布或无菌锡箔，然后放置牙周塞治剂。

（5）术后护理：告知患者在术后 3 天内应避免术区部位唇（颊）部的剧烈活动，以防移植组织的移位及影响愈合。术后 10 天拆线，必要时可再放牙周塞治剂 1 周，并指导患者保持良好的口腔卫生。

3. 术后愈合过程 组织的完全愈合根据移植组织厚度的不同，需 10～16 周。愈合后移植组织的颜色质地虽正常，但在数月之内仍与周围原有的牙龈有明显的区别，略发白或稍厚些。游离移植组织在愈合后均会有一定程度的收缩，在术后最初的 6 周中收缩最剧烈。据报道，在术后 6 个月后牙龈组织基本稳定，平均收缩原移植瓣的 28%。

（三）侧向转位瓣术

为治疗个别牙较窄的牙龈退缩，利用相邻牙的健康牙龈形成带蒂的龈黏膜瓣，向牙龈退缩病变区滑行转移，以覆盖裸露根面，这种手术称为侧向转位瓣术。

1. 适应证 个别牙的唇侧龈裂或牙龈退缩，但暴露的牙根面较窄，同时邻牙的牙周组织健康，附着龈较宽，牙槽骨有足够的高度和厚度，且有足够的前庭沟深度，可提供龈瓣，并能侧向转移，能将裸露的根面覆盖。

2. 手术方法

（1）麻醉：与游离龈移植相同。

（2）受瓣区的准备：沿着局限性牙龈退缩的边缘 0.5～1 mm 处做一个 V 形或 U 形切口，切口线要在健康组织上（图 8-13），切除所暴露根面周围的不良龈组织，并彻底刮除，使牙周膜间隙开放，以利于细胞向根面爬行、附着于根面。

（3）供瓣区的处理：测量受瓣区缺损的宽度，在患牙的近中或远中形成一相当于受瓣区 1.5～2 倍宽的半厚瓣，如牙龈较薄也可为全厚瓣，高度与受瓣区相同。一般在受瓣区创面近中或远中 2 个牙龈乳头处，在健康牙龈上做垂直于骨面的纵行切口，翻开半厚瓣或全厚瓣，形成带蒂的龈瓣，使龈瓣能侧向转位至受瓣区，并能将受瓣区的根面覆盖（图 8-13）。

（4）龈瓣侧向转位、缝合固定：清洗创口，将供区龈瓣侧向转位，覆盖受瓣区的根面，可适当修剪龈瓣外形，使转位瓣的乳头与受瓣区的舌侧龈乳头相对应，缝合。为防止瓣滑向根

Note

127

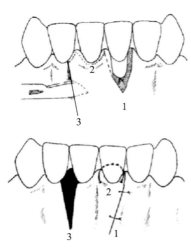

图 8-13　侧向转位瓣术
1.受瓣区；2.带龈乳头的转瓣；3.供瓣区

方,可用悬吊缝合。

（5）术区创面的处理和术后护理:同游离龈移植术。术后 1 周左右拆线。

如果牙根暴露区的近远中径较宽,单侧龈瓣的宽度不能将裸露的根面完全覆盖时,可分别从近中和远中邻牙各制备一个带乳头的龈瓣,分别向受瓣区转位,两瓣在受瓣区中线处对接、缝合。有时两瓣连接的龈缘处需要用悬吊缝合,以防止龈瓣向根方滑动。然后放置牙周塞治剂。这种从近、远中两侧转位的手术方法也称为双乳头转位瓣术。

（四）上皮下结缔组织移植术

将带蒂的半厚瓣与自体的游离结缔组织移植相结合,以治疗单个牙或多个牙的宽而深的牙龈退缩,并覆盖裸露根面的方法,可简称为结缔组织移植术。手术中,从上腭获取上皮下结缔组织,移植于受区翻起的半厚瓣的下方,即夹在未翻开的骨膜及结缔组织层与翻开的半厚瓣之间,有利于移植组织的成活,提高覆盖成功率。供区的创面小,愈合快。这种手术的特点是操作难度较大,但成功率较高,术后牙龈退缩较少。与游离龈移植术相比,术后牙龈的颜色与邻牙区更相近,美观效果更好,因此其应用逐渐增多。

1. 适应证　Miller Ⅰ度和Ⅱ度牙龈退缩、单个牙或多个牙均适用结缔组织移植术。对于 Miller Ⅲ度牙龈退缩,根面只能获得部分覆盖。牙龈需有一定的厚度,能做半厚瓣,并且具有充足的血供。上颌牙的牙龈一般较厚,因此效果更佳。

2. 手术方法

（1）裸露根面的处理:对牙龈退缩而裸露的根面行根面平整术,彻底刮净受区根面,并可适当降低根面的突度。

（2）受区处理:①切口:在牙龈退缩牙近、远中的唇侧牙龈上做一水平切口,不包括牙间乳头在内,切口位置在牙的唇侧釉牙骨质界水平,距龈乳头顶约 2 mm。如为多个牙,则分别做水平切口,这些切口位于相同的水平上。在水平切口的近、远中末端做纵行切口,超过膜龈联合,以松弛龈瓣。②半厚瓣的翻瓣:用钝性分离法翻开半厚瓣,即保留骨膜和薄层结缔组织于骨面上,只翻开部分厚度的牙龈组织。半厚瓣要超过膜龈联合,直至半厚瓣能无阻力地复位至釉牙骨质界处（图 8-14）。

（3）供区获取游离结缔组织:从上颌前磨牙及磨牙的腭侧牙龈切取上皮下结缔组织。在距龈缘 2~3 mm 处做一水平切口,两端做纵行切口,三个切口形成矩形。先翻开薄层的半厚瓣,再从瓣下方切取一块大小合适的结缔组织,其表面可带一窄条上皮,随结缔组织移植至受植区（图 8-14）。在获取结缔组织时,也可只做一个切口,不翻瓣,直接从该切口处切取深部的结缔组织。

（4）游离结缔组织的移植:将游离的结缔组织适当修剪后,立即放在受植区,覆盖在根面及邻近的结缔组织创面上。如为带有窄条上皮的结缔组织,则使上皮位于患牙的釉牙骨质界处或其冠方。用细针和细的可吸收缝线将移植的组织缝合固定在骨膜和被保留的龈乳头处（图 8-14）。

（5）半厚瓣的复位:在将移植的组织缝合固定后,随即将受区的半厚瓣复位,将结缔组织覆盖,至少覆盖 1/2。大多数情况下结缔组织移植常与冠向复位瓣术联合使用,此时,需将半厚瓣做冠向复位,尽量将移植的结缔组织完全覆盖,之后缝合固定（图 8-15）。先覆锡箔,再放置牙周塞治剂。

Note

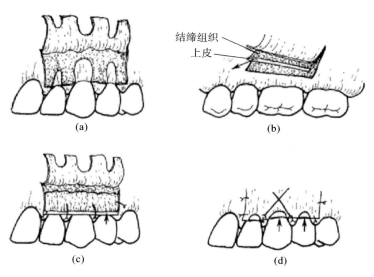

结缔组织
上皮

(a)　　　　　　　　(b)

(c)　　　　　　　　(d)

图 8-14　上皮下结缔组织移植术

(a)翻起半厚瓣,暴露退缩区;(b)在供区做两个平行的水平切口,然后翻起半厚瓣,切取一块足以覆盖受区根面及结缔组织床的游离结缔组织,其表面带有窄条上皮;(c)将上皮下结缔组织移植,并缝合固定于受植区,窄上皮带应位于釉牙骨质界的冠方;(d)将受植区的半厚瓣尽量向冠方复位,以覆盖移植的组织,缝合固定,使瓣与移植组织密贴,箭头示上皮

（6）供区的处理：将供区翻起的半厚瓣复位、缝合。创口小,可达Ⅰ期愈合。

（7）术后护理：同游离龈移植术。术后 10～14 天拆线。

3. 组织愈合　术后覆盖根面的组织量受到无血管区大小的限制,缺损周围是否预备有充分的血管床,是否使用较厚的移植组织,都是影响移植组织成活的关键因素。

在移植后 1 个月到 1 年可以观察到爬行现象,这种爬行附着能够在愈合的过程中增加根面覆盖。据报告显示,在术后 1 年,平均的冠向爬行距离是 1.2 mm。

4. 覆盖治疗的效果　用于根面覆盖治疗的方法主要有上皮下结缔组织移植术、侧向转位瓣术、引导性组织再生术及冠向复位瓣术等。这些方法均可获得不同程度的临床改善,如牙龈退缩减少、牙龈高度增加、附着水平增加、探诊深度变浅,部分病例能达到完全的根面覆盖。然而不同的手术方法术后效果可能有所差异。

（五）系带修整术

唇、颊或舌系带由黏膜折叠而成,其内常包含一些肌纤维。系带将唇、颊或舌连接于牙槽黏膜和（或）牙龈及下方的骨膜。系带附着的位置若过于靠近龈缘,当唇或颊活动时会牵拉龈缘,使该处易于堆积菌斑等刺激物,不利于牙周组织的健康。如果翻瓣术区域有系带附着过于靠近龈缘,则会妨碍术后的愈合。因此,有必要进行系带修整术或系带切除术。系带修整术是将系带切断,改变其附着位置,使其不妨碍龈缘。系带切除术则是将系带连同它与骨面的联系一起切除,如上中切牙之间因粗大的唇系带相隔而出现较大间隙,此时可用系带切除术。

1. 适应证

①系带附着位置过于靠近龈缘,唇、颊活动时牵拉龈缘与牙齿分离,或影响翻瓣术后愈合者；②系带粗大并附着至龈缘处,致使上中切牙出现间隙者。

2. 手术方法　在局部浸润麻醉下进行手术。用止血钳夹住系带,钳喙直指移行沟,在止血钳喙的上、下两侧各做一切口直达移行沟。两切口之间呈 V 形,止血钳所夹部分即为切除部分。钝剥离创口下的纤维组织,使系带完全松弛,创口呈菱形。沿系带纵行方向作间断缝合,如果在中间部位张力大,可作褥式缝合(图8-15)。压迫止血。1 周后拆线。系带切除术常可与翻瓣术或游离龈移植术同时进行。

Note

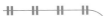

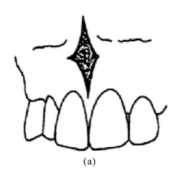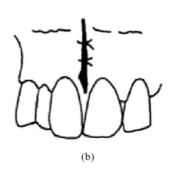

(a)　　　　　　　　　　　　　(b)

图 8-15　系带修整术

（a）系带切除后形成菱形的创面；（b）缝合

本章小结

　　健康的牙周组织是牙周美学的重要内容之一。前牙美学效果受众多牙周组织因素的影响。为了恢复牙周组织的健康，首先进行牙周病的基础治疗。之后，如果还有深牙周袋存在并且伴有炎症，就需要采用手术方法来治疗，应用最广泛的手术方法是翻瓣术。针对基础治疗后牙龈仍肥大、增生、形态不佳者，可行牙龈切除术和牙龈成形术修整牙龈形态。因牙齿折裂、龋坏等原因造成的残根边缘达龈下，可行牙冠延长术以利于牙齿的修复或解决美观问题。附着龈过窄，有碍口腔卫生的保持和活动义齿的佩戴时，一般采用游离龈移植术来解决。对于牙龈退缩牙根暴露，可采用引导性组织再生术、侧向转位瓣术或上皮下结缔组织移植术来治疗。一般用系带成形术来矫正不良的系带或肌肉的附着异常问题。

　　牙周治疗后修复时机的建议：如果是行牙周刮治和根面平整术，术后 4 周可行修复治疗；如果单纯行牙龈切除成形术，则术后 6 周行修复治疗更好；如果行翻瓣术并有牙槽骨暴露，建议术后至少 8 周再开始修复治疗，12 周更好；如果进行了骨切除修整术，则术后 6 个月以上再行修复治疗为好。

能力检测

论述题

1. 试述影响美观效果的牙周组织因素。
2. 牙周炎患者需采用的牙周基础治疗方法有哪些，与牙龈炎患者最主要的区别在哪里？
3. 试述翻瓣术的目的、原理。
4. Miller Ⅲ度牙龈退缩的治疗方法有哪些？选择治疗方法时应考虑哪些问题？

参 考 文 献

［1］Newman MG，Takei HH，Carranza FA，et al. Carranza's Clinical Periodontology［M］. 1th ed. Philadelphia：Saunder，2012.

［2］Lindhe J，Karring T，Lang NP. Clinical Periodontology and Implant Dentistry［M］. 4th ed. Copenhagen：Blackwell Munksgaard，2003.

［3］Newman MG，Takei HH，Carranza FA，et al. Carranza's Clinical Periodontology［M］. 9th ed. Philadelphia：Saunder，2002.

［4］谢光远，陈吉华. 人牙周生物学宽度测量的初步报告［J］. 中华口腔医学杂志，2007，42

参考答案

Note

(11):690-692.

[5] 张艳玲,张豪,胡文杰等.120名汉族青年前段牙弓唇侧角化龈宽度的测量[J].中华口腔医学杂志,2010,40(8):477-481.

[6] 韩科,刘峰.美容口腔医学[M].北京:人民卫生出版社,2010.

[7] 王勤涛,张玉梅.前牙美学修复中的牙周配合[J].华西口腔医学杂志,2017,35(5):453-455.

[8] 韩蔚,欧阳翔英,王新知.牙冠延长术的疗效及影响因素分析[J].中华口腔医学杂志,2004,39(4):280-283.

（谢红帼）

Note

第九章　口腔正畸美学

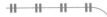
学习目标

掌握:错𬌗畸形对美学影响,正畸矫治的美学目标与美学评价。错𬌗畸形的预防与早期矫治。
熟悉:常用的美容正畸矫治器。
了解:正畸并发症对美学影响。

 案例导入

　　患者,男,11岁,嘴突影响美观要求矫治。面部检查:正面观左右基本对称,侧面观凸面型;颞下颌关节正常;口腔检查,恒牙列,前牙深覆盖6 mm,深覆𬌗Ⅲ度,双侧第一磨牙关系为中性关系,上前牙散在间隙5 mm,下颌牙列基本整齐,spee曲线陡峭,全口牙体牙周基本正常;X线头颅侧貌按照北医分析法显示上前牙牙轴唇倾,上下前牙牙轴交角偏小,余基本正常;X线全景片显示18、28、38、48胚存,气道检查扁桃体肥大,口呼吸,患者家长诉患儿有咬下唇不良习惯。

　　1. 请做出正确的诊断。
　　2. 试述口呼吸对面容美观的影响。

第一节　错𬌗畸形对美学影响

　　错𬌗畸形是指儿童在生长发育过程中,由于遗传和环境等各种因素的影响,导致牙齿、颌骨和颜面畸形或不协调而影响口腔颌面部功能、美观和健康。

一、错𬌗畸形的临床表现

错𬌗畸形的表现多种多样,有简单的也有复杂的。

1. 个别牙齿的错位　包括牙的唇(图9-1)、颊、舌、腭、近中、远中错位,高位、低位、转位、易位、斜轴等。

2. 牙弓形态和牙排列异常　包括牙弓狭窄、腭盖高拱、牙列拥挤(图9-2)、牙列稀疏等。

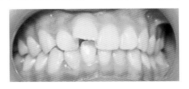

图9-1　唇向错位

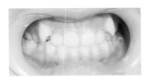

图9-2　牙列拥挤

3. 牙弓、颌骨、颅面关系的异常 包括前牙反𬌗，近中错𬌗，下颌前突；前牙深覆盖（图9-3），远中错𬌗，上颌前突；上下牙弓前突，双颌前突；一侧反𬌗，颜面不对称；前牙深覆𬌗，面下1/3高度不足；前牙开𬌗，面下1/3高度增加。

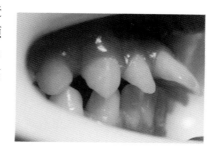

图9-3 前牙深覆盖

二、错𬌗畸形对美学的影响

1. 影响颅颌面的发育 在儿童生长发育过程中，错𬌗畸形影响牙颌面软硬组织的正常发育。前牙反𬌗不及时治疗下牙弓可能会限制上颌骨的发育，下颌没有上下牙弓的协调关系而过度向前发育，形成颜面中1/3的凹陷和下颌前突畸形，错𬌗畸形严重的，颜面呈新月状面型。

2. 影响口腔的健康 排列不齐的牙齿，容易积存食物，不易清理干净，易发生龋病和牙周病。

3. 影响口腔的功能 错𬌗畸形会影响口腔颌面部的功能。牙列稀疏会影响发音；严重下颌前突会造成吞咽异常等，严重下颌后缩则影响正常呼吸，后牙锁𬌗、反𬌗会影响咀嚼功能。牙齿错𬌗，不能正常行旋切割与咀嚼功能，食物不能被捣碎，影响食物消化和营养吸收，影响儿童生长发育，影响咬合平衡。

4. 影响颞颌关节功能 牙齿错𬌗，可改变髁状突在关节凹内的正常位置，正常结构发生改变，引起颞下颌关节紊乱综合征。

5. 影响美观 开唇露齿，双颌前突会影响颜面部的美观，错𬌗畸形导致颌骨发育不足，双侧面形不对称，严重影响面容的美观。深覆盖，患者上前牙前突，下颌后缩，形成开唇露齿，俗称"龅牙"，反𬌗畸形，下颌前突，形成"地包天"，会给患儿精神上带来刺激，造成压力和创伤，产生孤僻自卑的异常性格。错𬌗畸形对美学的影响是显而易见的，牙齿错位、排列不齐及各种牙颌颅面关系不协调，均会对面部美观造成影响。

6. 全身危害性 错𬌗畸形严重影响外貌，会导致患者出现自卑感，甚至造成严重的心理、精神障碍，咀嚼功能障碍严重者会导致消化不良。

第二节 正畸治疗的矫治设计与美学评价

一、正畸治疗的美学目标

牙列形态和功能的恢复与重建，是口腔正畸治疗的基本目标。从美学的角度审视牙齿排列的整齐、对称、和谐、协调等视觉上的美感，口齿功能的健康、舒适、稳定等感觉上的美感。矫正错位的牙齿，恢复牙列正常功能，尽可能地塑造与个体相适的口唇和谐与美感，建立正常稳定的咬合和直立骨面型。

二、错𬌗畸形的矫治设计

（一）制订治疗计划

根据病史、口腔颌面部的检查及X线片资料，判断生长趋势，分析其病因，问题列表，做出

Note

分类诊断及矫治设计。制作错殆畸形矫治计划时,应遵循病理性问题优先处理的原则,即有牙体牙髓牙周问题,应先行解决,控制病变发展,再考虑开始正畸治疗。根据患者主诉及问题列表,按先后顺序对患者问题进行排序,针对每个具体问题,列出具体矫治设计和处理方法,严重问题先行解决,次要问题后续解决,归纳综合成系统、全面的矫治方案。

（二）矫治时机

各类错殆畸形矫治的最佳时期。

1. 乳牙期和替牙期 一般的错殆畸形如个别牙齿错位不需要立即矫治,应当继续观察和纠正口腔不良习惯,这个时期,牙颌正处于调整时期,随着不良习惯的纠正,错殆畸形部分可以自行纠正;此时牙齿的生长发育速度很快,不适当的矫治反而会影响发育。

2. 对于严重妨碍生长发育的错殆畸形,则需要进行及时的矫治

（1）前牙反殆,会影响上颌骨的发育,影响面部的外形。患儿在 4～8 岁矫治效果会比较理想。由于生长趋势的不确定,后期可能需要二期矫治。

（2）严重下颌后缩或发育不足,应当在生长发育高峰期(一般男孩儿在 12 岁左右,女孩在 10 岁左右)进行颌骨生长改良治疗,以促进下颌骨的生长,为以后继续矫治减小难度。

3. 恒牙期综合矫治 综合性治疗是在恒牙期,可以对错殆畸形的类型做出明确诊断,以固定矫治器为主要手段,进行全面系统的矫治,矫治完成后易保持稳定的效果。

理论上讲,儿童矫治错殆畸形的最佳年龄是在儿童的生长发育高峰期。男孩在 12～14 岁,女孩在 11～13 岁。但是每个儿童的生长发育又有个体差异,不能一概而论。正确的方法是通过一定的检测手段来估计生长发育的高峰期,如拍手腕 X 线片、连续测量身高、了解女性的月经初潮、留意儿童的鞋袜衣帽等。在这个时期进行矫治,疗程短,效果好。错过这个时期,仍处于青少年期进行错殆畸形的矫治时,控制和改良骨髓异常生长型的最佳时期已过去,不能完全阻断其异常生长型,治疗时间长,矫治效果也比较好。18 岁以后,生长发育基本完成,矫治效果就不如儿童期和青少年期。对于严重的骨性错殆畸形,不能单纯用正畸的方法来完成矫治,等到 18 岁以后的成人期可配合外科手术来进行治疗。

4. 成人正畸 近年来,成年人出于社会、职业、美观的需要进行正畸。成人正畸患者主要分两类,一类为没有其他口腔疾病,就诊主要目的是排齐牙齿、解决美观问题;另一类是伴随其他口腔疾病,如牙周病、颞下颌关节病等。成年正畸在进行矫治时有其特殊性。

（1）有不同程度的牙周病,矫治时期,要注意牙周健康维护。

（2）有牙周病的患者需要美学正畸治疗时,应与牙周科共同协商制订矫治计划。

（3）成人几乎没有生长潜力,制订方案时应有不同的考虑。

（三）错殆畸形的矫治手段

1. 预防矫治 采用各种预防措施来防止各种错殆畸形的发生,是预防矫治的主要内容。婴幼儿牙齿萌出后要定期进行口腔检查,早期发现问题早期防止,如龋的早期治疗、口腔不良习惯的早期破除、乳牙早失的缺隙保持(图 9-4)以及滞留牙、多生牙的及时拔除等,通过这些预防措施可防止错殆畸形的发生。

2. 阻断矫治 当错殆畸形发生的早期,通过简单的方法进行早期矫治,阻断错殆畸形向严重发展,将殆颌面的发育导向正常,常称阻断矫治。早期牙源性前牙反殆使用简单殆垫舌簧矫正器(如上颌双侧后牙殆垫活动矫治器)(图 9-5)矫治,防止向严重的骨骼畸形发展。

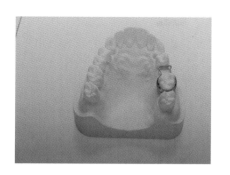

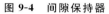

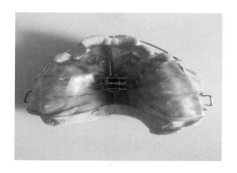

图 9-4　间隙保持器　　　　　图 9-5　上颌双侧后牙𬌗垫活动矫治器

3. 一般矫治　一般矫治是口腔正畸矫治中最多见的,根据不同牙颌面畸形选用各类矫治器,如可摘矫治器、固定矫治器、功能矫治器等。

4. 外科矫治　外科矫治是指对生长发育完成后的严重的错𬌗畸形需采用外科手术的方法来矫正其错𬌗,也称为正颌外科或外科正畸。

三、正畸治疗的美学评价

人们对美的认识受到多种因素的影响,很难有统一的审美标准,正畸学经过多年的积累、演变,逐渐建立了美学评价标准,通过矫正使牙、𬌗、颌与颅面协调,达到审美要求。正畸检查主要通过临床检查患者面部比例与协调性,结合相片分析及 X 线头颅侧位片定位分析进行美学评价;正畸矫正效果的美学评价主要通过评价矫正后患者正面、侧面软组织美学特征及软组织后分析,主要的审美评价要求有以下几个。

(1)形态上下牙列整齐,前牙与后牙的唇舌向与颊舌向倾斜度恢复至生理要求的咬合关系,下颌位置处于中性关系,面部对称、比例协调,上下唇形态、比例和笑线正常,直面型,正面侧面软组织符合审美要求。

(2)除咀嚼功能外,特别强调下颌从远中位达到中性位,面下 1/3 高度正常。

(3)审美要求:形态和功能两方面都要符合审美要求。

(一)面部美学评价方法

1. 软组织侧貌的评价方法有以下几种

(1)E线:E线是经过软组织颏前点和鼻尖点的连线。在评价软组织侧貌时具有美学价值较高的参考意义。主要用于评价上下唇的突度(图 9-6)。

(2)Z角:Z角是软组织颏部最前点至最突的唇(上唇或下唇)的切线与眼耳平面构成的内下角。中国人成人 Z 角是 70°±4°(图 9-7)。

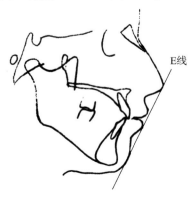

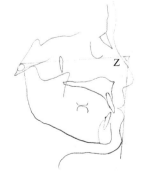

图 9-6　E 线　　　　　　　图 9-7　Z 角

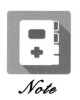

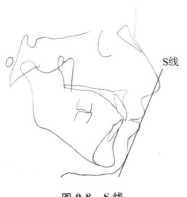

图 9-8　S 线

（3）S 线：S 线是经过软组织颏部最前点和侧面鼻 S 形（鼻突部至上唇的 S 形）中点的连线。用以评价上唇的位置。此线与 NB 的夹角可用来评价软组织侧貌的改变。Steiner 认为，S 线切过上下唇最突点为理想状态（图 9-8）。

2. 矢状向颌骨　在矢状向颌骨是直面型，不是凸面型或者凹面型。

3. 垂直向颌骨　在垂直向颌骨是均角型，不是高角型或者低角型。

（二）微笑美学评价

通过唇部微笑分析评价面部生动性及个性的审美价值。

（1）微笑时接触点连线和切缘连线跟下唇线平行。

（2）微笑时左右口型基本对称。

（3）下唇上缘曲度与上切牙切缘连线相协调。

（4）笑弧与下唇上缘协调。

（5）微笑时上唇位于龈缘水平，口角线与上唇珠下点齐平。

（三）红白美学

（1）牙齿的大小符合黄金分割比，中切牙：侧切牙：尖牙＝1.618：1：0.618，牙齿外形正常。

（2）牙龈健康，龈缘位置平衡，龈乳头正常。

第三节　常用美容正畸矫治器

一、功能性矫治器

功能性矫治器是一种可摘矫治器，本身并不产生任何机械力，在口内的固位一般也不严格，其作用是通过改变口面肌肉功能促进𬌗发育和颅面生长，从而矫正形成中的错𬌗畸形。大多数功能性矫治器需有以下要点：①利用肌肉力影响牙齿和骨骼；②上、下牙列打开、咬𬌗分离；③下颌向前（或向后）移位；④吞咽时上、下唇紧密闭合；⑤选择性改变牙齿的萌出道。

（一）功能性矫治器分类

功能性矫治器有近百年历史，尽管设计形形色色，但可以归纳为三大类。

1. 简单功能性矫治器　此类矫治器直接将肌力传递到牙齿，可以单独使用，但多作为其他矫治器的组成部分，如上颌斜面导板、平面导板、下颌塑料连冠式斜面导板、唇挡、前庭盾等。

2. 肌激动器类　所有这一类矫治器通过改变下颌位置刺激咀嚼肌兴奋，由此产生的力通过矫治器传递到牙齿、颌骨，起功能性颌骨矫形作用。属此类的矫治器有肌激动器（Activator）（图 9-9）、生物调节器（Bionator）、咬合前移器（Herbst 矫治器）、双𬌗垫矫治器（Twin-block）（图 9-10）以及 Bimler 矫治器、Kinetor 矫治器等。

根据下颌移位的程度，肌激动器又分为两型。

（1）肌张力型：下颌移位较少，矫治器的作用依赖于肌肉、腱膜的静止张力。

（2）肌动力型：下颌移位较多，利用肌肉的运动或活动移动牙齿，改变骨的形状。

Note

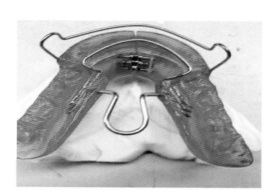

图 9-9 肌激动器

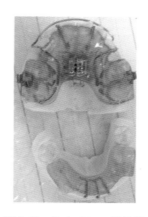

图 9-10 Twin-block 矫治器

3. 功能调节器 又称 Frankel 矫治器。这类功能性矫治器虽然也可以改变下颌位置，但其主要作用部位在牙弓之外的口腔前庭，矫治器通过唇挡和颊屏改变口周肌肉的动力平衡而影响牙弓颌骨的发育（图 9-11、图 9-12）。

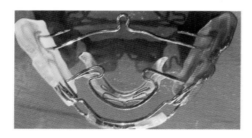

图 9-11 Frankel Ⅱ 型矫治器

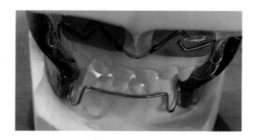

图 9-12 Frankel Ⅲ 型矫治器

功能性矫治器对肌肉、牙齿槽和颌骨起不同的作用。

（1）肌肉：在功能性矫治器治疗中，下颌的移位一般超过息止𬌗间隙，此时矫治器产生两种新的力：弹力和因外物在口内激起肌肉活动所产生的力。因此功能性矫治器改变了口面肌肉对牙齿和骨骼所施力的大小、方向和作用时间，使口面区域的神经肌肉环境有利于𬌗发育和颅面生长。

吞咽时功能矫治器引起提颌下肌收缩，有助于建立正常牙齿接触的吞咽。由于矫治器在口内固位不严，吞咽时必须依靠舌保持其位置，舌因此得到反复的锻炼，位置恢复正常。此外，功能矫治器治疗中强调唇的封闭，矫治器的存在不仅改变了舌，而且改变了唇的位置和活动。总之，功能矫治器不仅在口内产生了对牙齿和颌骨有利的新的力，而且是一种肌肉训练装置。

（2）牙齿与齿槽：功能矫治器能选择性地控制牙齿的垂直高度。抑制前牙垂直萌出，同时促进后牙垂直萌出，使𬌗平面变平，矫正深覆𬌗；相反，抑制后牙、促进前牙垂直萌出可以矫正前牙开𬌗。上后牙垂直萌出多于下后牙时有利于建立Ⅱ类磨牙关系；相反，下后牙垂直萌出多于上后牙时有利于建立Ⅲ类磨牙关系。在牙齿垂直萌出的同时，功能矫治器还可以引导其在近远中方向、颊舌向做少量的移动。

（3）颅面骨骼：动物实验证明，改变下颌的位置能产生明显的骨骼改变，包括髁突生长量、生长方向及生长时间的改变、颞下颌关节基部的适应性改变及附着处的骨改变等。功能性矫治器在临床使用中是否能改变颅面骨骼生长，有以下几种观点。

①刺激或促进下颌生长。

②下颌生长量不变，但生长方向变得有利。

③没有明显的骨骼作用，但牙齿的萌出位置改变，牙齿和齿槽的适应是错𬌗矫正的重要

Note

137

原因。

④抑制中面部生长。

⑤改变骨骼的形状。

（二）功能性矫治器适应证

1. 病因学 功能性矫治器主要适用于口面肌肉功能异常所引起的功能性错𬌗畸形。此外早期骨性错𬌗，当促进正常的口面功能活动能为颅面骨骼和牙𬌗发育提供有利环境时也可以使用。

2. 生长发育 功能性矫治器最适宜在青春生长迸发期前 1～2 年开始使用，并持续迸发期。对于中国儿童，女性平均 9～10 岁，男性平均 12～13 岁进入青春迸发期。从牙龄上考虑，功能性矫治器的主要使用对象为替牙期患者，乳牙期和恒牙早期也可以使用。当面部生长接近完成时其疗效明显受限。

3. 错𬌗类型 功能性矫治器主要用于矫正长度不调，用于安氏Ⅱ类错𬌗和安氏Ⅲ类错𬌗。功能性矫治器还可用于矫正高度不调，对深覆𬌗效果较好，也可用于开𬌗。此外，功能性矫治器可以用于后牙的宽度不调，但不适用于牙列拥挤、牙齿错位及拔牙患者。如果需要，可在功能性矫治器治疗之后配合使用机械矫治器排齐牙齿。常用功能性矫治器有肌激动器（Activator）、生物调节器（Bionator）和功能调节器（Function Regulator）。

（三）使用方法

1. 选择功能性矫治器类型 决定咬合重建标准，对预后进行估计。

2. 灌注模型 取精确印模，灌注记存模型及工作模型。

3. 咬合重建

（1）矢状方向。

① Ⅰ类错𬌗：下颌少量前移 2 mm 左右。

② Ⅱ类错𬌗：下颌前移量以磨牙达中性关系为准，一般为 3～5 mm。必要时分次前移。

③ Ⅲ类错𬌗：下颌尽量后移至上下前牙对刃。

（2）垂直方向。

① Ⅰ类错𬌗：下颌垂直打开应超过息止颌间隙。

② Ⅱ类错𬌗：下颌垂直打开应超过息止颌间隙。与前移量之和为 8～10 mm。

③ Ⅲ类错𬌗：垂直打开以解除前牙反𬌗为准。

（3）水平方向：𬌗干扰和不良习惯等因素导致下颌偏斜者，应使上下中线保持一致。

4. 技工室制作 模型修整、上𬌗架、铺缓冲蜡、弯制钢丝、铺自凝塑胶、打磨、抛光、矫治器评价。

5. 临床治疗

（1）初戴：检查矫治器质量、医嘱。

（2）试戴期：从每天 2 小时逐渐增加戴用时间，1～2 周复诊，做局部修改调整。

（3）矫治期：全天或夜间戴用，每天至少 12 小时。

（4）复诊：每月复诊，检查戴用情况及𬌗的改变，调整弓丝及选磨基托牙面。

（5）保持期：一般不需保持。颌骨关系严重不调者，可保持 3～6 个月。

6. 后期治疗 治疗完成后常使用固定矫治器排齐牙列，完成精细的咬合调整。

（四）注意事项

（1）夜间戴用：每天不少于 12～14 小时，8～10 个月积极治疗期，保持 12～18 个月。

（2）复诊时应注意以下几点。

① 检查是否有影响第二恒磨牙萌出和乳恒牙替换的塑料部分,若有应磨除。

② 唇弓有无过松。

③ 牙面与塑料导面的关系,缓冲。

④ 检查下颌的主动前伸情况。

二、舌侧隐形矫正器

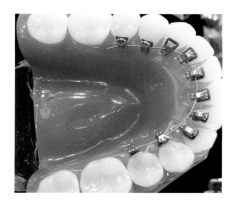

图 9-13 舌侧隐形矫正器

舌侧隐形矫正技术是近些年来兴起的正畸技术,矫治器全部安装于牙齿的舌侧面进行正畸治疗,外观上看不到任何正畸治疗装置(图 9-13)。

1. 制作过程 个性化舌侧隐形矫正体系制作是应用 CAD/CAM 技术模型排牙后,通过激光三维扫描,然后在计算机上三维建模完成托槽的设计;托槽底板形态应与各牙的舌侧面完全吻合,精密铸造托槽;最后由机械手完成弓丝的精确成型,克服了传统舌侧矫治器的局限性。

2. 优点

(1)可视化结果。

(2)个性化舌侧隐形矫治器在生产前,矫治医生确定矫治方案,排出石膏模型,可以在制作之前事先了解成型后的效果。

(3)精确尺寸,舌侧隐形矫正的托槽采用最先进的数字投影技术制造,弓丝采用原装进口弓丝,使弓丝与槽沟之间达到完美的匹配。

(4)毫无痕迹的外观,舌侧隐形矫正器佩戴在牙齿的内侧,在外观上完全看不到托槽钢丝,并且无须担心牙齿表面的脱矿。

(5)方便安装,舌侧隐形矫治器采用安装托盘进行间接安装,安装托盘是在计算机中事先设计好托槽,精确的安装到未矫治的模型上,再将整个模型精密制造压膜而成。

(6)个性化底板,个性化舌侧隐形矫治器托槽底板按照患者牙面的不同情况在计算机中进行精确的设计,定位精度高,粘接面积大,底面采用编织网纹,粘接力高。

3. 缺点

(1)费用高。

(2)矫正初期对发音有影响,加强练习后可以基本改善并适应。

(3)疗程比普通正畸稍长。

4. 舌侧隐形矫正适应证 一般可以进行唇侧正畸的患者都适合舌侧隐形正畸。适合舌侧隐形正畸的理想患者是:①低角深覆𬌗、中切牙间的缝隙、轻度拥挤的安氏Ⅰ类、拔除上颌前磨牙的安氏Ⅰ类;②拔除四个前磨牙、后牙反𬌗、正颌外科、高角病例、开𬌗也适合舌侧隐形正畸,但正畸难度比较高。

5. 注意事项

①舌头是人体非常敏感的器官,舌侧隐形矫治器由于放置在舌侧,在治疗初期,患者会感觉严重的不适,会影响说话,矫治器还会刺激舌头的边缘产生疼痛。这些,都需要患者渐渐适应。也有的患者不能耐受矫治初期的痛苦,不得不拆除矫治器,使治疗半途而废。

②矫正时间比较长,矫正前患者应该做一些咨询,了解治疗大概的疗程、费用和时间。

Note

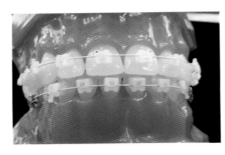

图 9-14　陶瓷托槽矫治器

三、陶瓷托槽矫治器

陶瓷托槽属于口腔正畸矫治器组成部分托槽的一个类别。因其颜色接近牙齿本色，使用后不易被人察觉，又被称为隐形托槽（图 9-14）。

（一）组成特点

主要是多晶或单晶氧化铝，两种材质的主要的区别是透光率不同。单晶氧化铝的透明度较高，而多晶氧化铝通常呈白色（牙色）。单晶氧化铝有时也被称为单晶蓝宝石。氧化铝被用于制作托槽的原因是其强度大，美观，不易着色或释放气味。

陶瓷托槽存在两种类型的底面。一种底面为槽沟状，为粘接剂提供机械锁结。这种托槽底面平坦，表面有硅烷涂层，并存在有小的倒凹以增加机械支抗。这种既有微机械结合，又有化学结合的托槽底面与其他结构相比，降低了其机械固位力。另一种底面光滑，靠其表面的化学涂层增加粘接强度。氧化铝陶瓷托槽中惰性物质的存在，硅烷偶联剂作为中间介质，连接树脂类粘接剂及托槽表面。避免在去托槽时对牙釉质产生潜在性损害，可在托槽底面涂上聚碳酸酯薄膜。釉质表面并不直接与粘接剂结合，与薄膜接触，在去托槽时较为容易，减小了对釉质的损害。

（二）分类

（1）按固位方式分为：①机械固位型；②化学固位型；③混合固位型。

（2）按结合方式分为：①化学结合式陶瓷托槽；②机械结合式陶瓷托槽。

（3）按技术特点分为：①标准方丝弓陶瓷托槽；②直丝弓陶瓷托槽；③Begg 陶瓷托槽。

（4）按槽沟材料特性分为：①普通陶瓷托槽；②带金属槽沟的陶瓷托槽；③陶瓷自锁托槽。

（5）按制作材料分为：①氧化铝陶瓷托槽：单晶陶瓷托槽、多晶陶瓷托槽；②氧化锆陶瓷托槽。

（6）按外观分为：①牙色陶瓷托槽；②透明陶瓷托槽。

（7）按生产工艺分为：①打磨切割（生产成本昂贵，生产效率低）。②陶瓷注射成型（CIM 技术，全称 Ceramic Injection Molding，技术含量高，设备要求高）。

（三）适应证

陶瓷托槽能满足患者的美观要求，耐用且不易变形，是成人正畸的理想托槽。由于陶瓷和金属相比，后者的弹性模量更近似于牙齿且易于去除，所以对于青少年患者，还是推荐使用金属托槽。普通陶瓷托槽不含任何金属成分，适用于对金属过敏的患者。

（四）禁忌证

口腔卫生习惯较差或好发龋的患者或牙周病患者禁用。

（五）优点

（1）美观，可以通过控制陶瓷的组成成分和加工工艺生产出白色、牙色及半透明的陶瓷托槽，若再加上由玻璃纤维制成的弓丝则外观更为理想。

（2）机械性能方面：硬度高、强度高、耐磨性好、抗张强度高、不易变形等。

（3）陶瓷托槽有非常好的化学稳定性，一般不会变色。

（4）拥有良好的生物相容性，普通陶瓷托槽不含任何金属成分，适用于对金属过敏的患者。

（5）可以重复再使用。

（六）缺点

（1）𬌗牙在接触陶瓷托槽时陶瓷托槽过高的硬度会造成牙釉质迅速磨耗。

（2）陶瓷托槽缺乏晶界，当受到外力作用时，无法抑制裂纹发展，有较大的脆性、较低的断裂韧度，使用时容易折裂。

（3）陶瓷托槽对弓丝的摩擦阻力显著高于金属托槽，要延长治疗时间。为减少弓丝的摩擦阻力，已有带金属或塑料槽面的陶瓷托槽问世。

（4）与传统托槽相比价格较贵，但价格低于透明矫治器。

（5）比金属托槽体积大。

（七）使用方法

粘接方法包括直接粘接法与间接粘接法。

1. 直接粘接法

（1）用清水冲洗牙面。

（2）隔湿，气枪彻底干燥牙面。

（3）酸蚀牙面 15 秒。

（4）冲洗牙面。

（5）气枪干燥牙面。

（6）在牙面涂薄层底胶。

（7）将粘接剂涂于托槽基底部。

（8）应用托槽定位仪及定位表精确定位托槽。

（9）去除残余粘接剂。

（10）光固化粘接托槽。

2. 间接粘接法

（1）技工室操作步骤：①取模后用人造石灌注患者上下牙弓工作模型，清水浸泡过夜；②修整工作模底部；③以托槽定位表为参考，应用托槽定位仪，挑取少量胶水将托槽精确固位于工作模牙面上，并用硬模胶消除托槽翼处倒凹；④采用 0.5 mm 软薄膜在模型上压制印模；⑤将上下印模按前后牙分为六段。

（2）临床操作步骤：①口内牙面预备同直接粘接法操作步骤①～⑦；②将印模分段准确，复位于患者口内上下牙弓，指腹加力，待其凝固（也可用光固化粘接剂）；③仔细揭取薄膜，去除牙面残余粘接剂。

（八）注意事项

1. 去托槽技术和釉质损害危险度　由于陶瓷托槽的性能与金属托槽有显著不同，去除金属托槽的技术对于去除陶瓷托槽并不是很有效。与金属托槽相比，陶瓷托槽在去除时更易造成釉质损伤，而单晶氧化铝陶瓷托槽较多晶氧化铝托槽而言会造成更多的釉质丢失，化学粘接较机械粘接也会造成更大的釉质损伤。许多临床研究均报道了机械去托槽过程中的釉质损伤。如果同时存在牙釉质发育不全、釉质裂纹、大面积修复、死髓牙等影响牙体结构的因素，机械去托槽的方法造成釉质损伤的可能性会更高。另外，去托槽的机械力可能会造成患者的不适。电热法是另一种去托槽技术。其方法为在对托槽施加拉力时，使用可充电的加热枪对托槽进行加热，当足够的热量穿过托槽-粘接剂层，托槽会立即脱落。

（1）去粘接过程中釉质的丧失量：与所用器械及树脂类型有关。从临床观点看，常规粘接和去粘接过程中釉质丧失量较整个釉质厚度而言是不显著的，但应避免使用手动器械和钻头，以免操作不当导致较深的釉质折裂或沟痕。

（2）釉质撕脱和釉质裂：去陶瓷托槽比去金属托槽更易发生釉质损害，单晶托槽比多晶托槽造成的损害更大，化学粘接比机械粘接造成的釉质损害更大。如果牙齿结构本身有发育缺陷、釉质裂纹、大面积修复或死髓牙，则牙齿结构被破坏的可能性更大。

2. 陶瓷托槽的反复使用

（1）陶瓷托槽比金属托槽容易破碎但不易变形，因而去粘接后的陶瓷托槽一般仍能保持其精确的槽沟和基底形态，更有可能重复使用。

（2）重复使用的方法：加热去净陶瓷托槽基底的残余粘接剂，充分刷洗，置于高温烤箱内消毒，再放入75％酒精内浸泡备用。使用前经过风干，便可按常规重复使用。

（3）用过的陶瓷托槽较新的粘接强度减弱但仍能满足临床需要，减弱的粘接力可使去粘接时损伤釉质的可能性明显减少。

四、透明矫治器

透明矫治技术根据𬌗面形态开展个性化设计，通过计算机三维图像技术模拟牙齿移动后

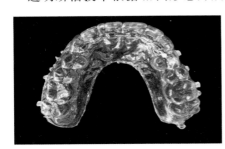

图 9-15　透明矫治器

生产的每一副矫治器，在戴入后牙齿就会有受力的感觉，并向矫治器设计的位置移动，通常每两周更换一副矫治器，牙齿就会从初始的畸形状态逐渐移动至正常排列状态。透明矫治器成为国内外爱美人士矫正牙齿的优先选择（图 9-15）。

（一）优点

1. 美观　隐形，旁人几乎无察觉，可消除矫治牙齿有碍美观的顾虑。

2. 舒适　异物感较小，无口腔黏膜刺激。

3. 方便　可自行摘戴，不影响进食。

4. 清洁　可取下矫治器刷牙，易于维护口腔卫生。

5. 可预见　治疗前预先看到模拟的治疗过程和结果，更好地选择个性化的矫治方案。

（二）矫正步骤

首先，进行全面的检查，取模型，拍 X 线片，拍照片。正确诊断，并做出问题列表，制订矫治方案，设计涉及要不要拔牙的问题，严重的颌骨形需要配以相应的手术才能达到好的效果。其次，选择适当的透明矫正器，用适当的方式安装上去。最后，要定期到医院检查，矫正技术后，也要定期去医院检查，以防止反弹。

（三）适应年龄段

透明矫治技术适用于第二颗磨牙完全长齐的患者进行治疗，一般年龄在 14～50 岁，国外已完成透明矫治技术的患者最大年龄达到 60 岁以上。透明矫治器的治疗周期和传统固定矫治方法一样，都是根据患者的牙颌畸形情况来确定，一般为 6～18 个月。为保证效果，每天要求的佩戴时间在 20 个小时以上，除了进食和清洁牙齿外，其他时间均需要佩戴。

成年人已经错过了青春快速生长发育期这一最佳治疗时机，但仍有矫正牙齿的强烈愿望，身体健康，无全身疾病，无龋齿、牙周病、颞颌关节病等，即可正畸治疗。如有上述疾病，经专科治疗，消除症状处于稳定期仍可以正畸治疗。

（四）适应证

（1）牙列稀疏、深覆𬌗。

（2）轻度开𬌗（伴后牙反𬌗）。

Note

（3）成熟青少年，牙齿完全萌出，少于 1 年的非拔牙矫治。

（4）不需要拔牙矫治的尖对尖Ⅱ磨牙关系，推磨牙向远中等错𬌗畸形都可以，经验丰富的正畸医生，配合辅助手段，可以把透明矫治器的适用证适度扩大。

（五）注意事项

1．开始戴矫正器出现的不适 矫正器初戴后患者口腔内将产生一些不适反应，如牙齿酸痛、黏膜损伤、溃疡等，酸痛在 3～7 天便能缓解或消除。剧烈疼痛则是不正常的，应及时就医。

2．饮食方面注意 避免咀嚼较硬的食物，如棒冰、排骨、鸡腿、牛肉干、带核带壳的零食等。避免咀嚼较黏的食物，如口香糖、糯米制品、奶糖等。

3．口腔卫生方面 每天早晚及三顿饭后都要刷牙，每次不少于 3 分钟，选用毛软头小的优质牙刷，矫正器及牙面上不能有食物残留。吃过零食及喝过较甜较酸的饮料后需漱口。

4．儿童正畸需要家长的配合 矫正疗程较长，在此期间，家长与医生必须很好的配合才能达到满意的效果。

5．矫正器的损坏与维修 矫正器如有损坏应妥善保存，损坏的部分不可遗失，联系医生，尽快修复以免影响疗程和疗效。

6．矫正器清洁 每天早上、睡前必须清洗牙齿矫正器及彻底清洁牙齿，然后再戴上。

7．复诊预约 在医生指定的时间内复诊，由于个体差异及生长发育的影响，或由于治疗过程中医患配合方面的问题，实际治疗效果与预期的疗效可能存在一定的差距。

第四节 错𬌗畸形的预防与早期矫治

早期矫治是指在儿童早期生长发育阶段，即青春生长发育高峰期前及高峰期阶段，对已表现出的牙颌面畸形、畸形趋势及可导致牙颌面畸形的病因进行的预防、阻断、矫正和引导治疗，使牙列顺利建𬌗，颌骨协调发育，颜面和谐生长，功能健全形成，促进儿童身心健康。

（一）早期预防

1．胎儿期的预防 母亲在妊娠期保持良好的心理状态，充足的营养，妊娠期预防各种疾病，如风疹、中毒、内分泌功能失调、梅毒等，注意饮食，保持良好的心理状态，避免放射线照射，防止食入有毒有害物质及药物，提高全身免疫力。

2．婴儿期的预防 正确的喂养方法，提倡母乳，喂养姿势为成 45°斜卧位，正确的睡眠姿势，尽早破除不良习惯。

3．儿童期的预防 建立健康的饮食习惯，防治全身或呼吸道疾病，防龋，做到及时治疗，维护儿童心理健康成长。

（二）预防性矫治

预防性矫治是指维持牙弓长度的保隙，助萌，阻萌，维护正常的口腔建𬌗环境。去除咬合干扰，矫正异常的唇、舌系带，促进牙颌面发育和肌功能训练等。

1．乳牙或恒牙早失 根据临床检查或影像学检查进行诊断，乳牙早失的治疗要维持牙弓长度，保持间隙，必要时要恢复咬合关系；常用的缺隙保持器：丝圈式固定缺隙保持器、固定舌弓或缺隙保持器、活动义齿式缺隙保持器、缺隙开大矫治器。恒牙早失的治疗根据不同情况给予个性化治疗方案。

2．乳牙滞留 乳牙到了该换的年龄没有换或者继替恒牙已萌出，乳牙还没有脱落，通过临床检查或者影像学检查手段进行诊断,尽早拔除滞留乳牙。

3. 恒牙萌出异常 恒牙早萌、迟萌、阻生、萌出顺序异常是常见的临床表现,早萌的牙可用阻萌器阻萌,避免其过早萌出受到外伤或感染而脱落;迟萌或者阻生的牙根已形成超过 2/3 时,有保留价值的牙可以开窗导萌;萌出顺序异常的牙根据不同情况给予合适处理。

4. 系带附着异常

(1) 上唇系带附着过低。

出生时系带附于牙槽嵴顶,随牙齿的萌出而逐渐上移,至恒切牙萌出后,距牙槽嵴顶 4~5 mm,附着过低常造成上中切牙之间间隙。多为遗传或先天发育所致,X 线片示"V"形缺口,先关间隙后手术治疗。

(2) 舌系带过短。

舌系带过短会导致发音不清,多是遗传、先天发育异常所致,临床检查可确诊。若不及时治疗易造成下牙弓过宽、开殆,应矫治错殆。

(三) 早期阻断矫治

1. 口腔不良习惯的矫治

1) 吮咬习惯

要改变吮拇指、吮其他指、吮咬唇、吮吸颊、咬物等口腔不良习惯,在婴儿期可以在吮吸的手指上涂苦药水,在儿童期首先对患儿进行教育,患儿自行破除吮咬习惯,若教育无效时,可以戴用唇挡丝进行矫正。

2) 异常吞咽及吐舌习惯

(1) 异常吞咽。

婴儿型吞咽是乳牙萌出前的吞咽方式,即舌放在上下颌龈垫之间,唇、颊收缩形成唧筒状吸奶并进行吞咽。牙萌出后正常的吞咽为提下颌肌收缩,使上下颌牙接触,唇闭合,舌背与腭穹接触,舌尖接触硬腭前份近乳突并向上、后推动使食物进入咽部,再到食道。保留了婴儿型吞咽的患者,可见上前牙前突。

(2) 吐舌习惯。

有吐舌习惯的患者,常将舌头放在上下前牙之间形成开殆,前牙开殆,呈与舌头外形一致的楔形间隙。舌放在上下牙之间,颊肌张力增大,导致上牙弓缩窄;后牙咬合打开使后牙继续萌出而使下颌向下、向后旋转生长。治疗主要是教育儿童改正不良吞咽和吐舌习惯,教导患儿正常吞咽的方法。如伴有扁桃体过大、慢性扁桃体炎的患者应进行治疗。必要时可做腭刺、腭屏或腭网破除伸舌吞咽和吐舌习惯,同时训练正常的吞咽动作。

(3) 口呼吸习惯。

口呼吸患者,应排除有无呼吸道疾病,有呼吸道疾病的患者应进行治疗,控制后还有口呼吸习惯的要进行鼻呼吸教育,必要时可以用前庭盾矫正口呼吸。

(4) 偏侧咀嚼习惯。

偏侧咀嚼是一种不良的生活习惯,会造成咀嚼侧偏远中关系、反殆,非咀嚼侧偏近中关系。造成面部不对称等严重后果。纠正很困难,应去除病因,及时治疗。严重者需通过正畸治疗或是面部整形手术使之恢复面型的对称性。

2. 牙数目异常的早期治疗

(1) 多生牙。

牙胚发育异常,常在上颌中切之间,有一个或多个多生牙,有埋伏的或萌出的形态,多为异常的牙齿,会导致牙弓拥挤,上下牙弓关系异常,影响美观。一般通过临床检查或影像学检查可诊断,治疗是拔除多生牙,对于牙周组织影响不大,拔牙难度大的多生牙,可以定期观察,再做合适处理。

（2）先天缺牙。

先天缺牙是牙胚发育异常少，形成一颗或者多颗牙齿，乳牙少见，恒牙以下颌切牙、第二前磨牙、上颌侧切牙多见，上下牙齿大小比例失调，处理方法跟恒牙早失类似，根据不同情况给予不同处理。

3. 个别牙错位的早期矫治 上中切牙旋转、外翻、错位的矫治，可粘托槽加局部弓丝矫正，或唇弓加舌簧进行局部正畸矫治；上中切牙间隙的矫治可用片段弓关闭间隙，注意区别是否为暂时性错𬌗；系带附着过低所致的牙错位，切忌不可直接用橡皮圈套在牙上；第一恒磨牙近中移动的牙错位可推磨牙向后进行矫治。

4. 牙列拥挤的早期矫治 轻中度拥挤的早期矫治，应先观察，暂时不处理，注意与暂时性拥挤鉴别。严重拥挤的早期矫治应按序列拔牙，是替牙𬌗期的通过拔牙手段矫治严重牙列拥挤的传统治疗方法。适用于：严重的牙列拥挤，无恒牙胚缺失，无明显牙颌面关系异常。拔牙顺序：乳尖牙（9岁左右），第一乳磨牙（9～10岁），最后第一前磨牙。注意长期监控深覆𬌗问题，部分可能需要后期矫治。

5. 反𬌗的早期矫治 早期乳牙反𬌗或个别前牙反𬌗，常为牙性或功能性反𬌗。若不及早矫治可能会发展为骨性。多数乳前牙反𬌗一般在3～5岁矫治，以4岁最好。原则是尽早及时矫治，去除𬌗干扰。

1）多数乳牙前反𬌗的矫治

（1）反覆𬌗浅者：调磨、训练。

（2）反覆𬌗中度者：上颌双侧牙𬌗垫活动矫治器，一般7～10天复诊一次，3～6月完成。

（3）反覆𬌗深者：设计下颌联冠斜面导板。

（4）反覆盖过大者：下颌前伸过度，可戴头帽、颏兜，改变下颌生长方向，不适合垂直生长型患者。

对遗传趋势很强，下颌体后旋，颏兜不能抑制下颌生长的患者不能矫治，等待成年后手术。

2）替牙期个别恒牙反𬌗的矫治

（1）上切牙舌向错位所致个别恒牙反𬌗：反覆盖浅间隙足，可用咬撬法；反覆𬌗中度者，可用上切牙冠状斜面导板。

（2）下切牙唇向错位所致反𬌗：下颌唇弓。

（3）伴拥挤的个别恒前牙反𬌗：2×4片段弓技术。

3）后牙反𬌗的早期矫治

（1）单侧后牙反𬌗：多系𬌗干扰而使下颌偏向一侧或单侧咀嚼。矫治方法：①调𬌗；②治疗龋齿，改正单侧咀嚼习惯；③单侧牙𬌗垫矫治器。

（2）双侧后牙反𬌗：扩弓。

6. 深覆盖的早期矫治 吮指、吮下唇、𬌗障碍、下切牙先天缺失，多为牙性、功能性的深覆盖，矫治主要是阻断病因，咬合诱导调整，如去除不良习惯、咬合障碍，功能矫治，必要口外矫形力。

7. 开𬌗的早期矫治 吮指习惯、咬物习惯、遗传、疾病等，均会引起开𬌗，破除不良习惯，甚至需要二期矫治解决开𬌗问题。

（四）早期生长控制和颌骨矫形治疗

生长发育期因遗传因素或环境因素引起的严重的骨骼发育异常可采用颌面颌骨生长引导，促进或抑制颌骨的发育改变其生长方向、空间位置和比例关系，引导颅颌面的正常生长。

Note

生长改良指通过口外力和功能矫正器等矫治手段,对有生长潜力的儿童,存在的上下颌骨间的大小、形态位置不协调进行治疗,利用肌肉功能对颌骨生长的引导,从而改善上下颌骨的关系。

1. 骨性(或功能性)Ⅱ类错殆的矫形治疗

(1)下颌后缩。

①诊断:临床检查及影像学检查可确诊。

②治疗方法:功能性矫治器如 Activator、FR、Twin block 等。

(2)上颌前突。

上颌骨前移及上牙-牙槽骨向前发育过度。

①诊断:临床检查及影像学检查可确诊。

②治疗:矫形治疗、口外后方牵引。

2. 骨性或功能性Ⅲ类错殆的矫形治疗

(1)下颌前突。

①功能性下颌前突:根据临床检查,功能分析,X线头影测量分析进行诊断。矫治方法:功能矫治器(FRⅢ),改良肌激动器。

②骨性下颌前突:下颌骨发育过度或下颌位置前移,多采用矫形力矫治。部分可能需要成年后进行正颌和正畸联合矫治。

(2)上颌后缩。

骨性上颌后缩是上颌发育不足,上颌前颌骨发育不足或上颌位置后移。矫治可用前方牵引器牵引。

3. 骨性开殆的矫形治疗　垂直牵引,部分成年后需要正颌和正畸联合矫治。

第五节　正畸并发症的美学影响

在正畸过程中,及时、反复地对患者进行畸形口腔健康教育,保持口腔健康,防止牙体牙髓病、牙周病及黏膜病的发生。不当的口腔卫生维护,会出现以下并发症。

1. 牙釉质脱矿及龋病　正畸过程中口腔内装了矫治装置,如果清洁工作没做好,可造成牙齿表面不可逆的脱矿(牙齿表面变成白垩色),严重的还可能发生龋病。

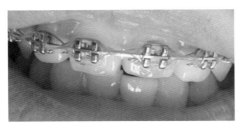

图 9-16　牙龈炎

2. 牙周组织损坏　牙齿移动及牙周组织的改建需遵循一定的生物力,不正确的矫治力可能会造成牙周组织的永久损伤;正畸过程中口腔卫生维护不好也可能会导致牙龈炎(图 9-16),有的甚至还会发展成牙周炎。

3. 牙根吸收　正畸治疗涉及牙根周围的牙槽骨缓慢改建,在改建过程中牙槽骨周围成骨细胞及破骨细胞活动旺盛,因此牙根或多或少会发生一定程度的牙根吸收。吸收程度常因牙齿需要移动的距离增大而递增,但是只要遵循正确的生物力对牙齿进行加力,牙根吸收的程度不会对牙齿的稳定度产生影响。但由于个体差异的存在,在极少数情况下,牙根可能出现特异性吸收,进而造成牙齿松动或脱落。

4. 黏膜溃疡　矫治初期,黏膜在与正畸托槽接触后有时会发生溃疡。治疗中有时因为结

Note

扎丝或弓丝末端的刺激也会发生溃疡(图9-17)。经过一段时间的适应之后都能够自行缓解。

5. 正畸疼痛与牙体松动 在正常情况下,每个牙都有一定的生理动度以便缓冲咀嚼压力,防止牙齿受创伤。治疗时,牙齿松动度增加,是正常反应,这种牙齿正畸的副作用是可以恢复的。牙齿要移动时需要牙槽骨和牙周膜重建,这主要是因为牙齿是靠牙周膜固定在牙槽骨里的,这样牙齿就会变松动。但牙齿矫正到正常位置停止移动后,牙齿能够通过自身的修复能力使牙周膜重新附着而变稳固,不会发生永久性的损伤。所以,临床上发现牙齿松动度太大,应暂停加力,让其恢复后继续加力。

6. 牙髓反应 在牙齿正畸的治疗初期,牙髓内产生轻度的、暂时性的炎症反应,正畸加力后几天内有疼痛或不适感,是没有临床意义的;是牙齿矫正的副作用之一,是可以恢复。

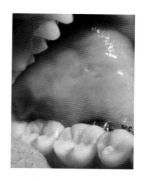

图 9-17 溃疡

知识链接 9-1

本章小结

	学 习 要 点
重点内容	1. 错殆畸形对美学的影响。 2. 正畸矫治的美学目标与美学评价。 3. 错殆畸形的预防与早期矫治。 4. 常用的美容正畸矫治器及其适用证、禁忌证和临床操作流程。 5. 正畸并发症对美学的影响。

能 力 检 测

选择题

1. 暂时性错殆发生的机制是( )。

A. 恒切牙萌出初期,出现轻度拥挤现象,可能因恒牙较乳牙大,随着颌骨的增大和乳磨牙与恒磨牙的替换等变化可自行调整

B. 多生牙占据了恒牙的位置,常引起恒牙的错位萌出

C. 唇系带异常可造成上中切牙之间出现间隙

D. 咬上唇习惯容易形成前牙反殆,下颌前突及近中错殆等畸形

E. 以上都不是

2. 呼吸功能异常易引起的错位是( )。

A. 单侧后牙反殆   B. 后牙锁殆   C. 佝偻病

D 下颌后缩畸形   E. 以上都是

3. 口腔不良习惯不包括( )。

A. 吮指习惯   B. 异常吞咽习惯   C. 舌习惯

D. 唇习惯   E. 咬物习惯

4. 以理想正常殆为标准,错殆畸形的患病率是( )。

A. 20.33%   B. 40.92%   C. 60%

D. 86.81%   E. 91.2%

Note

5. 属于恒牙正常萌出顺序是（　　　）。

A. 上颌：6→1→3→4→2→5→7　　　　　　B. 上颌：6→1→2→3→4→5→7

C. 下颌：6→1→2→3→5→4→7　　　　　　D. 上颌：6→1→2→4→5→3→7

E. 以上都对

6. 暂时性错𬌗的临床表现是（　　　）。

A. 后牙反𬌗　　　　　　　　　　　　　　B. 个别前牙反𬌗

C. 上颌侧切牙初萌出时，牙冠向远中倾斜　　D. Ⅲ度深覆𬌗，Ⅲ度深覆盖

E. Ⅲ度牙列拥挤

7. 理想正常𬌗是（　　　）。

A. 对于生理功能无大妨碍者，都可列入理想正常𬌗

B. 个别正常𬌗

C. 反𬌗

D. 深覆𬌗

E. 保存全副牙齿，牙齿在上下牙弓上排列得很整齐，上下牙的尖窝关系完全正确，上下牙弓的𬌗关系非常理想

8. 下列哪项是错𬌗畸形的病因？（　　　）

A. 牙列缺失　　　　　B. 遗传因素　　　　　C. 楔状缺损

D. 四环素牙　　　　　E. 氟斑牙

9. 面部肌肉建𬌗的动力平衡中，与向后的动力有关的肌肉是（　　　）。

A. 颞肌　　　　　　　B. 翼内肌　　　　　　C. 咬肌

D. 上下唇方肌　　　　E. 以上都不是

10. 上下牙弓狭窄其矫治原则为（　　　）。

A. 缩小上牙弓宽度，或扩大下牙弓宽度，或二者并用

B. 升高前牙或压低后牙

C. 扩大牙弓，推磨牙向后

D. 矫正颌间关系

E. 扩大上牙弓，或用机能训练矫治法，并加强营养及咀嚼功能，以促进颌骨及牙弓的发育

参考答案

参 考 文 献

[1] 傅民魁.口腔正畸学[M].6版.北京：人民卫生出版社，2012.

[2] 于海洋，胡荣党.口腔医学美学[M].3版.北京：人民卫生出版社，2015.

（张海英）

Note

第十章　口腔颌面美容外科

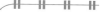

学习目标

掌握:常用正颌外科手术的种类及适应证;鼻唇整复美容手术的适应证及方法。

熟悉:鼻唇整复美容手术的术式;面部软组织美容整形手术的方法;面部骨性轮廓不良的美容整形手术的方法。

了解:面部微创美容整形手术的方法。

案例导入

患者,女,6个月,先天性右侧上唇Ⅲ唇裂,经过全面体检,无手术禁忌证,经与家长沟通准予手术。全麻下行右侧上唇唇裂整复术,手术顺利,术后创口愈合良好,手术效果较好。但鼻部外形不能达到满意美学效果,还需进行二期鼻畸形整复术。

1. 唇裂整复术的方法有哪些? 有何优缺点?

2. 鼻部畸形整复术有哪些?

3. 术后如何进行美学评价?

第一节　正颌外科美容治疗

一、概述

牙颌面畸形主要是指因颌骨生长发育异常所引起的颌骨体积、形态,上、下颌骨之间及其与颅面其他骨之间的关系异常和随之伴发的殆关系及口颌系统功能异常,外观则表现为颌面形态异常。牙颌面畸形是一种颌面部的生长发育畸形,可以是某些遗传因素导致的,也可以是后天疾病,如肿瘤、外伤等导致的。

正颌外科是以研究和诊治牙颌面畸形为主要内容,通过口腔颌面外科与口腔正畸科密切合作,共同矫治牙颌面畸形,改善容貌的同时也解决了殆关系的紊乱,使功能与形态达到协调统一。

(一) 正颌外科的发展史

1728 年,Fauchard 尝试用牙钳矫正个别牙齿的错位,但可造成牙髓坏死,甚至牙齿松动脱落。但这是最早的正颌外科治疗。Hullihen 于 1849 年首次采用骨切开术矫治骨性牙颌面畸形。随后不断有学者报道:在下颌体部进行直线和阶梯式截骨术,以矫正下颌前突畸形;口外切口将下颌升支水平截开使下颌后退,以矫正下颌前突畸形;用髁状突切除术矫正下颌前

Note

突;完全从口腔内进路完成下颌体部截骨等,正颌外科在世界各地开始发展。至 20 世纪 50 年代,随着麻醉学、外科学、头颈部外科应用解剖学以及特殊手术器械的使用和抗生素的不断更新,加之术式的改进和创新,使牙颌面畸形的外科矫治进入了飞速发展的阶段。

20 世纪 60 年代末至 20 世纪 70 年代,基于 Bell 等关于在颌骨及颌周组织血供的应用解剖,以及上、下颌骨切开后的血流动力学变化方面的研究基础,为现代正颌外科手术提供了依据和保证。近年来,由于口腔颌面外科学与正畸学的密切配合,进入了牙颌面畸形治疗后的功能与形态修复相结合的新时期,逐渐形成了现代正颌外科学。1992 年首次将牵引成骨的理论和技术用于矫治发育不良的下颌骨。此后,运用牵引成骨术矫治牙颌面畸形的研究和临床应用得到了迅速发展,而牵引成骨术与正颌外科手术相结合的方法和理念,标志着牙颌面畸形的矫治进入多元化阶段。

(二) 正颌外科在国内的进展

正颌外科在中国的兴起始于 20 世纪 70 年代末 80 年代初。1985 年在青岛召开第一次全国正颌-正畸学术讨论会。进入 20 世纪 90 年代,中国的正颌外科在诸多方面已经接近和达到国际先进水平,引起了国际同行的重视。近年来,国内多数规模较大的口腔医院已经成立了包括口腔颌面外科和正畸科在内的多学科组成的正颌外科组,中华口腔医学会口腔颌面外科专业委员会也成立了正颌专业学组,标志着中国现代正颌外科正逐步走向成熟。

现代正颌外科的发展还体现在复杂牙颌面畸形矫治水平的明显提高方面。20 世纪 80 年代,中国正颌外科的矫治对象多为上颌前突、后缩及部分偏斜畸形的患者。随着临床矫治水平的提高,复杂牙颌面畸形的患者就诊率明显提高,许多过去认为难以矫治的畸形也得到了满意的治疗。

正颌外科的发展得益于学科的交叉渗透,近年来众多与正颌外科相关的学科和技术的飞速发展为复杂牙颌面畸形的诊治开辟了一个崭新的领域,如控制性降压和低温技术、坚固内固定技术、计算机辅助及数字化技术、美容外科技术等。

(三) 面部的美学检查

牙颌面畸形是一种外部表现,可影响容貌,临床医生应从美学的观点出发,以本地区、本民族和不同年龄性别的正常标准,对患者颜面外形和各部分比例进行检查并作美学分析。由于很多外观相似的畸形是由不同结构异常引起的,这就需要对患者进行全面的检查,做出符合患者个体情况的正确诊断,预测手术能达到的美学效果,制订有效的治疗计划。面部形态的美学检查主要包括以下几个方面。

1. 正面观

(1) 颜面的中线与对称性:正常情况下,眉间点、鼻尖点、上唇最凹点与颏部中点基本上位于颜面的中线上。左右眉、眼、耳、颧突、鼻翼、口角和下颌角及同名牙均应对称。

(2) 水平比例:是指面部长度的比例。正常人的面部应为三等份,即发际点到鼻根点、鼻根点到鼻下点、鼻下点到颏下点三部分的长度基本相等,称"大三停"。面下 1/3 又分为三等份,即鼻下点到口裂点、口裂点到颏上点、颏上点到颏下点三部分距离基本相等,又称"小三停"。

(3) 垂直比例:是指面部正面宽度的比例。从两眼的内外眦向下作垂线,将面部分成五等份,每一分的宽度与睑裂的宽度相等,即称"五眼"(图 10-1)。

(4) 唇齿关系:在上唇自然松弛状态下,正常唇间隙

图 10-1　三停五眼

为 0～3 mm，女性唇间隙大于男性。上颌中切牙切缘应在上唇唇缘下 2 mm，微笑时暴露上前牙牙冠的 3/4，大笑时只应有少许牙龈暴露。

2. 侧面观

（1）侧貌轮廓：检查侧貌时，要求患者处于自然头位-直立或端坐，两眼目视前方，当头部处于这个位置时，根据两条线之间的关系（一条是通过额点至鼻下点，另一条是通过鼻下点至颏前点），可以将面形分为三种（图 10-2）：①直面形：两条线段几乎呈一条直线；②凸面形：两条线段之间形成一角度，鼻下点位于额点及颏前点连线的前方，提示为骨性Ⅱ类错𬌗；③凹面形：两条线段之间形成一角度，颏下点位于额点及颏前点连线的后方，提示为骨性Ⅲ类错𬌗。

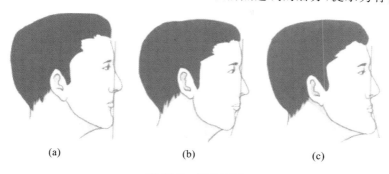

图 10-2 侧貌面形
(a)直面形；(b)凸面形；(c)凹面形

（2）审美平面：鼻尖点与颏前点的连线为审美平面，又称为 EP 线（图 10-3）。成人的双唇均位于审美平面稍后，上唇在下唇的稍后方。利用审美平面可以快速评价患者的侧貌是否美观协调。

（3）鼻唇角：鼻小柱点、鼻下点与上唇突点连线形成的夹角（图 10-4），正常为 90°～110°。中国美貌人群的鼻唇角男女分别为 100°和 98°，改变上颌骨前后向位置及上前牙倾斜度均可改变该角的大小。

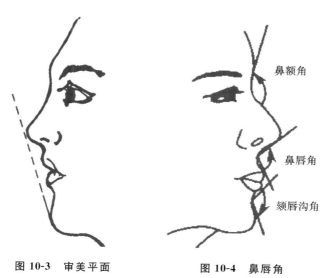

图 10-3 审美平面　　　　**图 10-4 鼻唇角**

（4）下颌角：正常成年人的下颌角约 120°（图 10-5）。下颌角越陡，通常提示前面高度过大，下颌呈垂直生长型，存在开𬌗倾向；下颌角越低平，提示前面高度减小，下颌呈水平生长型，通常与短面及深覆𬌗有关。

（5）颏唇沟：下唇与颏部之间的凹陷为颏唇沟（图 10-6），标准颏唇沟深约 4 mm。颏唇沟深,下唇红组织外翻前突,多见于下颌骨垂直向发育不足,如骨性深覆殆;颏唇沟变浅,可见于下颌前突。

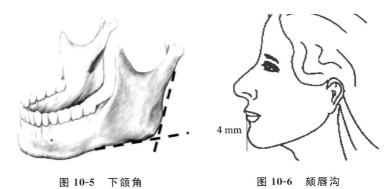

图 10-5　下颌角　　　　　　　图 10-6　颏唇沟

（四）口腔颌面部的美学评价

虽然有"情人眼里出西施"的说法,但是牙颌面畸形患者的容貌对其生理功能、心理,甚至生活的影响是显而易见的。"爱美之心,人皆有之",人人都希望拥有一张英俊或美丽的面容,但是称得上俊美的容貌毕竟占少数,而绝大多数人面容是大众可接受的平常面容。牙颌面畸形在不同程度上,破坏了颜面部结构的协调和美观,从而使患者容貌异常,甚至可产生负面社会心理影响,因此患者求医的首要目的往往是强烈要求改变容貌。正颌外科可以通过手术的方式调整面部骨结构关系,从而使面容发生巨大改变,正颌外科不仅可以使异常的面容恢复正常,而且可使之变得更漂亮。

美的标准不应被局限为一种固定的模式,而应该随时代的改变而调整。公众认定的面部美观标准也并非恒定不变的,而是随年代变迁而不断变化。正颌外科医生不可能按同一审美标准和比例去塑造每一个人的面容,而要根据每个人面部形态大小、面部器官的基本情况、面部美学标准等制订手术设计,为患者创造具有个体特征的容貌美。因此,医生不仅要具备牙颌颅面解剖结构知识,还要具有对容貌美的正确认识和一定程度的审美能力。

不同的人,因其种族、性别、文化背景及受教育程度等诸多因素的影响,都会有自己不同的审美观点。以面部美观为主的就诊动机的患者与医生的审美标准显著不同,对美的认识也存在差异。医生必须对患者及其亲属的审美要求进行详细的了解,并结合美学标准加以分析,最终与患者及其家属之间建立共识、达成一致。

二、常用的正颌外科手术

目前,随着正颌手术的器械不断改进与发展,正颌外科技术不断提高,治疗效果也越来越好。手术从口内进路,尽量使患者口外不遗留瘢痕,达到美学效果。

1. LeFort Ⅰ型截骨术　LeFort Ⅰ型截骨术(图 10-7)基本上是按照上颌骨 LeFort Ⅰ型骨折线的走向和部位切开上颌骨各壁,保留腭侧黏骨膜软组织蒂,使离断的上颌骨段能够整体移动,用于矫治上颌前后向、垂直向发育不足,上颌垂直向发育过度;矫治上颌牙弓过宽、过窄或伴有的开殆畸形;并常与下颌骨的正颌外科手术配合矫治各种复杂牙颌面畸形。

2. 上颌前部截骨术　上颌前部截骨术(图 10-8)是通过上颌骨前份的骨切开术,形成包括前鼻棘和前部骨性鼻底在内的双侧尖牙间(或第一磨牙间)的牙骨段,多采用后退或上移此骨块来矫治上颌前突、开殆、深覆殆等;亦可配合其他手术矫治双颌前突、开殆畸形。

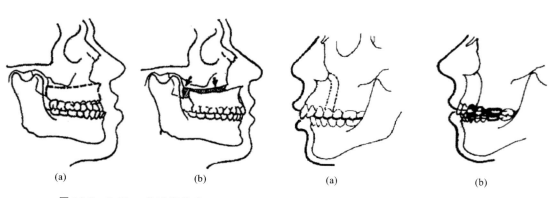

(a) (b)
图 10-7 LeFort Ⅰ 型截骨术

(a) (b)
图 10-8 上颌前部截骨术

3. 下颌升支矢状骨劈开术 下颌升支矢状骨劈开术(图 10-9)首先由 Obwegeser 在 1957 年报道。由于其巧妙的手术设计,截骨线符合下颌升支的解剖结构,因此被业界接受并广泛应用于各种下颌骨畸形的矫治中。如下颌骨发育不足引起的下颌骨后缩畸形、下颌骨发育过度引起的下颌前突畸形、下颌骨发育不对称引起的下颌偏斜畸形。另外,与其他手术协同可矫治含有小下颌或下颌前突畸形。

4. 下颌升支垂直截骨术 下颌升支垂直截骨术(图 10-10)由 Caldwall 和 Letterman 在 1954 年报道。早期的这种术式由于手术器械的限制,都是从口外入路,现在由于手术器械的改进与应用,很容易从口内入路完成手术。用于矫治下颌发育过度、偏颌畸形以及术前已诊断有颞下颌关节紊乱综合征的下颌前突畸形。

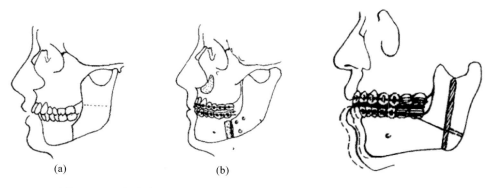

(a) (b)
图 10-9 下颌升支矢状骨劈开术

图 10-10 下颌升支垂直截骨术

5. 下颌前部根尖下截骨术 下颌前部根尖下截骨术(图 10-11)是一种具有多用途的矫治下颌前部牙及牙槽突畸形的手术。多数情况下,是一种与其他手术配合矫治某些牙颌畸形的辅助手术。

6. 下颌体部截骨术 下颌体部截骨术(图 10-12)是早期矫正下颌前突畸形的常用术式,这种术式至今仍有应用,但适应证较窄。近年来,骨间坚固内固定技术的应用克服了这一术式的缺点(术后远端骨段易下旋导致开合),取得了较好的效果。

7. 颏部成形术 颏部成形术(图 10-13)用于矫正颏部发育过度所致的颏前突畸形、颏过长畸形、颏过宽畸形,颏部发育不足所致的颏后缩畸形、颏短小畸形以及颏部发育不对称所致的颏偏斜畸形。颏部的形态在前后、左右及上下方位都易发生变化,而且具有很大个体差异。即使在同一类牙颌面畸形中,每个患者之间亦可有明显的不同,因此,为获得最佳的美学效果,颏部整形必须结合个体特点独立设计。

Note

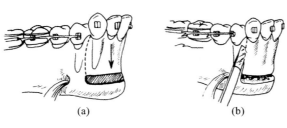

图 10-11　下颌前部根尖下截骨术

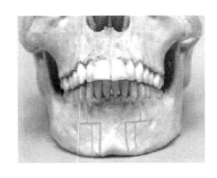

图 10-12　下颌体部截骨术

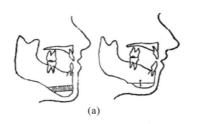

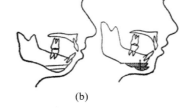

图 10-13　颏部成形术

（a）颏部缩小术；（b）颏部扩大术

第二节　鼻唇整复美容外科

一、先天性唇裂整复美容手术

（一）唇的美学形态特征及意义

唇的上界为鼻底,下界为颏唇沟,外界为两侧的唇面沟,横行的口裂将唇分为上唇和下唇。口裂的两侧为口角。静止状态下口角位置相当于尖牙与第一前磨牙之间。上唇的正面观呈弓形,有一个红色的边缘,称红唇。红唇与皮肤的交界处称红唇缘。由鼻小柱向下至红唇缘的纵行浅沟,称人中。人中下方的红唇呈结节状,称唇珠,以小儿较为明显。侧面观,上唇较下唇略松且薄,轻轻盖在下唇之上,并微微突出、翘起。上述的解剖标志在修复唇裂和唇缺损时有重要的美学意义(图 10-14)。

唇的组织结构由外向内分为五层,①皮肤:唇部的皮肤分为红唇和白唇,白唇皮肤较厚,与浅筋膜及表情肌结合紧密,并富于毛囊、皮脂腺和汗腺等结构。红唇是皮肤和黏膜的移行区,皮肤极薄,没有角质层和色素,能透出血管中天然血色。②皮下(浅筋膜):较疏松。③肌层:主要是口轮匝肌。④黏膜下层:内含上下唇动脉及黏液腺。⑤黏膜:有黏液腺开口。唇的血液供应主要来自面动脉的分支上、下唇动脉,静脉血经面静脉回流。唇感觉由眶下神经和颏神经支配。唇的运动由面神经支配。

口唇是生命的门户,丰满圆润,樱桃色的口唇给人以年轻、充满活力的印象;干瘪布满皱纹的口唇是老化、青春已逝的标志。口唇在容貌美学中的优势首先是色彩美,我国传统的审美,常把"唇红"与"齿白"相联系,认为浮现在唇红齿白间的笑容是容貌美学一绝。

口唇在面部的重要性仅次于眼,有时可胜过眼睛。达·芬奇的著名肖像画《永恒的微笑》,

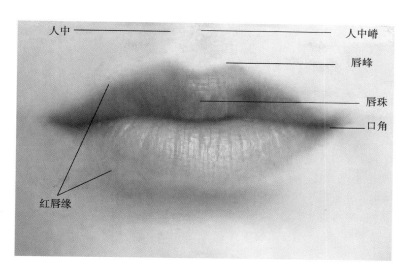

图 10-14 唇的解剖形态

其重点就在口唇。由于口唇是人的情感冲突的焦点,因此有人称它为"面容的魅力点"或"爱情之门"。

目前公认的美丽唇型比例参数是:上唇红中线高 7～8 mm,下唇红中线高 10 mm,上唇缘唇峰点比唇珠点高 3～5 mm,下唇缘最下点较唇珠点低 1～2 mm。左、右口角连线与咬合平面及瞳孔平面平行。以此为据,理想的唇型是嘴唇轮廓线清晰,下唇稍厚于上唇,大小与脸型相宜,唇珠较明显,嘴角微翘,令人感到愉悦。

(二)先天性唇裂整复美容手术

唇裂畸形是在胚胎发育早期由于多种因素干扰面突的生长发育,而导致面突不能融合的一种先天性畸形。临床常见的上唇唇裂是由于上颌突与球状突不能正常融合而造成的。

唇裂畸形的表现较为复杂,每一个患者都有不同的特点。主要表现为口唇的环形收缩功能丧失,导致患儿吮吸困难、语音不清等生理功能障碍,甚至累及上颌前部骨质发育异常,引起牙槽突畸形和鼻部畸形,更为突出的是对患者容貌及心理造成的影响。

手术整复是治疗先天性唇裂的唯一办法。唇裂整复手术的美学原则是上、下唇比例基本协调一致,左右两侧唇的高度基本对称,红唇缘要对齐、连续,唇弓明显,唇珠丰满突出,有良好的人中形态,鼻小柱居中,直而不斜,两侧鼻底宽度相等,鼻孔大小形态相似,尽量减少术中创伤,减小术后瘢痕。但是每种手术方法均有各自的优缺点,在选择时应根据唇裂的分类和施术者的经验等实际出发,灵活应用。也可以结合自己的临床经验对所选择的方法进行适当改进,以求达到更好的整复效果。

单侧唇裂的整复手术,现在通常采用的是 Tennison 提出的下三角瓣法整复术和 Millard 提出的旋转推进法两种,以及各自的改良法。双侧唇裂的整复手术,常采用的是保持原前唇高度和增加前唇高度两种手术方法。不管选用哪种方法,基本的操作步骤都是定点、切开、缝合三个步骤。

1. 下三角瓣法整复术 单侧唇裂的下三角瓣法整复术如图 10-15 所示。下三角瓣法整复术既有优点也有缺点。

(1)优点。

①此法定点明确,初学者易掌握。

②应用几何学方法设计,保存了唇缘的主要结构,使裂隙两侧口轮匝肌纤维基本一致,有利于上唇的发育,恢复患侧应有的唇高度。

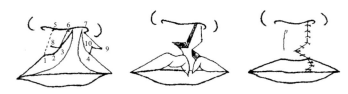

图 10-15　下三角瓣法整复术

（2）缺点。

①切除组织较多,破坏了人中形态,影响术后的美学效果。

②术后形成的三角瓣位于上唇的下份,术后瘢痕有损上唇的美感。

③不完全性唇裂常可致患侧上唇过长。

2. 旋转推进法整复术　单侧唇裂的旋转推进法整复术如图 10-16 所示。旋转推进法整复术既有优点也有缺点。

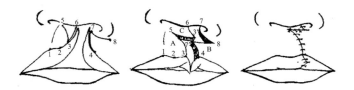

图 10-16　旋转推进法整复术

（1）优点。

①切除组织较少,保留了唇部的主要自然结构,使上唇下部组织丰满且有较好的松弛度。

②患侧上唇下份瘢痕呈直线,与人中崤相近似。

③唇弓形态较好,且鼻底封闭好,缝合后不易裂开。

④鼻小柱歪斜畸形可获得完全的整体复位效果。

（2）缺点。

①定点灵活性较大,初学者不易掌握。

②对于完全性唇裂,有时术后会导致唇高不足,而浅Ⅱ度唇裂有时又发生唇高过长情况。

综上所述,从唇裂畸形移位组织的生理性复位或美学修复的原则分析,可认为 Millard 法更具适用性,更符合美学修复的要求。目前,不少学者将旋转推进法进行了诸多改进并归纳为 Millard 法Ⅱ式和 Millard 法Ⅲ式。总之,在临床工作中要根据每个患者的临床特点并结合术者解剖和美学知识,设计个性化术式,而不必套用同样的术式。

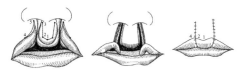

图 10-17　前唇原长整复术

3. 前唇原长整复术　双侧唇裂的前唇原长整复术如图 10-17 所示。前唇原长整复术既有优点也有缺点。

（1）优点。

①临床运用较多,此法适用于婴儿及前唇较长的成年人,以前唇组织充作上唇的中央部分。

②手术方法简单,效果好。

（2）缺点。

术后一定时期内上唇显短,但随着唇功能的恢复,年龄的增加,上唇的长度可逐渐接近正常。

4. 前唇加长整复术　双侧唇裂的前唇加长整复术如图 10-18 所示。前唇加长整复术既有优点也有缺点。

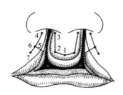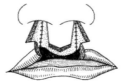

图 10-18　前唇加长整复术

（1）优点。

①本法适用于前唇短小的成年人及前唇特小的幼儿。

②因此法是利用侧唇的唇组织转移至前唇的下份，以缩短上唇横向距离来增加上唇纵向高度，故术后短期内效果较好。

（2）缺点。

①随着上唇的生长发育及年龄的增加，可逐渐出现上唇纵向过长而横向过窄、上唇下部过紧而上部突出，红唇缘内卷的现象。

②由于手术利用缩减上唇宽度增加上唇高度，因此增加了对上颌骨前部的压力，常常限制了上颌骨的发育而出现反𬌗及假性下颌前突畸形等。因此应慎重选择此法。

总的来说，手术设计的原则应该是在术后效果一致的情况下以手术切口设计得越少、越简单且不破坏已有的正常解剖结构为宜。

二、唇裂鼻畸形整复美容手术

唇裂术后患者多伴有鼻畸形，鼻畸形是唇裂修复手术后常见的后遗畸形之一。唇裂的畸形在修复手术时同时作了鼻畸形矫正，有些则需要后期整复。在不同的病例中，唇裂鼻畸形的特点往往有很大的差异，与唇裂畸形的程度和范围以及牙槽突裂的状况直接相关。有学者认为鼻整形在一期唇裂修复术时是需要考虑的重要问题。

唇裂鼻畸形主要包括鼻孔过小或过大、鼻底瘢痕、鼻前庭皱褶、鼻底缺裂或鼻底口腔瘘、鼻翼塌陷、鼻小柱歪斜、鼻尖不正、鼻尖过低、鼻中隔歪斜及骨畸形。唇裂鼻畸形的手术整复方法较多，但应同时兼顾美学和功能两个方面。

鼻畸形的整复目的是形成正常的鼻外形、恢复鼻翼软骨的对称性、恢复鼻孔的对称性、恢复协调的鼻唇关系、矫正鼻中隔。

（一）单侧唇裂伴发鼻翼畸形整复术

单侧唇裂伴发鼻翼畸形的表现有患侧鼻翼扁平，鼻尖扁圆而宽大，失去正常鼻翼所具有的拱状形态，甚至伴有牙槽突裂，翼塌陷明显，患侧鼻底宽度和鼻孔周径明显大于健侧，鼻小柱偏移和高度过低，甚至伴有鼻梁和鼻中隔偏曲等。

1. 常用的单侧唇裂伴发鼻翼畸形整复术的方法

（1）以矫正鼻翼软骨错位为主的手术：该方法较为常用且有效，可矫正鼻尖分离、偏斜，鼻孔形态不对称，鼻翼塌陷，鼻翼背部皮肤凹陷和鼻前庭黏膜皱褶，以及患侧鼻小柱过短的鼻畸形（图 10-19）。

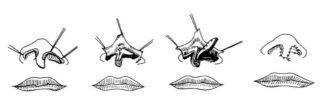

图 10-19　鼻翼软骨错位整复术

Note

（2）以矫正鼻翼基部位置为主的手术：患侧鼻底与健侧不对称是常见的唇裂鼻畸形的表现，一般患侧鼻底过宽较过窄容易矫正，且效果较好。

①患侧鼻底过宽时，利用"V-Y"成形术即可（图10-20）。

②患侧鼻底过窄时，可用"Z"成形术来矫正（图10-21）。

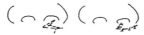

图10-20　鼻底过宽整复术　　　　图10-21　鼻底过窄整复术

（3）以矫正鼻孔过小为主的手术：患侧鼻孔过小难以矫正，往往效果不佳。

（4）以矫正鼻小柱方向和长短为主的手术：利用"Z"成形术来矫正（图10-22）。

2. 单侧唇裂鼻翼畸形整复术的美学效果评价

 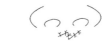

图10-22　鼻小柱歪斜整复术

（1）在进行唇裂鼻翼畸形整复时，虽做了鼻翼软骨的复位，但因牙槽突裂造成的鼻翼基部塌陷，可影响手术的远期美学效果。

（2）由于唇裂下方骨性裂隙的存在，术前应配合正畸治疗或在鼻翼畸形矫正术中同时施行患侧牙槽突裂的植骨修复，创造出与健侧相似的骨性支架，从而保证患者的疗效。

（二）双侧唇裂伴发鼻翼畸形整复术

此类畸形整复的主要目的是延长鼻小柱，重塑鼻尖和两侧鼻翼软骨的形态，矫正遗留的鼻翼基部错位和鼻底凹陷等。

（1）前唇皮瓣"V-Y"成形术如图10-23所示。

（2）上唇叉形皮瓣成形术如图10-24所示。

（3）双侧鼻底旋转推进术如图10-25所示。

（4）前唇瓣与下唇Abbe瓣的联合整复术：适用于鼻尖塌陷，鼻小柱过短，同时伴有上唇过紧，人中部组织过少，下唇相对前突的患者，如图10-26所示。

  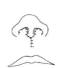　　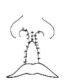

图10-23　前唇皮瓣"V-Y"成形术　　　　图10-24　上唇叉形皮瓣成形术

  　　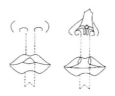

图10-25　双侧鼻底旋转推进术　　　　图10-26　前唇瓣与下唇Abbe瓣的联合整复术

（三）鼻尖不正

鼻尖不正常与鼻孔宽窄、鼻翼高低和软骨形态有关。所以，矫正时要将这些因素综合考虑，否则会影响矫正效果。鼻尖不正主要表现为鼻尖健侧偏斜及患侧鼻翼基底偏低，这类畸形当前的治疗方法有两种。

1. 鼻基部臃肿畸形 畸形程度不重,患侧鼻尖下鼻孔边缘皮肤显得过于臃肿,可在患侧鼻孔缘臃肿部分切除新月形皮肤块,缝合即可基本矫正。

2. 鼻翼畸形较明显者 作鼻翼软骨整复手术进行矫治,即通过切口暴露鼻翼软骨并予以分离复位。

（四）鼻孔过大

鼻孔过大表现为患侧鼻孔过宽、过扁,与对侧不对称。造成鼻孔过大的原因有:①完全性唇裂鼻翼基底部手术游离不充分,仍与上颌骨的鼻切迹相连,使过度外展塌陷的鼻翼不能复位;②手术设计定点太接近裂隙边缘,保留了过多的皮肤组织以及术后鼻底部感染,创口复裂。

整复方法(图 10-27):①对于患侧鼻孔过宽、过扁者,可将畸形侧鼻翼基底游离,在鼻底部做对偶三角瓣移位术进行矫正。②对于鼻孔与对侧不对称者,可在鼻孔底部参照对侧鼻孔大小适当切除一小块菱形组织,缝合后即可矫正。

（五）鼻孔过小

鼻孔过小表现为鼻孔横径过窄,而纵径相对变长,与对侧相明显不对称。造成鼻孔过小的主要原因是手术设计定点时远离裂隙边缘,切除了过多的鼻底皮肤组织。

整复这类畸形主要采用鼻孔过小整复术(图 10-28)。

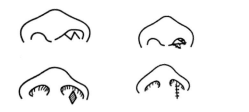
图 10-27 鼻孔过大整复术

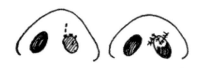
图 10-28 鼻孔过小整复术

（六）鼻翼基底过低

较严重的完全性唇裂的整复术,患侧鼻翼基底部往往游离不充分,使过度外展塌陷的鼻翼基底部向内旋转和向上提升不够,因而造成鼻翼基底过低。

整复方法:①上颌骨鼻切迹发育已正常者可采用“V-Y”成形术或三角瓣转移术矫正;②上颌骨鼻切迹发育不全者则加用软骨移植术或代用品植入,以垫高鼻翼基底来矫正畸形。

三、唇部畸形整复美容手术

唇是人体重要的部位,同时也是面部美容的重要因素。口唇上任何微小的畸形都会引人注目,从而对心理上产生不良影响。因此唇的矫正术可以让唇部变得更加完美。

（一）重唇整复术

重唇是一种先天畸形。重唇对容貌的影响很大,主要见于上唇,多在青春期表现最为明显,少数患者可能有家族史。患者在开口时可见到两个唇缘,在两唇缘间有横沟,笑时呈现两道清楚的红唇。其原因是在胚胎时期,上唇红唇内侧的黏膜及黏液腺组织增生,形成双层突起的红唇。有人认为与内分泌紊乱有关。

重唇整复术的治疗原则是做部分切除(切除多余的黏膜及黏膜下组织),恢复红唇的正常厚度(以上唇厚度是下唇的 2/3 为宜)及形态(图 10-29)。

（二）厚唇整复术

厚唇是指红唇部过厚,一般指男性上唇厚度超过 0.9 cm,下唇厚度超过 1.05 cm;女性上

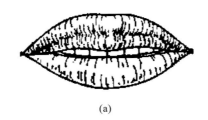 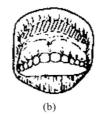

图 10-29　重唇整复术

(a)重唇的表现；(b)重唇整复术的切口

唇厚度超过 0.8 cm，下唇厚度超过 0.9 cm。厚唇与遗传因素、种族特征及个体差异有密切关

图 10-30　厚唇整复术

系，也可为局部慢性炎症或黏液腺高度增生所致。厚唇不能给人以轻盈、活泼的印象。

根据唇部外形美学原则，参照上下唇协调比例要求，在唇红内侧唇黏膜与口腔黏膜交界处，设计弧形切口线，切除唇部组织，切除的厚度以达到正常美学标准厚度为宜（图 10-30）。

（三）唇峰重建术

唇弓是指上唇红唇缘的弓状形态，而唇峰是唇弓的高点。唇弓（唇峰）在美学中的地位十分重要，西方画师把唇弓比喻为"爱神之弓"，可见唇弓的美学魅力。唇峰（唇弓）不明显常由手术设计不合理或手术操作失误造成。

唇峰重建术可根据上唇中份红唇的厚度不同选择合适的方法。

（1）当红唇（中份）较薄时，在两侧预定唇峰点上方各做一底在下、尖向上的小三角形切口，切除三角形内的皮肤，潜行剥离切口周围组织后，上提缝合于三角形切口的尖端，即可形成唇峰外形。

（2）红唇（中份）较厚时，在预定唇峰点之间，向红唇部做一半月形黏膜切口，切除半月形黏膜及黏膜下组织，潜行剥离切口上方的皮下组织，下拉缝合，即可形成唇峰。

（3）在红唇上方的皮肤上做一弓形切口，切除其与红唇缘间的皮肤，然后上提红唇黏膜与皮肤之弓形切口相缝合，形成唇弓。

（四）上唇过长整复术

对于过长的上唇的整复术的方法有不同的意见，有人主张在上唇的最上方，即口唇与鼻底的交界处切除一条全层的上唇组织，使上唇向上缩短；也有人主张在上唇的下方，即红唇与白唇的交界处按唇弓的形态切除一条皮肤和肌肉，使上唇缩短。但是对于具有瘢痕体质的患者，术后会留下明显的瘢痕，最好不轻易采用这些方法。现在比较安全的手术方法是在红唇与口腔黏膜交界处的口腔侧切除一条黏膜和肌肉，使上唇向上缩短，这样做的切口瘢痕可不暴露（图 10-31）。

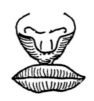

图 10-31　上唇过长整复

四、鼻部畸形整复美容手术

鼻由外鼻、鼻腔和鼻旁窦组成。与鼻整形术有关的结构主要为外鼻，外鼻为皮肤、骨及软骨构成的尖向上、底朝下的三角锥形隆起，位于面部中央，其上端狭窄，与额部相连，称为鼻根；下端隆起，突向前方，称为鼻尖；中间为一长嵴，名鼻背。鼻背的两侧为鼻侧部，鼻侧部的下方隆起，称为鼻翼。两个鼻翼的中间为鼻尖。鼻尖的下方为鼻小柱。鼻小柱和两侧的鼻翼围成

两个前鼻孔。外鼻动脉由面动脉的鼻外侧支供应鼻翼,内眦支及眼动脉鼻背支供应鼻上部。外鼻静脉由面前静脉及内眦静脉回流入颈内静脉。

　　鼻是面部最突出的器官,其形态完整、大小合适、比例协调对容貌的端正完美至关重要。鼻子形态的美与丑不仅决定着人的容貌特征,而且还能表现出人的智慧与性格。一般东方人的鼻子以宽低的鼻梁、宽而厚的鼻尖皮下组织、宽鼻孔、薄而软的软骨以及塌陷的鼻小柱为特征。所以东方人与西方人鼻整形的目的不同,西方人主要进行大鼻子缩小术,而东方人主要进行隆鼻术。我们所讲的综合隆鼻包括鼻背低平、鼻尖肥大、鼻翼过宽、驼峰鼻等畸形的矫正。

　　（一）隆鼻术

　　隆鼻术是通过植入适当材料来改变鼻子的高度和形态,使之与面部其他部位相协调。隆鼻术为我国施行较多的一种美容整形手术。它适用于各种鼻梁平坦凹陷的低鼻、鞍鼻及鼻尖低塌、鼻小柱短小的成年人。

　　1. 隆鼻术的充填材料

　　（1）生物组织材料:主要有自体骨及自体软骨,是隆鼻材料中应用较早的材料之一。自体骨组织多取自肋软骨、肋骨、髂骨。其主要优点是移植后易成活,不会发生排斥反应。但是存在着骨组织弹性差,塑形困难等问题,故术后外观显得十分不自然。自体骨的取材不方便,切取还会造成受术者的第二次痛苦;远期还可发生骨吸收,造成外部形态改变,受术者难于接受。现已较少用于隆鼻美容术。但对于复杂的鼻畸形或严重鞍鼻的矫正,有时还是需要选用自体骨移植。

　　（2）非生物材料:主要有硅胶、膨体聚四氟乙烯、羟基磷灰石等,目前最常用的为硅胶和膨体聚四氟乙烯。固体硅胶鼻假体是经高温硫化形成的固态聚合物,具有一定的弹性和硬度,手术简单易行,价格相对低廉。膨体聚四氟乙烯,术后鼻形自然逼真,但材料价格昂贵,对手术医生的要求较高。羟基磷灰石是人体骨组织的主要无机成分,具有良好的生物相容性和塑形性,是一种高级医用材料。目前该材料正逐渐取代硅胶制品。对于鼻梁低者,术后效果尤为满意,但因其无支撑作用,故鼻尖低者效果不佳。

　　（3）注射材料:目前常用且较安全的是玻尿酸,玻尿酸又称为透明质酸,是生物体皮肤组织结构中不可缺少的一个组成成分,作为身体组织的一部分,其组织相容性很好。虽然玻尿酸注射隆鼻有被人体吸收的局限性,但是它具有不开刀、见效快、安全性高,不会产生生硬的感觉等优点,易于被美容就医者接受。

　　2. 隆鼻术的方法

　　（1）手术隆鼻:手术隆鼻是将患者进行全身麻醉,或局部麻醉下进行。一般医生先做标记,依据标记切口(边缘切口或鼻前庭鼻小柱联合切口)切开皮肤或黏膜至皮下组织,在鼻背筋膜下剥离,形成假体或自体组织的植入腔隙,植入充填材料,缝合切口。

　　（2）非手术隆鼻:非手术隆鼻是注射填充剂(玻尿酸),不需要切开鼻子的皮肤组织,仅通过针剂注射的方式就能达到填充的效果。

　　（二）鞍鼻整复术

　　鼻梁塌陷如马鞍状称为鞍鼻,是鼻骨和鼻中隔软骨破坏、缺损或发育不良的一种外鼻畸形性疾病。患者常因美容要求而来就诊。

　　鞍鼻的病因除发育、畸形外,梅毒也是常见原因(不论先天或后天均可发生)。鼻部损伤,特别在鼻骨凹陷性骨折后未适当处理,也可发生继发鞍鼻畸形。此外因鼻中隔脓肿未及早处理,感染可损坏鼻中隔软骨,也可发生畸形。

　　整复鞍鼻所使用的材料有自体组织与生物材料两种:自体组织可采用自体或异体肋软骨

以及髂骨;生物材料以固体硅橡胶为常用。鞍鼻的整复以恢复正常鼻外形为主,其操作步骤如下。

(1) 提前预估植入体的大小和形态。

(2) 沿鼻尖、鼻翼边缘做鸟型切口,也可做上唇前庭沟内横切口或鼻腔内鼻翼内侧切口。

(3) 切开皮肤或黏膜、皮下组织,然后用细剪向鼻根部作潜行剥离,剥离后形成植入体植入的腔隙,便于术后固定。

(4) 充填物将植入体修整后,放入创口固定。

(5) 原位严密缝合,鼻孔内置入衬裹以油纱布的橡皮管,鼻背再加用压力敷料包扎固定。

(三) 鼻尖肥大整复术

整复方法:①沿鼻翼软骨外侧脚和内侧脚的前缘做鼻孔边缘皮肤切口;②用小剪将皮肤与其下面的鼻翼软骨潜行分离;③用小钩将鼻翼软骨尽量拉至切口外,将软骨表面的脂肪组织剪除,再将软骨的上部和外侧部的大部分切除,仅保留中央和边缘的软骨;④缝合皮肤切口。

(四) 鼻翼过宽、过厚整复术

整复方法(图 10-32):①沿鼻翼软骨外侧脚的前缘做鼻孔边缘皮肤切口。②用小剪将皮肤

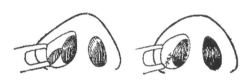

图 10-32　鼻翼过宽、过厚整复术

与其下面的鼻翼软骨潜行分离;③用小钩将鼻翼软骨尽量拉至切口外,将软骨表面的软组织剪除,再将软骨的上部和外侧部切除;④在鼻孔内,于鼻翼基部的内侧面切除一块菱形的前庭皮肤和鼻黏膜,并剪除过多的脂肪组织;⑤将鼻孔边缘的切口和鼻翼基部内侧面的切口缝合。

(五) 鼻头肥大整复术

鼻头肥大包括鼻尖肥大和鼻翼过宽、过厚两种畸形,所以应该将两种畸形的整形术联合施行。

(六) 鼻尖过高整复术

鼻尖过高多见于白种人,其形成机制主要是鼻软骨增生过长。整复方法:①在鼻孔内做切口;②将黏膜和皮肤分别与鼻翼软骨分离;③将鼻翼软骨外侧脚的上部适当地切除;④将鼻翼软骨内侧脚的下部适当地切除;⑤缝合鼻孔内切口。

(七) 鼻尖过低整复术

鼻尖过低往往同时伴有鼻小柱低矮和鼻的长度较短畸形。轻者可采用两鼻翼软骨内侧脚穹隆部切开减张,再两脚缝合,以提高鼻小柱高度,使鼻尖增高。稍重者,则需要在鼻小柱处充填支撑物,提高鼻小柱高度,矫正低鼻尖。

整复方法:①在鼻缘做"V-Y"成形术,或做蝶形切口、鼻小柱直切口、鼻孔缘前庭皮肤黏膜交界处切口等;②取耳郭软骨,将其修雕成适当高度,或用固体硅橡胶做模,以备充填用;③将支撑物放入鼻翼软骨两内侧脚之间,下部插入前鼻棘,缝合固定。

(八) 鼻孔狭窄和闭锁整复术

由于创伤、感染或天花等造成前鼻孔瘢痕性狭窄和闭锁者较多见,而先天性的较少见。手术的原则是恢复其功能,兼顾美观,切除瘢痕组织,重建通道。

轻度的前鼻孔狭窄,尤其是一侧狭窄者,主要是外形上鼻孔较小,对呼吸功能影响不大。将鼻孔缘部分瘢痕组织切除,可以使鼻孔增大(同健侧),一般术后效果欠佳,切口仍有挛缩,即便术后在鼻孔内放置硅胶管扩张几周,仍有收缩。故目前多采用皮肤黏膜瓣法、鼻唇沟皮瓣法

修整,严重者用皮肤移植法修整。

（九）驼峰鼻整复术

驼峰鼻又称鹰钩鼻。多由先天性鼻梁部鼻骨和软骨发育高大畸形所致,常表现为鼻梁突出、鼻宽而长其鼻小柱过长,超过鼻孔的边缘、鼻尖下垂,有表情时下垂尤甚。手术原则是切除突出部分,缩短长度,同时行鼻尖整形。

通常在鼻翼软骨的上缘和中隔软骨下部适当地切除一块软骨,以缩短鼻的长度。用骨凿将侧鼻软骨和鼻骨的突起部分截除,以消除驼峰畸形,术后用胶布条和石膏绷带对外鼻进行固定。

五、其他美容手术

（一）口角歪斜整复术

口角歪斜常为外伤等后天因素所造成的局部瘢痕挛缩牵拉口角所致。整复方法有以下几种。

1. "Z"成形法 适用于条索状瘢痕挛缩牵拉口角向上或向下移位者。①切除条索状瘢痕。②以切口为长轴,在切口两侧各做一附加切口,形成"Z"字瓣。③交叉转移瓣后,分层缝合。④较长瘢痕应作连续"Z"成形术(图 10-33)。

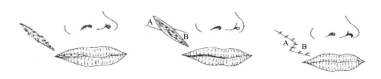

图 10-33 "Z"成形法

2. 对偶三角瓣法 适用于口角歪斜且移位方向相反,唇部皮肤黏膜组织正常者。①在歪斜的口角上、下唇黏膜与皮肤交界处做切口,切口达肌层,向中线方向延伸,口角向上歪斜时,在下唇向中线延伸的末端作一向下外侧的皮肤切口,两瓣换位后,对位分层缝合。②口角向下歪斜时,按上述原则,采用上唇三角瓣进行矫正(图 10-34)。

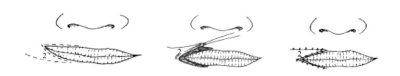

图 10-34 对偶三角瓣法

（二）大(小)口畸形整复术

正常口角的位置是在唇部轻闭、松弛状态下,两眼自然正视前方时,位于瞳孔垂直线与口裂的交点上。和谐的口裂长度与本人眼裂长度的比例应是 3:2。一般分为窄型、中等型、宽型三种类型。其宽度分别为 30~35 mm、36~45 mm、46~55 mm。明显大于 46~55 mm 者,称为大口,明显小于 30~35 mm 者,称为小口。

大口畸形,常指先天性面横裂。需要进行矫治的绝大多数病例,也仅限于此类。小口畸形多见于外伤或口角感染愈合后的瘢痕粘连,也可见于口角区的肿瘤切除术后。与唇裂畸形一样,口裂畸形也是越早实行手术效果越好。早期手术,可使患者的吮吸、流涎功能得到恢复,改善口角畸形,还能够预防牙颌畸形。

整复方法有以下几种。

1. 大口畸形整复术

（1）直接缝合法：适用于裂隙较小的大口畸形者。①确定口角位置，在口角上下唇红缘两端作"V"形切口设计。②沿切口线将皮肤、肌肉层切开，将黏膜向口内翻转，与上唇内侧黏膜创缘缝合。③按"Y"形缝合肌层及皮肤，使口裂缩小（图10-35）。

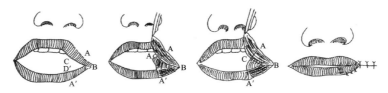

图 10-35　直接缝合法

（2）"Z"成形法：适用于较长裂隙的大口畸形者。①确定口角的位置，做"Z"形切口设计。②沿所画线将皮肤、肌肉层切开，将其翻转，作为口腔黏膜缝合。③作对偶三角瓣移位交叉。④分层缝合（图10-36）。

图 10-36　"Z"成形法

2. 小口畸形整复术

（1）唇红瓣法：适用口角黏膜部粘连性瘢痕，切除瘢痕后创面小于1.5 cm者。①确定口角位置，定点与大口畸形整复术的定点相同。②将患侧口角定点处切开，并切除瘢痕组织。③沿上、下唇红缘和口内黏膜，分别做水平切开，形成上、下唇唇黏膜组织瓣。④唇组织瓣作褥式缝合，固定在口角外侧皮肤处。⑤组织瓣向口角滑行与上、下唇红缘及口内黏膜缝合（图10-37）。

（2）"Y-V"法：①确定口角位置，设计切口。②在黏膜处做一横向"Y"形切口，形成上、下各一唇黏膜瓣及位于"Y"形尖端，底在口角侧的三角黏膜瓣。③上、下黏膜瓣分别与上、下红唇缘皮肤缝合，三角黏膜瓣与口角皮肤缝合（图10-38）。

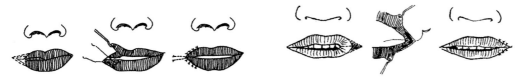

图 10-37　唇红瓣法　　　　　　　　　　　图 10-38　"Y-V"法

（3）颊黏膜瓣法：适用于唇红组织缺损多的小口畸形者。①确定口角位置，设计切口。②患侧邻近口角的颊黏膜处，做一双叶形颊黏膜组织瓣，分别转移至上、下唇红唇创面处。③颊部供区直接缝合（图10-39）。

（三）唇外翻整复术

唇外翻包括上唇外翻和下唇外翻。主要是损伤后的瘢痕挛缩导致。

整复方法有以下几种。

1. 对偶三角瓣法　适用于小的条索状瘢痕挛缩致使唇的高度不足而造成的轻度外翻。将条索状瘢痕切除干净，于切口两侧形成两个对偶三角瓣，然后转移缝合，即可恢复唇的高度不足引起的外翻（图10-40）。

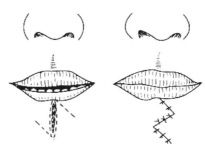

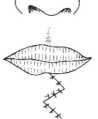

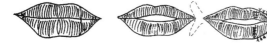

图 10-39 颊黏膜瓣法　　　　　　图 10-40 对偶三角瓣法

2. "V-Y"成形法　适用于轻度下唇外翻,且皮肤组织健康者。①先测量唇外翻的程度,并用甲紫在唇颊中央部划一"V"字,使"V"字皮瓣的宽度与唇外翻的最大宽度相等。②沿设计线切开,在皮下组织层进行钝性剥离,注意避免伤及唇动脉,剥离至下唇恢复正常位置后。③将切口做"Y"形缝合(图 10-41)。

上唇轻度外翻亦可用此法矫正,但切口必须绕过两侧鼻翼并做新月形皮肤切除,再做"Y"形缝合。

3. 邻位皮瓣整复法　适用于较严重的唇外翻,但唇外翻的程度不能超过 3 cm,超过 3 cm时,整复后可在邻位造成继发畸形或缺损。

采用双侧鼻唇沟皮瓣矫治(图 10-42)。如为一侧外翻,也可使用单侧鼻唇沟皮瓣;下唇外翻时,皮瓣的蒂部设计在口角下方;上唇外翻时,皮瓣的蒂部位相当于口角部。矫治上唇时,皮瓣尖端设计在鼻侧方、内眦下方 1 cm 处。缝合时,皮瓣的尖端应修剪呈钝角,避免皮瓣尖端坏死。

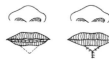

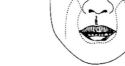
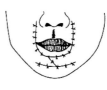

图 10-41 "V-Y"成形法　　　　　　图 10-42 邻位皮瓣整复法

4. 全厚皮游离移植整复法　上述几种方法不能整复的唇外翻,宜采用此法。切除引起唇外翻的全部瘢痕,恢复唇的正常位置,根据瘢痕切除后所留创面的大小,在上臂、大腿内侧等部位切取同样大小的皮片移植。整复术中,应注意唇部解剖形态的恢复,并适当补偿后期手术的正常收缩。

(四)酒窝成形术

酒窝是人在微笑或说话时,颊部肌肉活动所形成的一种动态的生理性凹陷,它是众多肌肉与表面皮肤所产生的一种牵拉而造成的,也称为笑靥、笑窝。常位于口角的侧方,一侧或双侧均可出现。酒窝对于女性来说,能显示出妩媚、温柔的气质,因此人们把酒窝作为容貌美的象征,因此很多青年女性主动要求增添这种美感。酒窝成形术是用外科手术的方法人为地建立肌肉与皮肤间的牵连,以造成类似酒窝的凹陷。

酒窝的位置,大约在外眦垂线与口裂水平线的交点处或其稍内侧,术者可以根据不同求美者的面型做适当的调整。酒窝的形态与面型轮廓的丰满度等有密切的关系。成形的酒窝应该与面部十分和谐。一般来说,面型宽阔或丰满者,酒窝宜做成线状凹陷,浅而模糊;面型狭长或清瘦者,宜将酒窝做成近似圆形且稍深。

Note

165

手术方法包括皮下结扎法和口内切开法两种。

1. 皮下结扎法

（1）在面部确定酒窝的位置。

（2）在设计酒窝相对应的颊黏膜处，做一长 3 mm，深达黏膜下的垂直切口。

（3）从口内颊黏膜上的小切口上端垂直进针，于皮肤上定点线上端出针，从穿出点再刺入皮肤，至皮下稍改变方向，从黏膜切口下端出针。

（4）打结，线结埋于黏膜切口内。

（5）缝合黏膜切口。

2. 口内切开法

（1）在酒窝皮肤定点相对应的颊黏膜处，做一横向长约 8 mm 的切口。

（2）暴露并部分去除颊肌纤维。

（3）黏膜与定点处真皮层缝合一针后，再缝合口内切口。

第三节　面部美容整形外科

面部美学在美容外科中占重要的地位，其中包含两个因素：①颅、面骨构成的硬组织框架；②皮肤等面部软组织。当人的眼睛注视面部时，大脑能迅速对面部的轮廓、各器官特征及皮肤质地和肤色等进行分析，瞬间即可对面部做出判断。迷人的面部应具有整体和谐、比例合适、曲线优美和轮廓清晰等特征。瓜子形、椭圆形、圆形和方形是东方人较常见的面型。其中瓜子形和椭圆形可显示女性的温柔、妩媚的气质，方形脸可显示出男性的强悍和刚毅。如果男性为椭圆形脸，轮廓曲线柔美，将严重影响其男性气质。外伤、先天畸形、肿瘤切除等也可导致面部轮廓畸形。这些颌面轮廓不协调或畸形的治疗，主要依靠外科手术来改变或修复。

一、面部软组织美容整形手术

（一）咬肌良性肥大

咬肌是影响面下部外形的重要因素之一。咬肌良性肥大多发生在 20 岁左右，两侧多见，病因不清，可能与咀嚼习惯和遗传等因素有关。临床上咬肌肥大多伴有下颌角肥大等情况，咬肌肥大使面部比例失调，严重影响面容美观，尤其对女性影响更甚，会使其阳刚气十足，而缺少了女性的柔美。

目前治疗咬肌良性肥大的方法很多，主要有 A 型肉毒毒素注射治疗和手术切除部分咬肌。

1. A 型肉毒毒素注射法　A 型肉毒毒素适合治疗因咬肌肥大而形成的方形脸患者。在咬肌最厚处均匀注射，一般每侧注射量为 30～50 U。注射后 3 个月内的瘦脸效果最好，注射后 6 个月肌肉反弹明显，此时可重复注射。

A 型肉毒毒素注射治疗虽然属于微创整形，但是术后可能出现一些并发症：①双颊凹陷；②咀嚼无力；③双侧不对称。

2. 手术切除咬肌　有学者研究发现，在强有力的咬肌附着下，下颌角的骨质生长率较高，可能是肌肉施力于肌肉附着处的下颌角，引起骨皮质的增生，从而导致下颌角间距过大。如果切除咬肌内层，不仅可以缩小咬肌，而且可以防止下颌角骨质的继续增生。

在下颌角下方 1.5 cm 处,做弧形切口,逐层切开皮肤、皮下组织、颈阔肌,暴露下颌角,在下颌骨下缘处切开咬肌附着,分离咬肌,根据肥厚程度,切除部分咬肌内层,咬肌去除量一般不超过咬肌厚度的 1/3,并应保证左右对称。后将咬肌与翼内肌缝合,逐层缝合颈阔肌、皮肤。如有骨性增生则凿除。

手术切除部分咬肌的手术操作复杂,费用较高,风险较大,对肌肉的切除量和切除深度较难把握,还容易出现出血、水肿、感染、面部两侧不对称等并发症。因此需要医生牢牢把握适应证,与患者良好沟通,共同制订合理的方案,达到患者预期的效果。

(二)颊脂垫肥厚

和谐美丽的面中部和面下部,取决于发育良好的下颌骨(尤其是下颌角)和颊部明显可辨的轻微凹陷。临床研究认为,面颊部形状很大程度上与颊脂垫的组成和位置有关,具有明显的视觉效应。颊脂垫是位于颊部的脂肪组织,在婴幼儿时期颊脂垫很明显,有利于吮吸。随着年龄的增大会逐渐退化,有些人(尤其是女性)成年后退化不全或肥胖导致颊脂垫肥厚,引起颊部臃肿,影响容貌美。

颊脂垫切除手术可以帮助这些因颊部臃肿而求美的人进行面部轮廓修整,获得更为理想的面型。颊脂垫切除术手术简单、切口隐蔽、恢复快。但手术的关键是适度,不能一味追求瘦去除过多的脂肪组织,应根据每个人的面部情况去除适量的脂肪,达到最佳的美学效果。

手术方法:①常规消毒铺巾,局部浸润麻醉;②采用口内切口,在上颌第一、二磨牙相对的颊黏膜上,腮腺导管开口下约 1 cm 处切开颊黏膜;③用止血钳朝向耳根做钝性分离,此时颊脂垫易于突向切口处,打开包膜,用手指在口腔外的颧弓下压迫,脂肪会自动从切口脱出;④剪去自行脱出的脂肪,一般每侧等量切除 4~6 g,如术前有明显的两侧充盈程度不同,可作不等量切除;⑤电凝止血,缝合切口。

颊脂垫切除术能够改善因为颊脂垫肥厚而导致的臃肿的面型,但有的时候单纯采用这一种手术方法很难达到理想的术后效果,所以在术前,医生需要与患者充分沟通,达成一致。

(三)面部脂肪抽吸术

容貌的丰满度很大程度上由颊部决定。如果一个成年人面部皮下脂肪过多,会显得比较胖,过于笨拙,去除面部皮下脂肪可以达到美容效果。

面部脂肪抽吸术是最简单的轮廓整形手术,适用于面颊及下颌下缘脂肪堆积过多的人。目前常用的方法有电动法、注射器法、超声波、电子脂肪抽吸等,抽吸的方式分为序列抽吸(一次抽吸一个部位)和大容量抽吸(同时抽吸多个部位)两种。

患者取坐位,用甲紫标记手术范围。局部麻醉下在颏下、耳垂下皱褶及鼻前庭等隐藏处切开长约 2 mm 的切口。一般面颊部吸脂量为 10~30 mL,单侧下颌下吸脂量约 10 mL。抽吸时动作要轻柔,抽吸要均匀一致,避免出现凹凸不平,影响整体美观。必须保留皮下脂肪0.5 cm。术后加压包扎可预防水肿并能促进皮肤收缩。

(四)面部脂肪充填术

颞部或上眼皮凹陷、双颊深陷的人显得苍老,而且很容易给人留下凶悍的印象,可以通过面部脂肪填充使其丰满,获得良好的美学效果。面部脂肪充填术适用于:①面颊部凹陷缺损畸形者;②面部手术、外伤后瘢痕导致的凹陷;③面颊部消瘦的求美者。

充填的脂肪从人体自身某些部位(腹部或大腿内侧)吸取,将收集的脂肪用庆大霉素、生理盐水反复冲洗,静置或离心后去除多余液体和脂滴,提取纯净的黄色脂肪颗粒备用,通过注射的方式充填到面部凹陷部位。手术可采用局部麻醉或全身麻醉,面颊部注射脂肪切口应在隐蔽部位,将注射针先插入凹陷处的浅筋膜深层的最远端,边退针边注射脂肪颗粒,根据面颊部的凹陷程度来决定脂肪的注入的量,一定要均匀铺开。第一次面部脂肪填充手术后视脂肪被吸收情况可重复 2～3 次移植,注入充分的量之后被移植的脂肪细胞不会再被吸收而永久存活下来。

二、面部骨性轮廓结构不良的美容整形手术

面部轮廓主要由上颌骨、下颌骨、颧骨等骨骼组成。这些骨骼的形态、大小、高低、突出与否,可直接影响面部的整体外形。各个骨骼之间的协调关系是判断颜面容貌美的重要指标。面部轮廓整形主要通过对面部骨骼的切除、充填、移位来改善面部形态,使面型和五官显得和谐、匀称,从而满足患者对面部美观的要求。对于求美者来说,最重要的是选择适合本人的手术方案。因此,医生会根据患者面型和面部骨骼的曲线和形态,在取得患者同意的前提下采取突出脸部曲线和形态的术式,让求美者焕然一新,拥有曲线分明、和谐完美的靓丽脸庞。

(一)颧骨美容整形术

颧骨位于面中部上份,其突度和形态直接影响面中部形态。颧骨过突可导致面中部增宽呈棱形面容。颧骨发育不良,可导致面中部上份塌陷,眼球明显外凸。临床上要求进行颧骨整形的美容患者较多,仅次于下颌角肥大者。

1.颧骨增高术

(1)颧骨前移增高术:颧骨前移增高术适用于单纯颧骨、颧弓发育不良,颧骨后缩、凹陷畸形者。通过截骨的方法,把颧骨进行离断、前移,然后再进行重新固定,这样就可以从解剖结构上增高颧骨。

(2)自体骨、赝复体植入颧骨增高术:自体骨、赝复体植入颧骨增高术适用于单纯颧骨、颧弓窄小者。切取自体的肋骨、肋软骨、髂骨或使用人工材料,将其塑型为所需形态,然后植入体内并固定,以此来增加颧骨的高度。

2.颧骨降低术 颧骨降低术适用于面上 1/3 凹陷、面中 1/3 突出、颧骨颧弓肥大者。因手术切口的不同可以分为口内切口和口外切口。截除部分颧骨颧弓连接处的骨质,向内压低并固定颧骨颧弓,以此降低其突度。

(二)下颌角肥大美容整形术

下颌角肥大多伴有咬肌肥厚,使面部长宽比例失调,呈方形或梯形面型,影响美观。尤其对于女性,面下部过宽使其缺乏女性的柔美。临床治疗以下颌角截骨术为主。

目前下颌角肥大整形术主要有两种术式,即下颌角截骨术和下颌角骨外板截除术。下颌角截骨术适用于下颌角肥大、下颌角开张度过大以及侧方面型呈方形者;下颌角骨外板截除术适用于面部轮廓尚可,没有下颌角过度肥大,只是下颌后份显得过宽或下颌角向外侧扩张过度者。手术的方法分为口内入路与口外入路两种方法,口内法视野较小而深,操作难度大;口外法显露较容易,视野清楚,但局部留有瘢痕。近年来有学者在口内、外法的基础上设计了耳后切口行下颌角的整形术,经临床实践证实此方法既达到了显露容易,截骨操作方便的目的,又实现了切口的隐蔽。

(三)面型的美学改型术

面型美是容貌美的基础。面型是否标准、是否美,需要将面型和面部的组织器官统一观察,综合分析后才能得出结论。东方人的面型一般分为四种类型,即椭圆面型、圆面型、方面型及瓜子面型。方面型能增添男性的果敢、坚毅的气魄;而椭圆面型或瓜子面型,则更能衬托出女性的妩媚、秀气、温柔和怡静。若女性为方面型,不仅影响女性的气质和魅力,而且不利于发式的变换。面部上、中、下三份的比例失调,特别是面下 1/3 过短、咀嚼肌肥厚、下颌角肥大等

都会影响容貌美,故女性常常有改变面型的要求。

1.方面型改型术 方面型改为椭圆面型或瓜子面型,主要是通过缩小面下部后侧方的宽度来达到修改面型的目的。术前应根据面部协调的比例关系进行设计,如果面部上、中、下三份基本相等,只做下颌角外侧份及咀嚼肌部分切除手术即可达到美学效果;如果伴有面下 1/3 距离较短者,还应考虑增加面下 1/3 的高度,这样在改变面型的同时使面部比例关系协调。

手术方法:选择口内切口,大张口情况下在翼下颌韧带外侧做长约 5 cm 的垂直切口,分离颊肌,暴露下颌支前缘,并在其稍外缘(避开颞肌附着)切开骨膜,用剥离器沿下颌支外侧做骨膜下剥离,直至显露下颌角及其下缘。用骨凿按术前测量的要求斜行劈除下颌角外侧骨板及下颌角,增大下颌角的角度,同时切除部分咀嚼肌纤维,细心止血后,骨膜复位缝合黏膜下组织及黏膜,分层缝合,放置引流条。同法做对侧手术。术后局部加压包扎,消除无效腔并压出改型后的面型。术后应加强口腔护理,全身配合使用抗生素预防感染。术后 48 小时抽出引流条,保持局部加压包扎至缝线拆除,之后改用弹性绷带加压维持 3~6 个月,以保证远期的改型效果。

2.尖面型改型术 尖面型主要指颏部尖削,颧部显得高凸,两颊凹陷如三角形。尖面型者常伴有下颌角过分圆钝,下颌下缘由后上斜向前下,前牙反𬌗畸形等。主要是通过在下颌体下缘两侧放入植入材料,增加两侧颊部的丰满度,达到修改面型的目的。此类患者面部上、中、下三份基本相等。

手术方法:由于植入物体积较大,可采用口外(下颌下缘下)切口,也可采用口内(口腔前庭沟)切口。切开后分离组织,充分暴露下颌下缘,切开骨膜,放入预制成的植入物,使其与下颌下缘紧密贴合,边缘要圆润,使修复后的外形接近于自然形态。用骨钻钻孔,不锈钢丝固定,分层缝合创口,放置引流条,常规控制感染,术后加压包扎。拆线后需用弹性绷带加压固定 3~6 个月。

三、面部微创美容整形手术

微创美容整形手术就是应用先进的设备和技术,力求以微小切口和最小的组织损伤,完成精细的手术操作,具有出血少,术后疼痛轻,恢复快,住院时间短或不需住院,瘢痕不明显或无痕的显著特点。这些优点可以让求美者真正实现"和谐自然、宛如天生"的美丽梦想。

(一)皮肤磨削术

皮肤磨削术是对表皮和真皮浅层进行磨削的一种手术。磨削后,残存的皮肤附属器(毛囊、皮脂腺、汗腺)会迅速形成新的表皮,几乎不留伤口或留有极少瘢痕而愈合。

皮肤磨削术适用于:①痤疮、水痘、天花愈合后形成的凹陷性瘢痕;②老年斑、雀斑、陈旧性扁平疣;③轻度的高低不平的增生性瘢痕边缘;④植皮后色素沉着、细小皱纹;⑤文身、粉尘爆炸染色。

皮肤磨削术有以下几个步骤。

1.术前准备 认真清洗手术部位,有化脓性皮肤病患者,应先进行治疗。

2.麻醉 可用全身或局部麻醉,可在局麻药中加少量肾上腺素。

3.标记 用甲紫在需磨削的部位做标记。

4.磨削方式

(1)手工磨削法:适用于小面积病变,尤其在眼周的小病变。局部麻醉下,手拿砂轮或砂纸,将皮肤病变处进行磨削。此法安全,但速度慢、费时。

(2)电动磨削机法:电机功率大、转速快、噪音低,根据需要安装不同形状的砂磨头或钢磨头。采用电动摩擦机磨削时可有平磨、斜磨和点磨三种操作方式。磨削时,将速度调至 5000~

10000 转/分,用左手食指和拇指固定绷紧皮肤进行磨削,磨头可以行直线、曲线、环形或往复运动。

5. 清创、包扎　磨削结束后,用生理盐水清洗创面,创面覆盖一层油纱布,并在油纱上滴庆大霉素以预防感染。在油纱布上贴置 8～12 层无菌纱布加压包扎。5～6 天后可去除外敷料。油纱层一般要到第 10 天左右用生理盐水浸湿后才可小心揭去。

术后常见的并发症:①色素沉着;②色素减退;③增生性瘢痕;④粟丘疹;⑤红斑。

(二)面部除皱术

随着年龄的增长,面部皮肤、皮下组织、肌层及骨骼逐渐萎缩,对面部皮肤的支撑力减小,同时皮肤变薄,弹力纤维减少,皮肤弹性降低,在重力的作用下,皮肤软组织松垂,表面形成皱纹,表现出衰老的征象。面部除皱术又称面部提紧术,是将面部松弛的皮肤向后向上提紧,切除多余的皮肤,同时将面部深部筋膜层也拉紧,使面部结构恢复年轻时的状态,达到去除皱纹的目的。

1. 皱纹的分类

(1) 体位性皱纹:如颈部的皱纹,为了颈部能自由活动而自然形成的皱纹,甚至刚出生就有。早期的体位性皱纹不表示老化,只有逐渐加深、加重的皱纹才是皮肤老化的象征。

(2) 动力性皱纹:由于表情肌收缩牵拉皮肤就会形成皱纹。早期只有表情肌收缩,皱纹才出现,以后,表情肌不收缩,动力性皱纹亦不消失,如额部横纹。

(3) 重力性皱纹:由于皮肤、肌肉的松弛,在重力作用下,会逐渐下垂、局部折叠,形成重力性皱纹。常见的如眼袋、老年性上睑皮肤松垂、双下颌等。

2. 除皱术方法

面部除皱术手术的方法,大体上分为传统的手术方法和新改良方法或新技术。前者如额、颞部除皱术,面下、颈部除皱术和全面部除皱术;后者如内窥镜除皱术,小切口除皱术,激光除皱术,胶原蛋白、膨体聚四氟乙烯填充除皱术等。

(1) 额部除皱术:适用于额部横纹、眉间皱纹、鱼尾纹、鼻背横纹、眉下垂,上睑皮肤松弛下垂。额部皱纹被称为动力性皱纹,是由于表达表情时额肌(形成抬头纹)、皱眉肌(眉间皱纹)、降眉肌(鼻根横纹)收缩所致。

手术方法:手术切口选择在发际线上或头发内。①平行发根毛囊方向切开头皮至帽状腱膜;②分离前额皮肤和肌肉,将肌肉切除或切断;③然后分别向上、向后提紧分离的皮肤连带眉毛;④切除多余的皮肤后,分层缝合切口。其缺点是术后头顶部头皮麻木约 3 个月,切口处有秃发的可能性。

(2) 颞部除皱术:适用于眼角鱼尾纹、眉尾下垂、外眼角下垂。鱼尾纹是由于眼轮匝肌长期收缩引起的动力性皱纹。

手术方法:切口可选择在发际线上,又可选择在头发内。①按切口设计线平行发根毛囊方向切开;②分离皮肤,处理眼轮匝肌;③向后上方提紧皮肤并固定;④切除多余皮肤,分层缝合切口。其缺点是鱼尾纹矫正不明显,鬓角容易移位。

(3) 面颈部或扩大下 1/2 除皱术:适用于面颊部皮肤松弛、鼻唇沟较深、鱼尾纹、眉尾下垂、外眼角下垂。

手术方法:手术切口选择在耳前耳后较隐蔽的沟褶内。①按切口设计线切开皮肤;②分离皮肤如肌肉腱膜层;③分离后先将肌肉腱膜层以较大的力量向上提紧固定,再将皮肤向后推进固定;④切除多余皮肤,分层缝合切口。术后可获得很好的除皱效果。其缺点是鼻沟唇沟矫正不足,在一个阶段内,面部表情显得不自然。

（4）全面部除皱术：适用于全面部皮肤松弛，皱纹明显者。即额、颞、颈部除皱术的联合应用，一次完成。按额部、颞部、面颈部、耳后的顺序，完成手术。

（5）内窥镜除皱术：目前只限于做额部除皱术。手术中通过头皮内的小切口，导入内窥镜，在内窥镜的指引下，以特制的工具做深面的准确分离和肌肉的切断或切除。然后向上、后推进皮肤于头皮，提紧前额多余的部分。其优点是切口小、出血少、损伤轻、瘢痕少、手术操作精准。缺点是多余部分不能被切除，堆褶在顶、枕部，故不适合于前额较高者。

（6）小切口除皱术：是内窥镜除皱术的衍生方法，除去没有内窥镜的直视下帮助外，余下的优缺点均同上述的内窥镜除皱术。它只适合于前额眉间皱纹较轻，皮肤松弛或者单纯提眉者。

（7）胶原蛋白或膨体聚四氟乙烯填充除皱术：适用于单纯的局部较深的皱纹、皱褶的年龄较轻者，不能矫治松垂、老化等。就是将胶原蛋白或膨体聚四氟乙烯注射于真皮内，以消除较深的皱纹皱褶，如鼻唇沟、鱼尾纹、眉间皱纹等。该方法操作简便，求美者无大痛苦，注射后立竿见影，皱纹减轻或者消失。但是，胶原蛋白有被吸收和引起过敏反应的可能性。膨体聚四氟乙烯无论是理化特性、组织相容性等方面均优于医用硅胶等。其效果好而持久，无吸收及过敏反应。

（8）激光除皱术：其原理是通过激光照射，气化组织中多余的水分，消除表皮老化的角质层，使真皮的胶原纤维修复再生，从而使皮肤鲜嫩，恢复皮肤组织的弹性，消除皱纹。激光除皱可治疗其他传统手术方法所作用到不了的"死角"部位，如口唇周围，下眼睑皮肤上的细密皱纹及额颞部的细小皱纹。其缺点是部分患者术后有色素沉着。

（三）面部注射除皱

注射除皱是通过在面部注射填充修复皱纹，从而达到除皱的效果。现在注射除皱的材料有很多种，最为常见的注射材料有肉毒毒素、玻尿酸等。

注射除皱优势：①注射除皱的优点在于生物相容性好，注射到人体之后极少出现排斥，注射除皱现在是很多爱美人士的首选。②注射除皱采用的是注射方式，避免了传统除皱的风险，比较安全。③注射除皱过程一般不需要进行麻醉，痛苦小。

1. 肉毒毒素注射除皱　肉毒毒素是革兰阳性厌氧芽孢杆菌在繁殖过程中产生的一种外毒素，它有七种抗原型，其中 A 型肉毒毒素毒力最强。A 型肉毒毒素是一种神经毒剂，可抑制运动神经冲动的传递，使局部肌肉不能收缩或是肌肉张力下降。早在 1960 年，美国科学家就成功地将 A 型肉毒毒素用于肌肉张力性疾病的治疗。现在已经正式用于临床，可治疗如斜视、眼肌痉挛、面部抽搐、肌肉痉挛性斜颈及痉挛性发声困难等疾病，并取得了良好的效果。近几年才将 A 型肉毒毒素用于美容整形，主要是治疗面部皱纹，特别是额纹（抬头纹）眉间纹、鱼尾纹。其机制是 A 型肉毒毒素抑制周围运动神经末梢突触前膜的乙酰胆碱释放，可引起暂时性肌肉松弛麻痹，皱纹也随之逐渐消失。除皱效果颇佳，而且操作简单，患者几乎无痛苦，局部无肿胀淤血，不发生过敏反应等，现已被大多数求美者所接受。但是这种方法除皱效果是暂时性的，一般除皱作用维持时间一般为 4～8 个月。复发后可再次注射但最多只可注射 3 次，且每次注射间隔在 6 个月左右为宜，如果长期反复注射，有可能造成永久性的肌肉麻痹。

肉毒毒素注射除皱操作非常简单，在皱纹的局部选择几个点，通过微量注射器，将适量的肉毒毒素分别注入每点的肌肉内，随后肌肉的活动减弱，24 小时后肌肉停止运动，皱纹也随之消失。肉毒毒素注射除皱不是每个人都适合做的，如重症肌无力患者、有神经肌肉疾病的患者、过敏体质者、妊娠及哺乳期女性、1 周内有饮酒史者、2 周内服用过阿司匹林或其他解热镇痛药者,都不适宜做肉毒毒素注射除皱。

用此法除皱,可能会出现上睑下垂及眉下垂;头痛、麻木;眉部肿胀、瘀斑;皱纹复发;眼睑闭合不全;喉部肌肉麻痹、声音嘶哑;复视等并发症。因此准备接受这种方法除皱的求美者,应找专科医生确定是适应证后,再行注射,以免造成不必要的并发症。

2. 透明质酸注射除皱 透明质酸又称玻尿酸(HA)是一种酸性黏多糖,存在人体的皮肤组织中,它包含在真皮的胶原纤维中,可以帮助皮肤保留水分增加皮肤容积,使肌肤饱满富有弹性。年轻时的肌肤,玻尿酸含量较为丰富,所以皮肤较为柔软有弹性。随着年龄的增长,玻尿酸会逐渐流失,肌肤也逐渐缺乏水分,失去原有的弹性与光泽,然后就会产生皱纹,显现出老化的现象。

注射使用的透明质酸是经过纯化的成分,注入后会与体内原有的透明质酸融合,皮肤膨胀,皱纹变平,安全性高效。它也可刺激人体本身的透明质酸和胶原蛋白增生,不但有治疗作用,还有预防的功能。透明质酸注射后逐渐被人体代谢吸收,每次可维持6~8个月的效果。可用于抚平皮肤皱褶或细纹,如唇部充填,消除鼻唇沟、眉间皱纹、鱼尾纹等,轻度低鼻的充填、鼻尖的修复。使用方法非常简单,且快速有效。

透明质酸注射后的不良反应常表现为轻度疼痛、局部红肿、瘀斑和瘙痒症状,一般于注射后的1~3天出现,2周内症状会自然消失。常见的并发症有过敏反应、血管栓塞。在临床操作时,需要医生精准、熟练地掌握注射技术,适当加用局部麻醉药物;在治疗前后,对局部皮肤采取冷敷措施;术前2周,避免服用抗凝和扩张血管药物等,以减少并发症的发生。

知识链接 10-1

（四）电波拉皮除皱

电波拉皮是一种安全性高、不会造成伤口的治疗方式,临床医学证实能够紧致与年轻化皮肤。它独特的深层加热技术能刺激皮肤再生新的胶原蛋白,让皮肤更健康、肤质更好和改善面部轮廓。它是非侵入式的,不会造成任何伤口,不用动刀或打针。电波拉皮除皱整形治疗具有立即性的紧肤效果及长久性的再生效果两大功能。治疗后可以立即看到效果,效果能够维持10年甚至更长时间,一般40~50岁年龄的女性做一次除皱手术,基本不需要再做二次手术。

电波拉皮除皱对面颊的除皱效果非常好,同时也能改善眼周、下巴、颈部、手臂等部位的皮肤松弛问题,对于妊娠纹、臀部和大腿的橘皮样皮肤也有比较明显的改善效果。

电波拉皮除皱虽然是安全无创的,但也并非人人都适合,装置心脏节律器者、怀孕或治疗区有严重的皮肤疾病者以及有注射皮下填充物者皆不适合做电波拉皮除皱。

（五）光子嫩肤

光子嫩肤是一种先进的高科技美容项目,利用脉冲强光,直接照射于皮肤表面,它可以穿透至皮肤深层,选择性作用于皮下色素或血管,分解色斑,闭合异常的红血丝,同时光子还能刺激皮下胶原蛋白的增生。其功能是消除或减淡皮肤各种色素斑,增强皮肤弹性,消除细小皱纹,改善面部毛细血管扩张,改善面部毛孔粗大和皮肤粗糙,也能改善发黄的肤色等。总的来说,光子嫩肤实际上是对皮肤进行的一种带有美容性质的治疗。

光子嫩肤适用于:①提高面部皮肤的细嫩程度;②改善细小皱纹,增强皮肤弹性;③改善毛细血管扩张;④淡化色素沉着;⑤减淡痤疮瘢痕;⑥收缩毛孔;⑦去除多余毛发。对于光过敏、局部和全身有炎症、免疫系统缺陷、瘢痕体质、近期内使用过光过敏药物、孕妇、血凝不正常和正在使用阿司匹林或抗氧化剂者,不适合做光子嫩肤。

虽然光子嫩肤具有安全性,但是它的安全性和医生、医院的技术是分不开的,如果选择不正规的医院和技术水平不达标的医生,光子嫩肤是会对皮肤产生一定的副作用。

Note

本章小结

　　口腔颌面美容外科是一门融美学、外科、正畸等学科为一体的学科,是美容外科的一个分支。是以人体美学理论为基础,运用外科技术,对人体容貌美加以修复和再塑,在保证功能完整的基础上增强或完善其形态美的学科。本章节通过对正颌外科美容治疗、鼻唇整复美容外科及面部美容整形手术的介绍,让学生对口腔颌面美容外科的学科内容有所了解。与其他科医生略有不同的是,美容外科医生除了要有熟练的颌面部解剖知识和精准的手术操作技术,还要有很好的审美能力和沟通能力,同时还要及时准确的了解患者的心理变化。只有这样才能通过沟通与患者达成一致意见,再加上医生的熟练操作,达到完美的效果。

能力检测

论述题

1. 临床常见的正颌外科手术有哪些?

2. 鼻部畸形整复术有哪些?

3. 面型的美学改型术有哪些,手术方法是什么?

4. 面部除皱术有哪些?

参考答案

参考文献

[1] 张志愿.口腔颌面外科学[M].7版.北京:人民卫生出版社,2012.

[2] 于海洋,胡荣党.口腔医学美学[M].3版.北京:人民卫生出版社,2015.

[3] 王伯钧.口腔医学美学[M].北京:高等教育出版社,2006.

[4] 潘可风.口腔医学美学[M].北京:人民卫生出版社,2006.

[5] 邱蔚六.口腔颌面外科理论与实践[M].北京:人民卫生出版社,1998.

[6] 宋儒耀,方彰林.美容整形外科学[M].3版.北京:北京出版社,2002.

[7] 雷成家,李小丹.实用口腔颌面美容[M].武汉:湖北科学技术出版社,2005.

[8] 王翰章.王翰章口腔颌面外科手术学[M].北京:科学技术文献出版社,2009.

(张晓光)

Note

第十一章 口腔种植美学

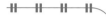
 学习目标

掌握：种植义齿的适应证和禁忌证、种植义齿的组成与分类。

熟悉：种植体与骨组织间和牙龈软组织间的界面。

了解：即刻种植。

案例导入

　　患者，女，24岁，2个月前患者上颌右侧中切牙修复体失败、脱落。患者不吸烟，身体状况良好。口腔检查可见上颌右侧中切牙残冠，牙松动，牙龈红肿，无退缩，叩诊不适，CBCT扫描显示根尖外吸收。患者牙龈软组织属于中厚龈生物型，中弧线形龈缘，卵圆形牙冠，高位笑线。患者希望种植治疗，但有极高的美学要求。在牙冠脱落的2个月间，到多家医院就诊，向医生咨询的问题主要集中于种植治疗如何确保龈缘不退缩，也知道了即刻种植、早期种植和延期种植的利弊。最后患者知情同意如下治疗计划：即刻种植（Ⅰ型种植），辅助性引导骨再生，粘接固位全瓷最终修复体。因为费用问题，患者放弃临时修复。治疗全过程的放射线检查显示在引导骨再生辅助下的即刻种植，获得了理想的新生骨和种植体骨结合，为种植治疗的功能美学效果奠定了基础。

　　1. 种植体植入时机分类是什么？

　　2. 即刻种植的优点是什么？

　　3. 即刻种植的临床指征是什么？

第一节 概 述

　　种植义齿是在口腔缺牙区的牙槽骨内植入种植体，待种植体植入成功后，再在其上端制作修复体，从而达到修复的一种固定修复体。牙种植体作为种植义齿的核心，由生物材料所制，经手术植入缺牙区颌骨内或骨膜下，承担着修复体的固位、支持及𬌗力传导等功能。

　　在生活中，由各种原因造成的牙列缺损或牙列缺失，给患者造成咀嚼、语言等方面的功能障碍，牙槽骨由于牙的缺失加速吸收，导致颜面形态发生了一定的改变，导致容貌的缺陷，造成心理上的伤害。在义齿的修复中，活动义齿固位差、不美观，异物感强且有误吞的风险，而固定义齿的制备又以损伤基牙为代价，种植义齿在功能及美观方面的优越性及其在长期临床实践中所获得的优良修复效果，已逐步被越来越多的缺失牙患者认可和接受。与常规义齿相比，种

Note

植义齿有以下优点:支持、固位和稳定作用较好;避免了常规固定义齿对基牙的损伤;义齿戴入异物感小,具有良好的舒适度;美学效果好。所以,种植义齿又被称为人类的第三副牙齿。

一、种植义齿的适应证与禁忌证

(一)适应证

(1)末端游离缺失者。

(2)牙列缺损,邻牙不宜作基牙或拒绝邻牙受损者。

(3)单颌或全口无牙颌者。

(4)颌骨因外伤、肿瘤等原因导致的缺损,需自体骨即刻或延期移植修复者。

(5)因发音、美观、基托敏感等因素而无法适应可摘义齿修复者。

(6)对义齿修复要求较高,常规义齿无法满足者。

(7)种植体可用做正畸的支抗者。

(8)个别牙齿缺失者。

(二)禁忌证

1. 未能控制的全身疾患

(1)糖尿病、甲亢。

(2)严重心血管疾病、支气管哮喘。

(3)白血病、血友病、再生障碍性贫血。

(4)某些骨疾病,如骨质疏松,骨硬化及骨软化症等。

(5)精神病患者。

2. 口腔局部禁忌证

(1)受植区骨内有残根、埋伏牙、阻生牙、多生牙、颌骨囊肿或肿瘤者。

(2)局部及相邻区软组织存在急、慢性感染和炎症者。

(3)邻牙根尖病变尚未控制者。

(4)张口度过小妨碍操作者。

(5)缺牙间隙甚小者。

(6)有严重习惯性磨牙症者。

(7)有严重口腔不良(咬合)习惯者。

(8)口腔卫生状况较差者。

(9)余留颌骨的质量、数量存在不足且通过外科手术无法满足要求者。

需要说明的是,很多禁忌证是相对的,只要采取积极的态度,创造条件,消除不利因素,某些暂时性禁忌证可转化为非禁忌证。

二、种植义齿的组成与分类

(一)种植义齿的组成和结构

种植义齿由种植体和上部结构组成。常用的种植体为骨内种植体,骨内种植体由体部,颈部和基台组成(图11-1)。种植体承担固位、支持、𬌗力传导的作用。上部结构通过各种连接形式与种植体基台相连,达到恢复咀嚼、发音、美观的目的。

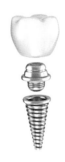

图 11-1　种植义齿的组成

1. 种植体

（1）体部：是种植体植入骨组织内的部分，起天然牙根的作用。种植体的稳定关系到种植义齿的寿命，目前使用的材料以具有良好生物相容性的钛为主，如纯钛、钛合金等。

（2）颈部：是种植体穿过或部分穿过牙槽嵴黏骨膜的部分，其根方与体部连为一体，殆方与基台相连。

（3）基台：是种植系统中用于连接种植体，对修复体提供支持和固定的部分。目前，临床上可根据美学效果定制个性化基台。

（4）相关辅助部件。

①愈合基台：是种植Ⅱ期手术暴露种植体顶部后旋入种植体的装置，其殆方穿出黏膜暴露在口腔内，可防止食物残渣等异物进入基台连接区，有利于软组织愈合成型并形成种植体周围的软组织封闭。

②中央螺丝：中央螺丝呈杆形，是连接种植体与基台的重要结构。中央螺丝贯穿基台和上段种植体，将其连接成一体。实心基台没有中央螺丝。

③卫生帽或卫生螺丝：是基台顶端的螺丝，在基台安装就位而上部结构未安装之前，可防止食物残渣等进入基台的螺孔。实心基台的卫生帽靠粘接固位。

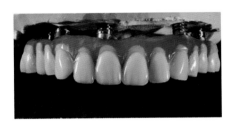

图 11-2　种植固定桥

（图片由郑州田原工作室提供）

2. 上部结构　上部结构的种类较多，可分为固定上部结构和可摘上部结构，前者又分为种植单冠，种植联冠和种植固定桥（图 11-2）。

（1）人造冠。

（2）金属支架：与基台或天然牙连接，与基托和人工牙相连，起到增加上部结构的强度、固位及分散咬合力的作用。

（3）基托：种植义齿的基托边缘伸展范围一般较小。

（4）固定螺丝：又称修复体螺丝，它是将上部结构与种植体基台相连接的可拆换螺丝。

（5）附着体：种植义齿的附着体与一般附着体义齿相类似。

（6）辅助构件。

①替代体：用于在石膏模型中复制种植体和基台的位置。

②转移体：用于取印模时将种植体或基台在牙列中的位置转移到工作模型上，为种植体或基台的替代体定位，以便在替代体上完成上部结构的制作。

③修复帽：有预成帽、可铸造帽、混合帽三种。经过进一步加工后，修复帽与上部结构形成一体，用于连接种植体基台和上部结构。预成帽为金属制品；可铸造帽为塑料半成品，需通过铸造加工成型；混合帽具有预成帽和可铸造帽的特点。

3. 上部结构和基台的连接　常用的连接方式有三种。

（1）螺栓连接法：上部结构通过预制的螺栓紧固在种植体基台上，患者不能自行摘戴，可以像固定义齿一样发挥作用，有问题时医生可以取下，并且可以定期取下进行彻底的龈面清扫。

（2）黏接法：采用磷酸锌黏固剂、自凝树脂等将上部结构黏固到种植体的基台上，如果此时义齿已经与上部结构成为一体，则形成固定的冠、桥修复体。这种连接方式的优点是容易操作，固位效果好。缺点是一旦发生问题，须破坏修复体后方可拆卸。

（3）可摘连接法：义齿以双重冠、各种附着体（杆卡式、栓道式、球卡式）、磁性附着体等取得固位力，患者可以自行摘戴，成为可摘式义齿。固位体的一部分往往仍需用固定方式与基台连接到一起。

（二）种植义齿的种类

种植义齿的分类方法较多，一般可以按植入部位、固位方式等方法来分类。

1. 按植入部位分类

根据种植体植入部位，可分为骨内种植义齿、骨膜下种植义齿和穿下颌骨种植义齿等。

（1）骨内种植义齿：通过手术将种植体直接植入颌骨内，是现代口腔种植的主要种植技术。根据种植体形状，可分为根形种植体、叶状种植体和细种植体等。

（2）骨膜下种植义齿：种植体植入骨膜和骨表面之间，适用于颌骨高度萎缩不能使用骨内种植体者。

（3）穿下颌骨种植义齿：用于下颌骨严重萎缩的患者，支持覆盖义齿。种植体由水平固位板、固定螺钉、螺纹桩和基台构成。其中水平固位板应固定于下颌下缘的下方。

2. 按固位方式分类

（1）固定式种植义齿：借助黏固剂或固定装置将上部结构固定于基台上，患者不能自行摘戴的种植义齿。按照基台固位形式的设计，又将固定式种植义齿分为基台外黏固、基台内黏固及可卸式种植义齿。

①基台外黏固种植义齿：是种植义齿最常见的类型，适用于单个牙缺失或基台少的多个牙缺失的修复。它是需要全冠或金属支架黏固固位，在其唇颊面、𬌗面用瓷或塑料修复。该种植义齿要求基台有共同就位道，可以保证能获得被动就位。

②基台内黏固种植义齿：该类种植义齿的固位不够理想，对抗旋转的能力较差，临床上极少使用。

③可卸式种植义齿：上部结构与基台用螺丝固定的种植义齿，又称螺丝固定式种植义齿，该类种植义齿适用范围广。

（2）可摘式种植义齿：是通过基台、牙槽嵴和黏膜共同支持的局部或全颌覆盖义齿，该类种植义齿的基台能增加固位、支持和稳定，并能防止种植体过度载荷或不利载荷产生的损伤，主要用于种植体数目不足者。按照上部结构与基台的连接形式，全颌覆盖式种植义齿又分为杆卡附着式种植义齿、套筒冠附着式种植义齿、球类附着式种植义齿、磁性固位种植义齿等。

第二节 口腔种植生物学基础

知识链接 11-1

Branemark 的骨内种植理论是牙种植修复技术的基础。他在研究动物骨髓腔内微循环的实验中，意外地发现了金属钛与兔子股骨结合异常牢固的现象，从这个发现入手，经过十余年的潜心研究，最终证实了金属钛有良好的生物相容性并且能与骨组织形成紧密而牢固地结合。在此项研究的基础上，口腔种植技术才能得以发展。在实际种植中，种植体周围组织包括骨组织和软组织，共同完成支持种植体的功能。所以，种植体种植成功，除了有与骨组织界面的结合，还有和牙周软组织的结合，这些构成了口腔种植的生物学基础。

一、种植体与骨组织间的界面

（一）骨结合界面

骨结合界面指的是在骨内埋置的种植体与骨组织之间不存在任何结缔组织的结合，临床上称为骨结合。骨结合的获得是临床种植成功的必要条件。种植体植入后成功获得骨结合的标志是：种植体无松动，用金属杆敲击时可闻及清脆悦耳的声音；X线片显示种植体与骨组织

Note

间无透明阴影。

（二）纤维-骨性结合界面

纤维-骨性结合指的是在种植体和骨组织之间存在结缔组织,就根形种植体而言,一旦在种植体与骨组织间出现纤维性愈合,就宣告种植体植入失败。可能的原因有:手术中操作失误;选用了生物相容性较差的种植材料;种植体外形设计不合理;术后种植体负重过大等。

二、种植体与牙龈软组织的界面

种植体骨结合的长期稳定与种植体周围软组织愈合密切相关。牙种植体是一个开放式植入体,骨内种植体的延伸部分穿出牙龈暴露于口腔环境中。这种独特的龈结合界面是种植体周围骨组织与口腔环境隔离的先决条件,也是种植体的薄弱部位。

暴露的种植体表面容易堆积菌斑,一旦龈界面出现感染,骨表面破骨细胞活化,导致种植体周围骨组织的慢性吸收。随着肉芽组织的形成,持续性的骨丧失,种植体逐渐松动,这被视为牙种植体结合失败的开始。所以,为避免菌斑附着,一般要求所用种植体的颈部应尽量光洁,阻止细菌对生物封闭的破坏。但是目前的研究又显示微粗糙的表面有利于上皮细胞和成纤维细胞的附着,即有利于种植体周围的软组织整合。这一矛盾使得种植体的龈结合界面的优化处理变得复杂。

另外,外力作用易使此处的附着丧失。除维护口腔卫生操作和咀嚼因素之外,意外的机械性损伤也经常会影响种植体与周围软组织结合,如制取印模、安放或取下基台、试戴基底、安装龈下修复体等,均可能破坏上皮附着及其下方的结缔组织附着,潜在危害种植体的成功。

天然牙的牙周韧带对细菌的侵入有限制作用,对于一些外力也有一定的缓冲作用。而种植体缺少牙周韧带,细菌等多种因素容易引起牙槽嵴丧失。所以在种植前后应有完善的预防性治疗,同时指导患者注意维护口腔卫生,以确保生物学封闭的健康状态。

在临床上,必须深刻理解种植体周围软组织封闭的薄弱点和维护口腔卫生在种植治疗的长期成功中所起的作用。附着组织可以有效抵抗退缩,并随时间推移仍维持预期水平,提高美学效果。这样,不但从功能及美学上达到了患者的需求,而且可以在长期使用中增加患者的满意度。

三、种植体周围生物学宽度

生物学宽度包括上皮附着和结缔组织附着,共同维持了牙周软组织附着的完整性,同时上皮附着提供了龈牙结合的生物保护作用,结缔组织附着保证了牙龈附着的机械坚固性。

天然牙修复时,出于对功能或美学因素的考虑,在修复体的边缘位于龈沟内时,生物学宽度概念才具有临床意义。临床上,修复体边缘距龈沟底要留 0.5～1.0 mm 的安全距离,为结缔组织和上皮附着提供空间。若龈沟深度小于 1.5 mm,牙体预备时易损伤软组织附着,引起软组织退缩,导致修复体边缘暴露。若修复体边缘超出安全距离以及牙体预备和制取印模时造成生物学宽度损伤会危及牙周附着的稳定性,导致牙周附着向根方迁移。

四、生物学宽度对美学种植的临床意义

尽管目前对种植治疗中影响生物学宽度因素的认识还不全面,但以上信息仍然具有指导意义。边缘位于龈沟内的种植修复体对种植体周围软组织具有极大的挑战,有可能导致渐进性的炎症病损(如种植体周围炎),最终将累及种植体周围骨组织,引起骨结合和美学失败。计划将修复体边缘置于龈沟内时,要求种植修复体周围有充分宽度和厚度的角化组织。否则,应该进行软组织移植,提高种植体周围软组织的稳定性,更好地抵抗基台连接、修复程序、负荷后

Note

咀嚼力的机械刺激、卫生维护和反复摘戴弹性附着体固位的可摘式修复体所产生的机械应力等而导致的创伤。

维护种植体周围软组织健康和稳定，必须获得健康、稳定的生物学宽度。因此，必须按照理想的三维位置和角度植入与生物学宽度完全匹配的合适直径的种植体，才能够维持在三位上呈弧线形的骨性解剖学形态和表面的软组织形态及厚度。既然同一个体的不同𬌗面同一牙不同牙面的生物学宽度不尽相同，那么几乎不可能用任何唯一一种预成的根形种植系统来满足每一个种植位点周围各面的生物学宽度要求。虽然越来越接近美学种植的目标，但是必须找到如下因素之间的平衡点：种植体直径、形状、表面形态和颈部高度，种植体-基台微间隙，个性化基台的形状和材料，种植体的植入方式（潜入式或非潜入式），牙周表现型，种植体和种植修复体的穿龈轮廓，美学，种植体周围软组织稳定和保存牙槽嵴骨高度等。

第三节 口腔种植义齿美容修复

一、即刻种植

随着种植技术的日益成熟，越来越多的患者选择种植义齿进行修复。在临床上，针对不同患者的需求，我们根据种植体植入时机将种植义齿进行分类。

（一）分类

（1）即刻种植（Ⅰ型种植）拔牙同期植入种植体（图 11-3、图 11-4、图 11-5、图 11-6）。

（2）早期种植其中Ⅱ型种植为拔牙之后 4～8 周植入种植体、Ⅲ型种植为拔牙之后 12～16 周植入种植体。

（3）延期种植（Ⅳ型种植）拔牙 6 个月之后植入种植体。

其中，即刻种植因为可以同期植入种植体，减少手术伤害，缩短了治疗周期，减少甚至避免了牙槽骨的骨吸收等优点受到很多医生及患者的青睐。

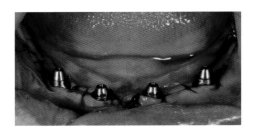

图 11-3 即刻种植-种植体植入

（图片由郑州田原工作室提供）

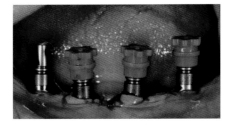

图 11-4 即刻种植

（图片由郑州田原工作室提供）

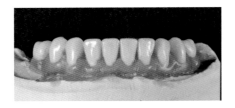

图 11-5 即刻种植-修复体制作完成

（图片由郑州田原工作室提供）

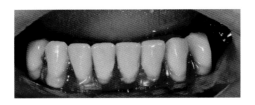

图 11-6 即刻种植-口内试戴

（图片由郑州田原工作室提供）

Note

（二）即刻种植的临床指征

（1）患牙需要拔除者，如牙折、处于稳定期的牙周炎和根尖周病等。

（2）患牙种植点无病灶且邻牙的牙周和根尖周组织无急性病变。

（3）需要种植义齿部分的牙槽窝的形态和骨量必须达到满意的种植体初始稳定性。

（4）牙槽窝骨壁完整，或存在有利型骨缺损，能够耐受种植体植入或进行引导骨再生术。

（5）周围软组织健康且符合美学形态。

（三）美学效果

即刻种植在一定程度上减少了牙槽骨的垂直型和水平型的吸收，最大程度地确保了美学效果。即刻种植在后期修复上分为即刻负荷和延时负荷。在临床上，多采用延时负荷的修复方式，这样增加了种植体成功率。但是即刻种植，种植体周围有龈缘退缩的风险，造成这一现象的因素包括：唇侧骨壁裂开、种植体平台偏牙槽窝唇侧等。

二、植骨增量后种植

20 世纪 60 年代，Branemark 教授创立的骨结合理论奠定了现代口腔种植学的生物学基础。骨的质和量是保证种植成功的关键，这已成为大家的共识。对于一些骨组织不足的患者，限制了种植义齿的适应范围。所以，为了让更多患者可以使用种植义齿进行修复，扩大种植义齿的适应范围。如何增加骨量成为口腔种植外科最为关心的问题，骨增量技术的迅速发展极大解决了口腔种植治疗中的骨量不足问题。

（一）骨组织增量术

目前普遍采用的骨组织增量术，方法是将牙槽嵴增高增厚，主要有上置法和内置法。上置法是将移植材料固定于牙槽骨表面以增加高度。内置法是将移植材料置入劈开的牙槽骨之间，可增加牙槽骨的宽度。移植材料包括自体骨、异种骨和人工合成材料等。

1. 自体骨　自体骨移植在下颌颏部取骨，取骨常在局部麻醉下进行，术区隐蔽，损伤小，患者易于接受，但取骨量较少。髂骨的最大优点是供骨量最大，但易出现供区并发症，如感染、遗留瘢痕、术后伤口疼痛，麻木等。外斜线取骨理论上可取得较颏部更大的骨量，但手术操作较难，且外斜线取骨术后肿胀反应要较颏部取骨严重。而且颏部骨块含有更多的松质骨和骨髓，因而抗感染能力要强于外斜线取骨。

2. 异种骨　异种骨临床使用的主要是小牛骨，无机成分与人骨组织相似，晶体大小与人骨相当，可被吸收，避免了二次手术，其多孔的结构和骨小梁形成骨引导支架，为骨细胞的长入提供支架。经实验及临床研究证实，Bio-oss 有非常好的生物相容性，符合骨引导材料的标准，是目前引导骨再生技术中应用最为广泛的骨移植材料。

3. 人工合成材料　主要为生物活性陶瓷类物质，目前最常用的是颗粒羟基磷灰（HA）、磷酸三钙（TCP）和高生物活性玻璃等，这些材料具有来源广泛、组织相容性好的特点，但没有骨诱导性，只有骨传导性，与宿主骨之间可发生化学接触，最终形成异源材料加强的结合骨。

（二）间接增加骨量

1. 引导骨组织再生术　是利用膜材料的物理屏障作用，将骨缺损区与周围组织隔离，创造一个相对封闭的组织环境及空间，使临近的骨端具有骨再生潜能的组织细胞进入该区域并相对不受干扰地形成新骨，最大程度地发挥骨组织的再生能力的一种技术。GBR 膜分为不可吸收（生物不降解）和可吸收（生物降解）两类。不可吸收膜以聚四氟乙烯膜和钛膜为多；可吸收膜大多为胶原膜等。Simion 等认为单纯引导骨组织再生术成骨量受限制，引导骨再生技术多用于牙槽嵴厚度不足时，以增加牙种植区唇颊侧厚度。但增加牙槽嵴垂直的高度一般不超过 6 mm。

2. 牵张成骨术 是在截开的两骨段间或骨缝处,应用特制的牵引装置施加持续、稳定的牵引力后,血管及骨形成细胞受张力的影响,骨的形成活性明显增强,生成与牵引力方向一致的新骨,以延长或增宽骨骼的一种新技术。

(1)牵张成骨术的优点

①在局部麻醉下完成,避免了取骨造成新的创伤,减少了并发症。

②短期内可牵引形成新生天然骨,新生骨吸收少。

③软组织可伴随骨组织牵引而延长,避免了大量植骨时软组织覆盖困难的问题。

④新生骨能够满足植入种植体的要求。

(2)牵张成骨术的缺点:种植体失败率和并发症相对较高,且不适用于骨质疏松的老年患者和种植体下为松质骨者。

(三)重要解剖结构移位

1. 鼻底的提升 上颌前部牙齿缺失后,牙槽嵴萎缩导致骨量不足。局部麻醉下在唇侧从上颌两侧尖牙的近中由牙槽嵴顶向颊侧黏膜转折处做梯形切口,翻开黏骨膜,充分暴露鼻底黏膜,向上、内推鼻底黏膜;然后切开牙龈,翻开黏骨膜,植入种植体。骨粉填满种植体与鼻底黏膜间隙,回位开窗的唇侧颌骨,其上以膜覆盖,缝合创面。

2. 上颌窦提升 上颌后部牙齿缺失后,牙槽嵴萎缩,导致上颌窦底到牙槽嵴顶的高度不足,使种植义齿修复受到限制。上颌窦提升术解决了上颌后牙区行牙种植时骨量不足的问题。上颌窦提升牙种植术中术后可能发生的并发症有窦黏膜撕裂或穿孔、术中出血、感染、血肿、水肿、骨移植失败、种植体骨结合失败和上颌窦炎等。其中常见的是窦黏膜撕裂或穿孔,主要原因有:上颌窦黏膜菲薄、上颌窦窦腔解剖结构变异或上颌窦炎等原因导致的黏膜弹性降低及粘连;吸烟造成的黏膜脆性增加;术者的粗暴操作或操作不当,如过度地提升窦底黏膜。

(1)上颌窦内提升:上颌窦内提升术是在种植过程中通过曲面断层片或颌骨 CT 检查,精确确定牙槽嵴至上颌窦底的距离,用环形钻备种植窝,钻至接近上颌窦底时,敲击预备种植窝所得的柱形骨块并使其与上颌窦底黏膜分离。上颌窦内提升适用于上颌窦底到牙槽突之间的骨量大于 6 mm 而小于 10 mm 者,尤其适用于上颌后牙单颗牙缺失者。内提升简化了手术,缩短了手术时间,给患者造成的创伤较小,减轻了患者术后反应。

(2)上颌窦外提升:上颌窦外提升术是在上颌实侧壁开窗,直视下将上颌窦底黏膜剥离并向上向内推,在上颌窦底黏膜和上颌窦底之间植入骨移植材料。外提升术适用于连续多颗上颌后牙缺失、牙槽嵴极度萎缩、上颌窦底到牙槽突之间的骨量不足 6 mm 者。采用开放式提升技术进行上颌骨后部的骨增量是一种很有效的手术方式。有报道表明术后无种植体松动、脱落,X 线检查无上颌窦炎症,种植体与周围组织形成良好的骨结合,上颌窦底提升 5～10 mm,平均 7.5 mm,解决了上颌后牙区垂直骨量不足难以种植的问题。

各种骨增量技术的开展打破了牙槽突骨量不足的制约,可以保证种植体按照种植的修复设计植于牙槽突的理想位置,并取得理想的种植体方向,使种植体的力学分布更趋合理,并最大限度地满足患者在功能与美学修复方面的需求,扩大了口腔种植的适应证并提高了口腔种植的成功率。种植外科与计算机导航三维设计的进一步结合,将会更大提高口腔种植的成功率,进一步推动种植事业的发展并可以保证真正实现种植无边界,为缺失牙患者带来福音。

本章小结

迄今为止,种植治疗效果评价标准并不统一,始终在不断完善与提高。多数只是评价种植体的骨结合而很少涉及到种植治疗的美学效果,将其称为"种植成功"的评价标准并不严谨。在术前分析和评估种植治疗的美学风险,有助于评估种植治疗的预期效果,甄别美学种植的高风险患者,规避美学并发症,确定种植治疗难度和设计治疗程序。

能 力 检 测

参考答案

论述题

1. 种植义齿的优点。

2. 种植义齿的适应证与禁忌证。

3. 种植义齿的种类。

参 考 文 献

[1] 潘可风.口腔医学美学[M].2 版.北京:人民卫生出版社,2009.

[2] 宿玉成.口腔种植学[M].2 版.北京:人民卫生出版社,2014.

[3] 陈钢,李树春,马练等.下颌骨取骨 onlay 植骨改善种植骨量不足的临床研究[J].口腔颌面外科杂志,2005,15(2):166-169.

[4] 周磊,徐淑兰,黄建生等.嵌贴式植骨术在牙槽嵴严重吸收患者牙种植术中的应用[J].中国口腔颌面外科杂志,2004,2(2):70-72.

（苏晓亚）

Note

第十二章　口腔美容保健

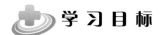

学习目标

掌握：刷牙的方法、饮食与口腔保健、氟与口腔保健。

熟悉：特殊人群口腔保健。

了解：颌面部皮肤保健。

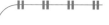

本章 PPT

案例导入

　　某幼儿园近期进行了幼儿的全面体检，医生提出了有龋病问题的存在，某班有几个幼儿的牙齿很黄很黑，而且其中一名幼儿的牙齿有缺损。经过了解，普遍存在以下问题：不良的刷牙习惯、喜食甜食、未定期进行口腔检查等。同时医生提醒家长要帮助孩子养成饭后漱口，早晚刷牙的好习惯，少吃甜食，少喝含糖饮料，定期进行口腔检查，做到有问题早发现早治疗。牙齿是保护我们的健康卫士，所以从小就要学会保护牙齿。

　　1. 儿童时期保护牙齿健康的重要性是什么？

　　2. 儿童时期牙齿的解剖特点是什么？

　　3. 不同年龄的儿童每日摄入蔗糖的量是多少？

　　眼睛是我们心灵的窗口，口腔则是我们健康的门户。口腔卫生是精神文明的标志之一。洁白健康的牙齿，不仅可以保证正常的咀嚼消化功能，而且还形成了一道防止"病从口入"的屏障。

　　拥有一口整齐洁白的牙齿是人体健美的重要标志，它可以使我们的笑容变得更美、更自然，它也是人们的美好仪表、潇洒风度的体现。我们在社交场合中，如果举止优雅，谈吐大方，又拥有一口整齐而洁白的牙齿，自然会更加受到人们的注目和欢迎。反之，如果患了口腔疾病，不仅会损害牙体组织，同时也会破坏消化器官的完整性，降低消化功能，而且有损容貌美。如果发生在儿童时期，还会影响颌骨的生长发育，造成颌面部的畸形。

第一节　刷牙与口腔卫生保健

　　牙周病和龋病的发生与牙菌斑的形成有密切关系。保持口腔卫生，清除牙菌斑是口腔保健工作中十分重要的一环。刷牙是最常用的口腔清洁方法，并且控制和减轻牙周炎症的效果较为显著。

　　Loe 等人对牙龈健康、口腔卫生良好的青年人进行临床观察后发现，当停止刷牙后牙齿表

Note

面很快会有菌斑沉积,当停止刷牙10~21天后临床可见明显牙龈炎,在恢复刷牙10天后牙龈又恢复正常。

事实上,刷牙已成为保持口腔卫生,预防牙病的重要方法,但要想真正达到口腔保健的目的,还应从刷牙的方法和牙刷的选择等方面进行改变。

一、牙刷的选择

早在20世纪30年代,尼龙线已经逐步取代猪鬃做牙刷毛。目前采用的优质尼龙丝直径

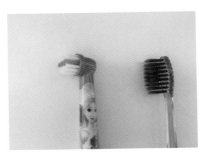

图 12-1　不同规格牙刷

为0.18~0.28 mm,质感细软且富有弹性。刷毛可进入牙齿的邻面及龈沟,可清除邻面及龈下菌斑。不久前,我国试制了一种改良聚酯丝作刷毛材料。该毛表面光滑度好,具有弹性、韧性,又无毒无害。使用此材料制成的牙刷对幼儿、儿童及牙周病患者较为适宜。

应根据口腔情况及不同年龄来选择不同规格的牙刷(图12-1)。

二、刷牙的方法

刷牙的方法应根据每个人的牙齿及牙周情况进行选择。基本要求是通过刷牙,做到既清洁牙齿又不损伤牙周牙体组织。目前常用的刷牙方法有以下几种。

(一) Bass 刷牙法

牙刷的刷毛在洗刷唇(颊)舌面时,刷毛与牙面应成45°,刷毛头指向牙龈的方向(图12-2),尽量使刷毛能进入邻间区与龈沟,部分刷毛压在龈缘上前后方向作来回颤动。在洗刷𬌗面时,刷毛要紧压𬌗面,使毛端深入裂沟区做前后方向颤动(图12-3)。这种刷牙方式可避免习惯性的拉锯式横刷所造成的牙颈部楔状缺损及牙龈退缩的发生。

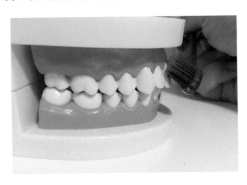

图 12-2　Bass 刷牙法(颊舌面清洁)

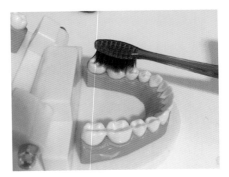

图 12-3　Bass 刷牙法(𬌗面清洁)

(二) 生理刷牙法

将牙刷毛与牙面接触,刷毛的顶端指向牙冠,然后沿牙面向牙龈处轻轻拂刷。这种刷牙方法既可以清洁牙齿面,又可以刺激牙龈组织,从而增进牙周组织的健康。

(三) 旋转刷牙法

旋转刷牙法又称 Roll 刷牙法,或称竖刷法。将刷毛置于牙槽黏膜上与牙槽黏膜成45°,然后将牙刷毛沿牙龈冠方向转动,这样重复8~10次,在刷洗𬌗面时,将刷毛置于𬌗面前后移动。这种刷牙方法对牙龈有良好刺激,起到按摩牙龈,增进局部血液循环和促进上皮角化的作用。还有助于增强牙周组织的防御能力,清洁牙间隙中的污垢。

(四)圆弧刷牙法

圆弧刷牙法又称 Fones 刷牙法,该法简单易学,容易被年幼儿童学习掌握(图 12-4、图 12-5、图 12-6、图 12-7)。

Fones 刷牙法的具体要领:刷牙齿外侧面时,牙齿呈前牙上下相对的咬合状态,即对刃咬合;刷后牙时,可将牙刷放到颊部,刷毛轻轻接触上颌最后磨牙的牙龈区,移动牙刷呈弧线转圈式运动,在进行上下牙齿之间移动时,即从上颌牙龈拖拉至下颌牙龈时,不要加压过大,防止损伤牙龈;刷前牙时,作连续的圆弧形颤动;在刷牙齿内侧面时,上下牙齿需要分别清洁,从后向前转圈式移动牙刷头清洁牙齿内侧面。这种刷牙方法对于牙龈沟内和牙齿邻间隙清洁效果不佳,不适合患有牙周疾病的患者,尤其是牙龈退缩或牙间隙较大的患者。

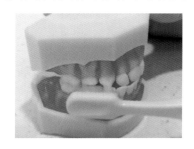 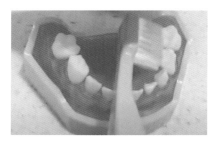

图 12-4 Fones 刷牙法一(从后到前画圈刷)　图 12-5 Fones 刷牙法二(左下后牙舌侧)

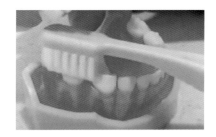 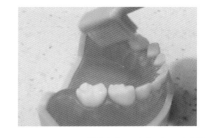

图 12-6 Fones 刷牙法三(右下后殆面)　图 12-7 Fones 刷牙法四(后牙远中面)

上述几种刷牙方法,只要经过适当训练,都可达到理想的效果。总之,应当养成早晚刷牙,饭后漱口的良好卫生习惯。刷牙后要将刷头清洗干净,尽量甩干刷毛的水分,因为潮湿的刷毛容易滋生细菌。牙刷头应朝上放在漱口杯中,并置于干燥通风处。不要将使用完的牙刷放在密不透风的塑料盒或金属盒中。牙刷不可浸泡在热水中,因为尼龙丝受高温影响会变形弯曲,变软失去弹性。牙刷还应定期更换,太旧的牙刷会导致病菌滋生,变形的刷毛又容易刺伤牙龈。目前正在推广一种刷毛可变色的牙刷,当牙刷使用到一定时间后,原先的颜色便褪去,此时提示应更换新的牙刷。

三、洁牙剂

刷牙的同时往往会使用一定的洁牙剂。洁牙剂主要是通过摩擦作用,去除牙面菌斑达到清洁口腔的目的,从而使牙齿保持洁白、美观。

洁牙剂的剂型主要有牙膏、牙粉和水剂。目前应用广泛的是牙膏。

(一)牙膏

牙膏的成分主要包括摩擦剂、洁净剂、湿润剂、胶黏剂、芳香剂和水。

1. 摩擦剂　摩擦剂是牙膏的主要成分,主要是加强洁牙剂的摩擦作用,可以去污和磨光牙面。帮助去除牙齿表面的牙菌斑、软垢和食物残渣。摩擦剂既要有一定的摩擦作用,但又不能损伤牙面及牙周组织,常用的有碳酸钙及二氧化硅。

2．洁净剂　又称表面活性剂，通过降低表面张力，穿透并松解牙面的沉积物和乳化软垢。在刷牙时产生丰富的泡沫，便于清洁牙面。此外，还具有灭菌的作用。牙膏用的表面活性剂纯度要求很高，不能有异味。

3．湿润剂　它的作用是保持牙膏的湿润性，并能保护牙龈、牙体组织。最常用的是甘油。湿润剂可防止牙膏在软管中固化变硬，并使膏体具有光泽。

4．胶黏剂　又称增稠剂，它能增加牙膏的整体黏度，防止液相与固相的分离，起到稳定膏体的作用。

5．芳香剂　主要使刷牙者感到爽口舒适，有助于减轻口臭。牙膏用香料主要是薄荷，它是赋予牙膏凉爽感的一种不可缺少的成分。此外还可使用水果类香精等，但作为牙膏香精来说是有严格限制的。

6．水　约占20%。

（二）牙粉

在牙膏出现前，牙粉是人们最常用的牙齿清洁剂。该产品是粉状颗粒，使用时最好先用普通牙膏清洁牙齿，去除浮在牙齿表面的污垢后，使用干牙刷蘸取牙粉，在牙齿表面轻轻摩擦，再用清水冲掉嘴中剩余的牙粉，注意避免吞咽入腹。牙粉的主要原料是碳酸钙、皂粉和少量的糖精、香料、过硼酸钠等。这些原料都具有很强的清洁功效，由于牙粉是粉状的，所以更容易和牙齿产生摩擦，清除牙垢的能力非常强。对于长了牙垢或长期吸烟导致牙齿黑黄的人来说，普通的牙膏很难实现洁齿并美容的功效，这个时候不妨尝试用一下牙粉。需要注意的是假如直接使用牙粉进行刷牙，清洗两次以上为宜，对四环素牙等无效，牙齿本身有创伤和有口腔溃疡的人应该慎重使用，避免造成不必要的伤害。

（三）水剂

漱口水，主要成分为香精、表面活性剂、氟化物、氯化锶、酒精和水等，能够清洁口腔，预防龋齿和牙周炎等。分浓、淡两种，浓的以水稀释后用，淡的可直接漱口。漱口是最常用的自我保健方法，一般漱口用清洁水或者淡盐水含漱。有些漱口水加入了某些药物做漱口剂，其作用是辅助预防和控制口腔疾病。科学家们把多种治疗口腔、咽喉疾病的药物成分相配合，能直接作用于患病处，具有良好的渗透性，在治疗口腔疾病的同时，也能清除因口腔疾病、吃异味食物（生葱、大蒜、烟、酒等）、睡眠不良、精神紧张、消化不良等造成的口臭。需要提醒的是，由严重肠胃病造成的口臭，治疗重点在肠胃。清洁口腔就像洗手一样必需，但随时随地拿出牙膏、牙刷又不现实，漱口水这时便可担当重担，随时随地都可以清洁口腔，拒绝残渣对牙齿的侵蚀。然而，健康人的口腔里存在一些正常菌群，长期使用具有杀菌效果的药物漱口水，就会导致某一种类的细菌被过度抑制，从而导致口腔内菌群失调，反而不利于口腔健康。

四、牙线的应用

单靠刷牙是很难清除牙齿邻面和牙间隙处的牙菌斑，牙线常常是清除牙间隙菌斑的有效工具。临床研究表明，使用牙线邻面龋可降低50%左右。10～12岁儿童每月洁牙一次，邻面龋可降低75%。

牙线是使用液蜡浸制而成的棉线，蜡有助于棉线在牙间隙滑动且不易被折断（图12-8）。没有专用牙线时，可使用丝线和涤纶线代替。牙线使用方法是先取一段长15～20 cm的牙线，将两端套在左右手的中指上，然后用食指或拇指顶住一段，将线轻轻从牙齿咀嚼面通过两牙之间的接触点，牙线紧贴于牙齿颈部，在牙龈邻面作上下移动。每个牙齿上下刮4～6次。

图 12-8　牙线

五、牙签的应用

除牙线外,牙签也是常用的一种自我清洁牙间隙的工具。牙签常用竹质和木质制品。将牙签一端置入龈沟底部,可清除嵌塞食物及邻面菌斑。牙签应有足够的韧性和硬度,避免折断,表面要光滑没有毛刺,以免刺伤牙龈,横断面可呈三角形或扁圆形。在使用牙签时动作要轻,避免刺伤龈沟底或损伤龈乳头。近年来使用软塑料制成的中空弹性保健牙签,更适合老年人使用。

第二节　饮食与口腔保健

古人云,"养生之道,莫先于食"。营养平衡的饮食是健康生活的关键,同时也与口腔保健密切相关,饮食的习惯和食物的选择在预防龋齿和牙龈疾病方面起着重要的作用。要保持口腔健康,就必须特别注意饮食,在对食物的选择上也要有一个比较全面的考虑。

尽管营养不良不是引起牙周疾病的直接原因,但研究人员认为,相比较之下,牙周疾病在营养不良的患者身上发展得更为迅速和严重。营养不良影响人体的整个免疫系统,进而使人易感多种疾病。当人的免疫防御能力较低时,其感染牙周疾病的概率就会增大。所以,在保证饮食营养均衡的前提下,应尽可能让食物多样化,这有助于口腔健康,增加纤维和维生素的摄入量也可降低患其他疾病的风险。

一、糖类

摄入大量的糖对牙齿有害,这一点众所周知。在有致龋菌存在的前提下,糖在口腔内停留的时间越长,其牙齿龋坏的可能性就越大。此外,食用糖类的频率多少,也与龋病发生有关。应改变餐间吃甜食的习惯,尤其是睡前吃糖的习惯,这对牙齿的危害最大。

食物中的糖类,以蔗糖的致龋力最大。为防止龋病,国内外学者尝试以其他甜味剂代替蔗糖。

（一）山梨醇

山梨醇可由葡萄糖还原而制取,在梨、苹果、李子、草莓等水果中含有一定量的山梨醇。含量为 $1\%\sim2\%$,甜度约为蔗糖的一半,热量与蔗糖相近。山梨醇与蔗糖相比,龋病的发生率显著下降,菌斑集聚也明显减少。通常将 $6\%\sim20\%$ 山梨醇加入牙膏内作为甜味剂使用。

（二）木糖醇

木糖醇广泛存在于各种水果、蔬菜中,但含量较低。木糖醇是白色晶体,其外表和味道都与蔗糖相似,还具有爽口感,可作为糖尿病患者的蔗糖替代品。木糖醇是最好的防龋甜味剂,首先,木糖醇不能被口腔中的致龋菌发酵利用,能够抑制链球菌生长及酸的产生。其次,木糖醇能促进唾液分泌,减缓 pH 值下降,防止龋病和减少牙斑的产生,还可巩固牙齿。

（三）环己基氨基磺酸钠

环己基氨基磺酸钠属于非营养型合成甜味剂,其甜度为蔗糖的 30 倍,而价格仅为蔗糖的 1/3,味道好,是食品生产中常用的添加剂。人体每日允许的合成甜味剂使用量是有一定限制的,若长期过度食用可对人体造成伤害。

Note

二、蛋白质

蛋白质缺乏可以影响成纤维细胞、成骨细胞、成牙质细胞的活性,可导致乳牙迟萌、釉质发育不全、牙本质钙化不良、牙骨质沉积迟缓等。就目前的研究来看,还没有足够的证据证明龋病与食物中蛋白质含量有直接关系。但科学研究表明,蛋白质对于萌出前和萌出后的牙齿的作用不尽相同。

在牙齿萌出前,蛋白质缺乏可使牙齿的结构发育发生缺陷,使牙齿抗龋能力下降。牙齿发育期蛋白质缺乏,还可造成唾液腺分泌的异常,使牙齿失去唾液的保护作用从而减弱防龋能力。蛋白质缺乏可增加龋病的易感性。因此妊娠期的妇女及哺乳期的婴幼儿,应当适量补充蛋白质。

在牙齿萌出后,蛋白质对牙齿起局部作用,目前已经证实酪蛋白具有局部抗龋的作用。龋病的发生主要与局部酸的作用有关,酪蛋白可以降低牙釉质在酸中的溶解性。

三、脂肪

牙齿中脂肪含量较少。脂类以磷脂的形式与蛋白共同构成细胞膜。脂类还能促进脂溶性维生素的吸收。实验表明,牙齿萌出后,增加食物中脂肪的含量可以明显降低患龋率。另有学者报道,食用脂肪含量高的食物,可使口腔内的菌丝数量明显减少。

四、维生素

(一) 维生素 A

维生素 A 主要的作用是引导破骨细胞和成骨细胞的活动,促进成釉细胞的活动,维持上皮细胞正常的结构和功能。当维生素 A 缺乏时会引起成釉细胞萎缩和成牙本质细胞异常,上皮结构变性。幼儿维生素 A 缺乏时可出现恒牙萌出迟缓,牙列不齐。成人维生素 A 缺乏则可出现牙龈增生,牙龈炎、牙周炎、釉质发育不全、牙本质发育不全等疾病。

(二) 维生素 C

维生素 C 具有促进胶原蛋白形成的作用,对于骨基质的形成和保持血管壁的完整性有重要作用。柑橘类水果中含有大量维生素 C。维生素 C 缺乏的口腔表现主要为牙龈出血、溃疡、牙齿松动。

(三) 维生素 D

维生素 D 可维持骨组织的功能,参与钙的吸收,促进牙齿中钙、磷的沉积,保持体内钙平衡。实验证明,维生素 D 缺乏会使牙槽骨与牙骨质有钙化缺陷。维生素 D 与钙或磷缺乏将产生牙槽骨骨质疏松症与牙骨质钙化不良。

五、矿物质

矿物质是调节和维持机体生理活动的重要物质。矿物质不能体内合成,只能从食物中获取。食物中的矿物质,特别是钙、磷、氟对牙齿的矿化十分重要。

(一) 钙与磷

牙齿的主要组成成分,牙齿的生长与发育受钙、磷代谢的影响。牙齿发育时期,营养决定牙齿组织的生化结构,钙化良好的牙齿抗龋性高。在正常食谱中增加适量的磷,可降低龋病的发生率。钙的最佳来源为奶及奶制品。

(二) 铁

实验中发现,如果食物中缺乏铁,不仅会造成贫血、口腔黏膜苍白、口腔对外界刺激敏感,还会出现唇干、口干、味觉减退等症状,还容易产生龋病。

(三) 其他微量元素

微量元素在防龋方面作用见表 12-1。

表 12-1　微量元素与龋病的关系

作用	元素名称
防龋	氟(F)、磷(P)
轻度龋	钼(Mo)、钒(V)、铜(Cu)、锶(Sr)、硼(B)、锂(Li)、金(Au)、铁(Fe)
可疑	铍(Be)、钴(Co)、锰(Mn)、锡(Sn)、锌(Zn)、溴(Br)、碘(I)、钇(Y)
无作用	钡(Ba)、铝(Al)、镍(Ni)、钯(Pd)、钛(Ti)
促龋发生	硒(Se)、镁(Mg)、镉(Cd)、铂(Pt)、铅(Pb)、硅(Si)

知识链接 12-1

第三节　氟与口腔保健

氟是人体健康所必需的一种营养要素,适量的氟化物可以对机体的代谢产生积极的影响。它可以通过降低釉质溶解度和促进釉质再钙化、对微生物产生作用以及影响牙体形态来预防龋病。

一、人体中氟的来源

人体中的氟大部分来源于每天摄入的食物和水,与个体的年龄、生活习惯及当地的气候等因素有关。

(一) 饮水

人体中的氟的主要来源是水,约占人体氟来源的 65%,水氟的吸收率约为 90%。机体从饮水中摄入氟量的多少主要受到饮水氟浓度和饮水量的影响。饮水摄入量又与个体年龄、生活习惯及当地环境有关,12 岁之前的饮水量约占液体总摄入量的 50%。天气炎热时饮水量较大。饮茶可增加人体氟的摄入量。嗜好饮茶的人,每日可从茶叶中摄入 1~3 mg 的氟。

(二) 食物

人体每天摄入的氟约 25% 来源于食物,食物中氟的吸收率约为 20%。

动物性食品中以骨、软骨、肌腱的含氟量较高,代谢与分泌功能旺盛的腺体含氟量最少。海鱼的含氟量明显高于淡水鱼。

植物食物中,茶叶的含氟量较高。

调味剂中海盐的原盐含氟量最高。

二、氟化物的全身应用

氟化物的全身应用最经典的方法是调节饮水中氟化物的浓度。在没有条件试行氟化水源的低氟区可采用氟片、氟滴剂等方法起到有效预防龋齿的作用。临床研究表明,从婴儿期到 12 岁连续补充氟,可得到最好的防龋效果。

调节饮用水中氟化物浓度是将饮用水中的氟化物调整到最适宜的水氟浓度,以达到既能

Note

防止龋病发生，又不引起氟斑牙等慢性氟中毒的目的。饮用水加氟的方法已经得到全球 150 多个科学家和卫生组织的认可，如世界卫生组织、世界牙科联盟、国际牙科研究学会。全世界约有 40 个国家或地区开展了饮用水加氟项目，如美国、新加坡、澳大利亚、加拿大、爱尔兰、马来西亚、新西兰等。长期饮用适量氟浓度的自来水可以使龋病发生率减少 50%。

半个世纪以来人们已经对饮用水加氟的安全性做了广泛和系统的研究，包括天然氟区和人工氟化区的健康、疾病和死亡率统计、尸体解剖，以及氟的代谢和毒理学等方面。结论是达到适宜浓度的氟化自来水对人类安全没有任何威胁，不致癌、不致畸。由于饮用水加氟的效果和安全性，世界卫生组织自 1958 年首次发表专家委员会关于饮水加氟的报告并做出结论以来，多次在世界卫生大会上做出推荐建议。

在技术上实行饮水加氟的重点内容之一是计算和检测不同地区、不同季节饮用水中适宜的氟化物浓度。饮用水加氟的不足之处是人们饮用氟化水的量占氟化水总量的 2%～3%，因而会造成氟化物的浪费、增加供水设备的额外费用，并且在没有自来水供给的地区无法开展。

三、氟化物的局部应用

局部用氟是将氟化物直接作用于牙的表面，抑制牙齿表面的溶解脱矿和促进再矿化，提高牙齿抗龋力。局部用氟的途径包括使用含氟牙膏及含氟涂料、含氟凝胶和含氟泡沫等不同剂型的局部涂氟化物。

（一）含氟牙膏

目前为止，世界范围内已有 100 多项严格的临床试验结果表明，每天使用两次含氟牙膏刷牙有明显的防龋效果，使用 2～3 年可以使龋病的发生率降低 25%，如果持续使用效果更好。自 20 世纪 90 年代以来，世界卫生组织的专家呼吁并推荐在发展中国家促进含氟牙膏的使用，作为整个公共卫生措施的一个组成部分，以促进全人类的口腔健康。

对于 6 岁以下儿童，由于吞咽反射不健全，在刷牙时可能会吞咽部分牙膏，因此 6 岁以下儿童不推荐使用含氟牙膏。6 岁以上儿童可每天用含氟浓度高于 1000 mg/kg 的牙膏，每次用量约 1 g，每天 2 次。成人牙膏中氟化物的浓度一般为 1000 mg/kg 左右。

（二）局部涂氟

专业的口腔医护人员将高浓度氟化物涂于牙齿表面，可达到较好的防龋效果。常用于儿童口腔保健。常用种类包括含氟泡沫、含氟凝胶、含氟涂料等。具有含氟浓度高、剂量小、凝结迅速、操作简单等特点。氟化物有溶液、泡沫、凝胶等剂型，不同剂型的氟化物浓度相差较大。因此需要专业的口腔医护人员操作。应综合分析不同个体的龋易感状况，有针对性地选择不同的剂型和浓度的氟化物，按照一定的操作规范操作。在没有专业人员的指导下不能擅自使用，以免发生危险。

第四节　特殊人群口腔保健

一、儿童口腔保健

人一生有两副牙齿，即乳牙与恒牙。牙的萌出与替换有一定的规律，其特点是按一定的先后顺序、左右对称地萌出与替换。

根据儿童的生长发育情况,牙齿萌出和乳、恒牙替换的过程,临床上可将儿童时期牙列分为三个阶段,不同时期的口腔保健有着不同的特征与要求。

（一）乳牙列阶段

从乳牙开始萌出到恒牙开始萌出之前称为乳牙列时期。乳牙是幼儿的咀嚼器官,在咀嚼功能的刺激下可以促使牙弓和颌骨的发育。保证牙弓和颌骨的正常发育,是恒牙能够正常排列的一个条件。充分的咀嚼不仅可以将食物嚼碎,并且可反射性刺激唾液增加,有助于食物的消化和吸收。这一时期是乳牙龋开始发病和龋齿逐渐增多的时期,因此加强口腔卫生宣教,帮助家长了解保护乳牙的重要性是十分必要的。让家长对儿童的口腔卫生习惯引起重视,等待儿童自己能够刷牙的时候才开始培养刷牙习惯是不可取的。

在儿童出生后6个月左右乳牙已经开始萌出,此时在哺乳或进食后,家长应把纱布套在食指上清洁牙面。教会3岁左右儿童漱口,4岁前由家长监督,协助儿童刷牙。儿童通常采用顺刷法,需反复练习。养成早晚刷牙和饭后漱口,睡前不食糖果、糕点的良好习惯。在指导儿童漱口刷牙时,可先使用菌斑染色剂显示不洁区,然后再使用防龋药物牙膏,这样可以取得较好的效果。

乳牙的解剖特点是沟深裂痕多、钙化程度相对恒牙低,加上儿童多喜吃甜食等因素的作用下很容易龋蚀,且龋蚀进展极快。为保护乳牙且有利于乳牙生长发育以及形成正常恒牙列,应定期对乳牙进行检查或治疗。根据我国有关乳牙患龋情况报道得知患龋率为55%左右。

健康的乳牙既有助于消化又有利于生长发育,乳牙的正常存在又为恒牙预留了空隙。如果乳牙因患病过早丧失,将会影响到恒牙的萌出和排列。有学者报道,过早地丧失乳牙可造成40%的恒牙牙列不齐。乳牙的萌出和乳牙列期,也是小儿开始学习发音的主要时期,正常健康的乳牙列有助于小儿正常的发音。如果乳牙过早损坏或脱落,则会造成儿童发音不清,从而会给儿童身心带来不良的影响。因此在儿童时期,重视乳牙保健十分重要。应认识到在乳牙萌出后要加以保护,必须改变乳牙对人只是暂时性而无关紧要的这一错误观点。

（二）混合牙列阶段

在6岁前后,恒牙开始萌出,乳牙依次替换,到12周岁前后乳牙替换完毕。这一阶段口腔内既有乳牙又有恒牙称之为混合牙列时期。这是牙弓和颌骨的主要发育成长期,也是建立恒牙𬌗关系的关键时期。预防错𬌗畸形,早期矫治,诱导建立正常𬌗是这一时期的主要保健医疗工作。同时这个时期,也是恒牙龋开始发病的时期。一般最先发生在6岁左右萌出的第一恒磨牙,所以第一恒磨牙又称六龄牙。对六龄牙的保护十分重要,它是决定其他恒牙位置及咬合关系的关键。

（三）年轻恒牙列阶段

在12岁前后,全部乳牙替换完毕,到15周岁前后除第三磨牙外恒牙全部萌出。这时口腔内已没有乳牙,这一时期称为年轻恒牙列阶段。此时期恒牙虽然已萌出,但是牙根尚未完全形成,或部分恒牙牙根虽然已基本形成,但是髓腔仍相对较大。第一恒磨牙在恒牙中萌出最早,其解剖特点是𬌗面窝沟较深,龋病的发病率较高。虽然第二磨牙在12岁左右萌出,但是窝沟龋发病率也较高。因此,尽可能早期治疗和保持第一、第二磨牙是这个阶段的重要任务。

总之,乳牙的发育钙化,受母体的遗传因素、健康状况、营养和疾病的影响。恒牙的发育钙化主要与婴儿时期的健康保健有关。这一时期,与外界环境,特别是饮食中矿物盐类、微量元素等都有着密切关系。应当特别关心儿童的营养、点心的供应和蔗糖的摄入量,儿童每日摄入蔗糖限量见表12-2。

191

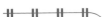

表 12-2　儿童每日摄入蔗糖量

年龄	每日摄入量/g
出生至 7 个月	15～20
7 个月至 2 岁 6 个月	20～25
2 岁 6 个月至 5 岁	25～30
5 岁至 9 岁	30～50

二、孕妇口腔保健

孕妇从妊娠到分娩这样一段相当长的时间内,如果不注重口腔的保健,非常容易患龋齿及牙周病。

在妊娠时期,内分泌系统发生了一系列的变化,全身激素的分泌也有不同的变化,此时可能会导致牙龈黏膜充血水肿,牙龈容易出血。这是妊娠期的正常生理反应,只要保持良好的口腔卫生,分娩后可以自行好转,症状也会自行消失。如果口腔卫生习惯差,刷牙不科学、不彻底,孕妇比常人更容易患牙病。因此,孕妇应做到早晚刷牙,饭后漱口,按摩牙龈,增加牙周的血液循环,减轻牙龈充血、水肿和出血的症状。

个别妇女在妊娠期间,牙龈除充血水肿外,还可发生牙龈局部增生出现像肿瘤样团块,称为牙龈瘤。牙龈瘤大多位于牙龈乳头上,颜色呈鲜红或暗红,表面光亮,质地松软,触碰容易出血。牙龈瘤并不是真正的肿瘤,是由于在妊娠期牙龈乳头受内分泌激素作用,加上局部大量菌斑牙石引起的局部炎症,刺激牙龈组织增生而形成的,它是因妊娠引起,故又称为妊娠性龈瘤。对于有牙龈瘤的患者应尽量避免触碰和刺激,以减少出血。分娩后一般可逐步缩小甚至自行消退,如不能消退则可通过手术切除。食物营养对孕妇同样十分重要,它不仅会影响孕妇自身的口腔健康,而且可能通过胎盘影响到胎儿以后的牙与骨的形成。保证一定的蛋白质、维生素及钙磷的供应是很重要的。尤其,有些食物中含有丰富的氟化物,如海产品、块茎类(芋头、甘薯)、椰子等,应鼓励经常食用。怀孕期间孕妇常因妊娠反应较强烈,影响食欲,容易偏食。此时要特别注意合理的营养,避免偏食造成营养摄入不均衡。某些机体需要的养分不能保证,使机体抵抗力下降,唾液中的酶类、微量元素等物质抗击细菌的能力就会下降,容易引起蛀牙。所以要想牙齿好,饮食平衡、营养充足是很关键的一环。每次餐后应及时刷牙或立即漱口,保持口腔清洁,并多食纤维性食物,如水果、蔬菜,有助于清洁牙齿和按摩牙龈。

妊娠期间慎用药物,如不当的四环素应用,会造成牙齿组织钙化不良和釉质发育不全。四环素可与牙齿组织的钙结合形成四环素-钙-正磷酸盐的复合物,将永远沉积在牙釉质和牙本质中,引起牙着色。牙着色可以是浅黄、黄、浅灰或灰色、浅褐或褐色。四环素同样可通过胎盘影响到儿童的乳牙,所以孕期用此药,胎儿的乳牙也可能会出现着色的四环素牙,这将影响到妇女及儿童的牙齿美观。

三、老年人的口腔保健

口腔的健康状况可直接反映全身机体的功能情况,人到了老年阶段,身体各组织器官都逐渐退化和衰老。在口腔内表现为牙槽骨的吸收、牙龈的退缩、牙齿磨耗过度、牙周组织的抵抗力下降。这一系列的生理病理性变化给机体的消化吸收功能带来了不利的影响。由于食物不能在口腔中充分咀嚼,食物进入肠胃内不易消化吸收,会妨碍营养物质的摄取,从而影响老年人的健康。对老年人给予合理营养,应注意以下几点。

(一) 低糖类

因老年人体力劳动较少,所需的热能比较少。糖类尤其是蔗糖与龋齿发生关系较大,所以老年人每日进食糖量包括主食,不宜过多。

（二）低脂肪

老人消化能力变差,对脂肪吸收较慢,过量的脂肪摄入对心血管和肝脏不利。一般可根据总热能的 $17\%\sim20\%$ 供给。应特别注意少吃动物性脂肪,宜食用植物性脂肪。

（三）高纤维素

高纤维素不仅有利于刺激牙龈局部血液循环,增强局部抵抗力,而且可以促进消化道的蠕动,减少食物残渣毒素对肠的损害,不易引起便秘。

（四）高钙

老年人骨质疏松,牙再矿化能力低下,食物中应注意增加适量钙质摄入,如牛奶、豆类、蛋类、蔬菜等都是含钙较多的食物。

（五）高维生素

特别是维生素 C,维生素 C 可促进体内的氧化还原,促进牙龈、黏膜组织的代谢,有利于口腔保健。各种水果、蔬菜和胚芽中都含有维生素 C。

（六）充分的蛋白质

蛋白质是提高体内免疫能力,补充体内组织耗损的重要营养物质。老年人应按个人习惯选择食用植物蛋白如豆类、谷类、土豆、白薯、竹笋等,或动物蛋白如牛奶、瘦肉、鸡蛋等,以保证足够的蛋白质。

（七）其他

针对老年人生理特点,还应注意保护好口腔内剩余的牙、黏膜组织和牙周组织,以预防龋齿和牙周病的发生。一旦出现口腔疾病应积极治疗,尤其是及时修复缺牙部位的牙齿,保持牙列的完整,保持良好的咀嚼功能,促进机体对食物的消化吸收。如已做了修复体,更应注意口腔卫生。对于义齿上的菌斑、污垢、色素沉着和结石,同样应当给予认真的清洁与处理。如是活动义齿,每天睡前应取下刷洗干净,并浸泡于水中,次日再使用。

如条件允许可进行叩齿运动和按摩牙床等活动。叩齿:每日早晚牙齿与牙齿对咬数十次,咬牙时应铿锵有力。这样可以增强牙周组织的功能和抵抗力,保持牙齿自身的稳固。按摩牙床:在刷牙后用手指在面颊部或牙龈上按摩。按摩同样也能促进牙周组织的血液循环,促进新陈代谢。

老年人每隔一定时期应到口腔科进行检查,一方面病牙可以在早期得到治疗,另一方面可在医生的指导下进行针对性的口腔保健。

茶中含有大量的氟化物,氟与口腔健康关系十分密切。有人主张饭后用茶水漱口,是维护牙齿健康预防龋齿的好方法。饮茶又可以使人轻身、明目、益思、少卧,但饮茶也要因人而异,适时、适度。通常饮茶需要注意的是,第一,饭前、饭后 1 小时内不宜饮茶,特别是睡前不宜饮浓茶。第二,不能用沸水泡茶,以免有效成分被溶解和破坏,水温在 $75\sim80\,^{\circ}\mathrm{C}$ 冲茶为宜。第三,有严重心脏病、肾病、水肿等的患者要慎用茶。

四、残疾人的口腔保健

残疾人的情况比较复杂,这与残疾的性质、程度有关,有些生活基本可以自理,只要加以重视,口腔疾病是可以避免的。但有的由于丧失了生活自理能力,则需要特殊的口腔保健与常规治疗。残疾人在家庭成员或其他服务人员的照料与护理下,口腔预防保健相对比较容易做到,但他们的牙病治疗困难较大。因此,残疾人的口腔预防保健更为重要。残疾人的口腔问题主要是龋病和牙周病,以及残疾儿童的错殆畸形。

对缺乏生活自理能力的残疾人,至少帮助他们每天刷牙或清洁口腔1次,有效地去除菌斑,必要时使用电动牙刷。在可能的条件下,应选择局部用氟方法,由专业人员定期使用局部涂氟措施,如含氟涂料、含氟泡沫、含氟凝胶等均可起到防龋的作用,或使用含氟牙膏刷牙,含氟漱口水漱口。对于残疾儿童来讲,窝沟封闭显得十分重要。在磨牙完全萌出后要尽早进行窝沟封闭。另外,残疾人应严格控制糖与甜食的摄入,并且只在一日三餐时食用。其他时间内补充的膳食,应尽可能减少糖的含量。甜度大、黏性大的食物也要避免摄取,多饮水,少饮碳酸饮料。最后,应由口腔专业人员定期为残疾人进行口腔检查,提供洁治等适当的保健措施,应6~12个月检查1次,发现问题及时处理。

有几种方法可以帮助残疾人握好牙刷,如牙刷柄上拴一条尼龙带,或将电动牙刷固定在口可以够得着的地方,以便于手、肩均有残疾的人使用。

总之,帮助残疾人做到每日刷牙、定期洁牙,就是最好的口腔保健。

第五节　颌面部皮肤保健

一、皮肤的功能

皮肤主要具备两大功能,生理功能和审美功能。

（一）生理功能

1. 保护功能　第一,真皮中含有大量的弹力纤维和胶原纤维,这使皮肤既坚韧又柔软,具有弹性和抗拉性。当机体受到外力的牵拉或摩擦后,可以保持完整,并在外力消失后恢复原状。第二,皮下组织比较疏松,含有大量脂肪细胞,可起到软垫作用,抵抗外来压力。第三,皮肤的角质层是不良导体,可以阻绝电流,有一定的绝缘能力,可防止一定量的电流对人体造成伤害。第四,皮肤的黑素细胞可以产生黑色素,具有吸收和反射部分紫外线的功能,从而避免了紫外线对人体造成损害。第五,皮肤表面有一层乳状皮脂膜,是由皮脂腺分泌的皮脂和汗腺分泌的汗液混合而成,它能够保证皮肤的酸碱度,使皮肤呈酸性,从而阻止皮肤表面的细菌、真菌侵入,并有抑菌、杀菌的作用;同时这层皮脂膜可以滋润角质层,具有护肤和防止体液流失的作用。

2. 感觉作用　皮肤内有丰富的感觉神经末梢,它们和麦克尔细胞形成不同功能的感受器,可接受外界的各种刺激,通过相应的神经反射,产生不同的感觉,如触觉、痛觉、压力觉、热觉、冷觉、痒觉和振动觉等多种感觉,同时还具有平滑、粗糙、干湿、软硬等复合感觉。麦克尔细胞是存在于手指无毛处、唇、口腔黏膜和生殖器黏膜等处的一种敏感细胞,因此手指皮肤感觉非常灵敏,可以完成十分精细的动作。

3. 调节体温　人体的正常体温在37℃左右,为了保持正常的体温,皮肤起着重要的调节作用。当外界气温较高时,体内的热量通过皮肤,主要以热辐射、汗水蒸发和空气对流三种形式散发出去。当气温较低时,皮肤部分的毛细血管网就会关闭,使部分血流不流经体表,减少体表血流量,从而减少散热,保持体温。

4. 分泌与排泄　皮肤的汗腺分泌汗液,皮脂腺可分泌皮脂,二者混合,形成乳化皮脂膜,起到滋润皮肤和保护毛发的功能。气温升高,排汗增多,具有降温的作用。另外,汗液的成分与尿液相似,皮肤能够辅助肾脏工作,通过出汗排泄体内代谢产生的废物,如尿酸、尿素等。

皮脂腺开口于毛囊漏斗处,以面部和背部分布最多,尤其青春期前后分泌最旺盛。皮脂腺分泌的皮脂与表皮细胞的水分和外界的水分形成乳剂,使皮肤柔软、润泽;使毛发润滑,防止毛发枯燥断裂。如果腺体的开口被堵塞,则会形成皮脂腺囊肿。

5. 吸收功能 皮肤可有选择地吸收外界的营养物质,这种选择主要是对水分及脂溶性物质的吸收。皮肤的吸收功能受到部位、含水量、吸收物质等因素的影响。如皮肤嫩薄的部位比皮肤粗厚的部位吸收好;含水量多的皮肤吸收的效果好;既溶于水又溶于脂肪的物质容易被吸收等。而皮肤直接从外界吸收营养物质的途径有三条:营养物质通过渗透角质层细胞膜,进入角质细胞内;毛孔、汗孔可少量地吸收大分子和水溶性物质;少量营养物质也可通过表面细胞间隙直接渗透到真皮。

6. 新陈代谢 皮肤具有很强的再生能力。如手术切口一般在术后数天即可愈合。仅伤及表皮浅层的皮肤烧伤,可以由创面附近的正常皮肤或残存在皮肤深面的生发层细胞分裂繁殖,予以修复,不留瘢痕;若伤及真皮层或皮下组织,则由深部结缔组织进行修复,但会形成瘢痕。

(二)审美功能

皮肤是人体天然的"包装"。光滑细嫩的皮肤会给人带来愉悦的感受。皮肤的汗液和皮脂形成的皮脂膜,可起到润泽皮肤的作用,使皮肤具有柔韧感,给人一种感官美。柔韧的皮肤包裹人体,使人体显示出曲线美以及人体各部的和谐美。同时,皮肤不断地进行新陈代谢,更新组织细胞,清除衰老细胞,保持生命活力,给人以健康的美感。

二、皮肤的健美与保健

(一)皮肤健美的标准

皮肤是人体最大的器官,总重量占体重的 $5\%\sim15\%$,厚度因人或部位而异。健美的皮肤能够给机体增加美感,尤其是面部皮肤的健美。同时皮肤的健康是人体健康的一个重要方面。人的皮肤好像一面镜子,反映了人的生命活力和健康状况。从中医的望诊到现代医学的检查,通常从皮肤尤其是颌面部皮肤的外观,来推测其整体的健康状态。健康的皮肤外观应该是光滑细腻、色泽红润,触之柔软而富有弹性。皮肤的颜色和色泽也是人们审美的一个重要特征之一,均匀的肤色和美丽的色泽均会给人的美丽加分。弹性良好的皮肤表明皮肤中的含水量及脂肪含量适中,血液循环良好,新陈代谢旺盛,这种弹力展示了人体美的神韵并传达出无尽的美感信息。人的审美观因种族、国家和文化背景不同而存在差异,对美没有一个统一的评判标准。但也有一些共同的追求目标,主要体现在以下方面。

1. 皮肤的肤色 皮肤的颜色受遗传影响可表现为白色、黄色、黑色等。不同的人种有着不同的肤色,同一人种的不同个体肤色的深浅也有所不同,即使是同一个体的不同部位皮肤的肤色也有差别。正常皮肤的颜色主要由两个因素决定:一是皮肤内色素的含量,即皮肤内黑素、胡萝卜素、皮肤血液中氧化及还原血红蛋白的含量;二是皮肤解剖学差异,主要是皮肤的厚薄,特别是角质层和颗粒层的厚薄。

2. 皮肤的弹性 健美的皮肤应是丰满、湿润、柔韧而富有弹性的。皮肤的弹性包括皮肤的丰满、湿度、韧性和张力的程度。皮肤的弹性主要由皮肤的含水量、皮下脂肪厚度及真皮胶原纤维和弹力纤维决定。通常情况下,皮肤含水量和皮下脂肪厚度适中,且真皮胶原纤维和弹力纤维正常,则使皮肤富有弹性,显得光滑、平整。而随着年龄增长或身体疾病使得皮肤逐渐老化,真皮层萎缩变薄,皮肤的弹力纤维和胶原纤维退化变性,弹力降低,透明质酸减少,皮肤就失去弹性,皮肤松弛,出现皱纹。如颌面部鱼尾纹,眼周、口周皱纹以及出现眼袋等。

3. 皮肤的润泽 润泽是指皮肤湿润和光泽的程度,健美的皮肤应湿润而有光泽。正常皮肤表面覆盖着一层皮脂膜,当皮肤代谢及分泌排泄功能正常时,可在表面形成适度的皮脂膜,使皮肤滋润舒展,富有光泽。皮脂膜中的脂质能够滋润皮肤,使皮肤有光泽,它与天然保湿因子等物质共同使皮肤保持适度的湿润。而在病态或衰老时,可表现为水分及皮脂不足,皮肤会失去光泽,变得干燥、粗糙和皱缩。

4.皮肤的细腻　皮肤的细腻与否主要由皮肤纹理决定,健美的皮肤质地细腻,毛孔细小。皮肤的细腻程度也常与遗传有关。种族不同,皮肤的细腻程度也不同。皮肤借助皮下组织与深部附着,并受真皮纤维束的排列和牵拉形成多走向的沟和嵴,皮沟和皮嵴构成皮肤的纹理,皮沟将皮肤表面划分成许多菱形、三角形或多角形的微小皮丘,这些皮丘的深浅因人种、年龄、性别、营养状况及皮肤部位的不同而有所差异。健康皮肤的表面纹理细小、表浅、走向柔和,皮肤光滑细腻。孩童时期细腻的皮肤到了青春发育期以后,由于皮脂毛囊口的显露而变得粗糙。这在油性皮肤及一些化妆品的使用不当者更为明显。

5.皮肤的酸碱度　皮肤的酸碱度与皮肤的类型、性别及年龄有关。干性皮肤 pH 值≥7.0,中性皮肤 pH 值为 4.5～6.5,油性皮肤 pH 值≤4.0。男性皮肤倾向酸性,pH 值为 4.5～6,而女性 pH 值稍高,为 5～6.5。成人皮肤的 pH 值为 4.5～6.0,新生儿及幼儿为 6.0～7.0。成人皮肤的皮表脂膜中存在着脂肪酸,所以 pH 值较低。弱酸性的皮肤可以抑制体表部分细菌的生长,有一定的自净作用。适合皮肤常住菌群生长的 pH 值是 6.5～8.5,因此新生儿,幼儿的皮肤更适宜细菌的生长和增殖。所以,婴幼儿发生脓疱疮、毛囊炎、疖、肿的机会较成人多。

（二）影响皮肤健美的因素

皮肤是人体最外层的组织,因此外界环境对皮肤有着直接的影响,但其作为机体的一部分,同样受到人体内部环境的调控。总的来说,影响皮肤健美的因素主要有内源性和外源性两大类。

1.外源性因素

（1）生物学因素:人体皮肤常常受到生物和病原微生物的侵扰。各种微生物,如病毒、细菌、真菌等可引起皮肤的感染,从而影响皮肤的健美。病毒可引起带状疱疹;细菌可引起疖、痈、毛囊炎,杆菌可引起麻风;有些人与某些动植物接触后可出现荨麻疹。

（2）物理化学因素:皮肤因外界物理化学因素的刺激而受到损伤。由于皮肤直接与外界接触,日光、湿度、温度、风等因素都可能影响皮肤的性状。过冷可导致冻伤,过热可导致烧伤;过度日光照射可导致光毒性皮炎;一些药物、化学原料或化妆品可引起皮肤质地的改变,如长期使用糖皮质激素可引起皮肤萎缩、毛细血管扩张;某些化妆品的使用可引起接触性皮炎;按摩不当可引起皱纹等。

（3）光老化因素:日光中的紫外线,尤其是中波紫外线可导致皮肤的老化,称为光老化,表现为皮肤松弛、肥厚和深粗的皱纹,同时出现局部色素过度沉着,毛细血管扩张的现象。

2.内源性因素

（1）遗传因素:皮肤与遗传关系密切。有的人天生皮肤柔润光洁,而有的人生来皮肤黝黑、粗糙、油腻。一些损容性皮肤病也与遗传有关,如鱼鳞病、银屑病、毛囊角化病、雀斑等,都直接影响皮肤的健美。先天的不良会影响皮肤健美,大体有三个方面的原因:①父母的体质不好;②近亲婚配导致后代先天不足;③胚胎发育不良受到影响,如孕妇用药、饮酒、抽烟、营养失调等造成后代先天发育不好。

（2）年龄因素:随着年龄的增长,皮肤保持水分、维持表面湿润平衡的功能减弱,代谢的功能衰退,使表皮细胞抵抗力减弱,容易引起皮肤干燥及功能障碍。人过中年以后逐渐出现皮肤老化现象,而且日渐明显。首先,皮肤内部组织发生变化:皮肤表皮变薄,角质层通透性增大,弹性减弱,弹力纤维变性。其次,皮肤外表发生变化:皮纹加深,皮肤松弛,皮肤干燥。皮肤老化的程度受遗传、内分泌、营养、卫生状况、免疫等因素影响。

（3）病理生理因素：皮肤是人体内部器官、精神及周围环境的一个重要效应器官，当机体出现病理改变时都可引起皮肤组织性状和功能的改变。如甲状腺疾病、贫血、先天性心脏病、肝炎、维生素代谢异常、肾病等。

（4）心理因素：心理因素受到中枢神经的控制，可通过影响皮肤的代谢而引起皮肤状态的改变。当人的心情舒畅、开朗乐观时，交感神经处于兴奋状态，心排血量增加，皮肤血流量增加，皮肤则显得红润、容光焕发；若人在情绪低落时，副交感神经处于兴奋状态，会促进促黑素细胞激素的作用，使黑色素分泌增加，皮肤则显得色泽暗淡，出现色斑或影响皮脂代谢引发痤疮。急躁易怒、过度紧张、身心疲惫、工作不顺心、家庭不和睦、性生活不和谐等均可引起皮肤的衰老。

（5）营养与饮食习惯：暴饮暴食或偏食都会造成皮肤的不良反应。如嗜食甜食或肉类食品易使皮肤失去弹性，而过度节食会导致皮肤因失去营养而衰老松弛。

（三）皮肤的保养

年龄的增加、环境的污染、不良的生活习惯、工作性质、精神压力、睡眠质量、营养摄取的不均衡等各种因素的共同作用，往往会导致皮肤出现粗糙、缺乏弹性、皱纹、暗疮、肤色不均匀等现象，因此，我们要注意皮肤平时的保养。

1. 皮肤的清洁健康 皮肤具有很强的防御功能，是人体自然防御的第一道屏障。而清洁卫生是保持健康美丽的首要条件。皮肤表面极容易黏附粉尘、污物、微生物等，这些物质与皮脂、汗液、死亡脱落的表皮细胞及残留的化妆品相混合会形成污垢，阻塞毛孔和汗腺导管，影响皮肤的正常代谢，加速皮肤的老化，甚至会引起各种皮肤疾病，危害人体的健康。人的表皮约3周便会长出一层新的细胞，新生的细胞会促进死亡细胞的脱落，使其堆积在皮肤表面，因此要及时清除。一般正常皮肤每平方厘米有细菌6万～8万个。多数存在于皮表脂膜和角质层之间，及毛囊、汗腺开口处。正常情况下，由于皮肤的完整性、免疫力和皮表脂膜中的脂肪酸的作用，即使存在细菌也不会引发皮肤的疾病。但在高温、潮湿的环境下，大量的汗液改变了皮肤的pH值，汗液一时无法完全蒸发，引起汗腺导管口浸渍、阻塞，再加上皮肤表面细菌的作用，就容易导致汗腺管口炎（即痱子）。同时，过量的汗液造成皮肤角质层浸渍，皮肤抵抗力下降，细菌就从毛囊汗腺开口处入侵，而引起毛囊炎、疖、汗腺疖（又称假疖式热疖头）。另外，潮湿温热的皮肤，又十分适合浅部真菌的生长繁殖，从而导致体癣、手足癣的发病率显著增加，甚至面部也可发生体癣。因此只有保持皮肤的清洁，才会使皮肤健康。主张用冷热水交替洗脸，一般认为40℃左右的温水洗脸，每周至少用海绵擦洗脸两次，一方面可以促进皮肤表面的血液循环，一方面有利于脱落细胞的清洗，比较适合皮肤健美的要求。

2. 皮肤的休整 皮肤作为人体重要的一部分需要合理的休息与呵护。长期生活作息不规律容易造成面容憔悴，皮肤缺乏光泽，眼周皮肤常出现色素沉着，这些都是皮肤没有得到休整的疲劳表现。皮肤的代谢在夜间最为旺盛，血液供应也最为充足。充足的睡眠可以使皮肤的微血管得到充足的血液供应。在夜间人体的肌肉、脏器尤其是消化系统都处于相对平静的状态。血液可充分达到皮肤层，为其提供充足的营养，营养的充分不仅使皮肤变得红润有光泽，还起到消除疲劳、预防和延缓皮肤衰老的作用。所以，人们常说皮肤的美丽是在睡眠中孕育的。另外适度的体育锻炼，也可增强机体和皮肤的新陈代谢，及时排除毒素，提高机体免疫力，使皮肤健美。

3. 皮肤的防晒 过度的日光照射，会加速皮肤老化，日光中的紫外线会对皮肤造成伤害。不同波长的紫外线作用于皮肤的深度也不同，波长越长其穿透力就越强。UVA波段，波长315～400 nm，又称为长波黑斑效应紫外线，即长波紫外线。在任何地区全年存在，它不仅可以穿透玻璃，而且80%的UVA可以穿透真皮上部，作用于血管及其他组织，能被真皮中的黑

197

色素、血红蛋白、胆红素吸收,导致皮肤变黑,远期积累效应是皮肤老化。UVB波段,波长280~315 nm,又称为中波红斑效应紫外线,即中波紫外线。它是引起日晒性红斑最主要的部分。可被玻璃所阻挡,主要被表皮吸收,能产生自由基,使真皮浅层胶原纤维发生嗜碱性变,称为胶原纤维弹力性变,并随病变的发展其范围越来越广,部位越来越深,真皮浅层小血管也受其影响。UVC波段,波长100~280 nm,又称短波灭菌紫外线,即短波紫外线。它可以破坏细胞生物膜,损伤DNA,杀灭微生物。但穿透力较弱,全部被大气臭氧层吸收,不能到达地球表面。因此,UVA和UVB是造成皮肤光损伤的主要紫外线。我们应当避免直接在烈日下暴晒,使用遮阳伞或涂抹防晒产品。防晒产品是指能够吸收和散射紫外线,避免或减轻皮肤晒伤或晒黑的化妆品。选购防晒产品时,要看产品的防晒系数(SPF)。防晒系数是评价防光剂防止紫外线晒伤作用的一个指标。SPF越高,所给予的保护就越大。根据不同的皮肤及其对紫外线敏感的程度不同,环境、季节等因素,选择使用合适的防晒产品。一般来说普通皮肤选择SPF为8~12的防晒产品,光敏感皮肤者选择SPF为12~20的防晒产品,野外、登山、雪地、海滨环境下应选择SPF为20以上且防水的防晒产品。防晒产品的有效防晒时间为2~4小时,即普通为4小时,野外强紫外线照射为2小时。

4. 皮肤的防冻 寒冷是皮肤健美的一大不利因素,在寒冷干燥的环境下,皮肤血管收缩,血流量减少,组织供氧降低,皮肤的营养供给受到影响。同时,皮脂腺、汗腺的分泌也明显减少,而暴露在干燥寒冷空气中的皮肤表层,会不断地蒸发水分。因此,常会出现皮肤干裂、脱屑,在寒冷而潮湿的环境中,皮肤表层的隔热作用消失,会发生皮肤小动脉痉挛性收缩。时间一长,血管麻痹、扩张,继而发生静脉淤血,造成微循环障碍。当毛细血管扩张伴通透性增加、血浆外渗造成皮肤局部水肿时,因寒冷而引起的皮肤病就相继发生,如冻疮、寒冷性多形红斑等。若不及早治疗,就会出现水疱、溃破、糜烂、渗出和结痂等。严重者可发展为溃疡或继发感染,留下色素沉着斑或萎缩性瘢痕,明显影响皮肤的美观。防止皮肤冻伤应从气候刚变冷时就开始,要在膳食中适当添加一些维生素(尤其是维生素A、维生素D)以及脂肪含量丰富的食物,如猪肉、蛋黄、牛奶、动物内脏、胡萝卜等,也可在容易冻伤的部位涂抹一层薄薄的护肤霜,并进行按摩,促进该部位的血液循环。在防冻的同时,要有意识地循序渐进地进行体育锻炼,提高抗寒能力,如多参加户外活动。另外,要缩小室内外的温差,不要把房间里的温度调得过高,以免骤冷骤热引起皮肤冻伤。

三、皮肤的健美与营养膳食

健康的身体需要营养,同样,美丽的肌肤也离不开合理的营养膳食,饮食是皮肤健康的重要基础。如果长时间饮食结构不合理,会使皮肤变得粗糙、暗淡。因此均衡营养与皮肤的健美有着密不可分的关系。任何一种营养物质的缺乏,都可能引起人体结构的变化,从而导致疾病甚至影响皮肤美观。皮肤的营养主要来自食物,食物经消化吸收后可由内而外滋养皮肤,这绝不是营养化妆品能够达到的效果。蛋白质、脂肪和碳水化合物都是皮肤所必需的营养成分,维生素和微量元素能够影响皮肤正常的代谢及生理功能。食物中所含的营养成分各不相同,有的含蛋白质偏多,有的含脂肪偏多,有的富含碳水化合物或维生素,因此,日常饮食应摄入多样、均衡和适量的营养成分,避免偏食,全面合理的营养才是皮肤健美的关键。根据调查发现目前的饮食结构不是营养不足,而是营养过剩、饮食结构不合理。多食蔬菜、水果、瘦肉、鱼类等可增进皮肤的光泽和弹性,保持皮肤的健美对皮肤美容十分有益。

(一)健美皮肤的饮食原则

要使饮食美肤的效果显著,日常饮食应遵循以下三大原则。

1. 食物多样化 饮食对皮肤的健美作用是不可忽视的。蛋白质、脂肪、碳水化合物、维生素和微量元素均是皮肤所必需的营养成分,会影响皮肤正常的代谢及生理功能。营养物质主要来源于食物,但由于每种食物所含营养物质的种类和数量不同,且任何一种食物都不可能提供全面的营养物质,因此,人体必须从多种食物中摄取各种营养物质,在饮食上做到食物多样化。

2. 保持酸碱度 皮肤的健美与血液中的酸碱度有关,偏酸时,汗液中的尿素、乳酸经皮肤排出,久而久之会使皮肤变粗糙而失去弹性。根据食物在体内代谢产物的酸碱性不同,可将食物分为碱性食物和酸性食物两大类。酸碱性质不同的食物对皮肤有着不同的作用。酸性食物氧化时产生一种分解物,可使皮肤形成色素斑。因此,除了控制酸性食物如鱼、肉、蛋等的过多摄入外,还应多吃含微量元素丰富的食物,借此中和体内产生的酸性物质,从而使血液处于弱碱性,保持皮肤的细嫩和柔软。饮食除了要注意营养的均衡,食物多样化外,还需注意日常饮食的酸碱性。人体酸碱度的失衡,不仅影响肌肤的健美,而且可能会导致许多疾病的发生。

(1)酸性食物:正常情况下,血液呈碱性,但是为机体补充蛋白质、糖和能量的营养物质大多是酸性食物,而长期摄入酸性食物可导致血液酸化,血液长期呈酸性可导致细胞新陈代谢降低,大脑功能和神经功能退化,记忆力减退,抵抗力下降,人体容易感觉到疲劳;还可使皮肤变得粗糙、皱纹增多、弹性下降、色素沉着。对血液影响比较大的酸性食物有猪肉、鸡肉、牛肉、蛋黄、奶油、奶酪、大米、荞麦、白酒、白糖等。

(2)碱性食物:食物的酸碱性与品尝到的食物味道并不一致,如柠檬和番茄都有明显的酸味,但属碱性食物。碱性食物可以促进血液循环,防止皮肤粗糙和老化。碱性食物可中和酸性物质,维持机体正常的体液环境。碱性食物有菠菜、胡萝卜、芹菜、番茄、竹笋、马铃薯、草莓、西瓜、柑橘、葡萄、栗子、咖啡等。

作为我国居民主食的大米、面粉均属于酸性食物,加上进食肉类较多,而肉类也多为酸性食物,因此,我国人体体液趋于酸性,这对人体健康和皮肤健美都有着很大的影响。水果、蔬菜多为碱性食物,想要保持皮肤的光滑和滋润,应注意酸碱食物的合理搭配。

3. 适当控制食量 少量多餐有助于健康。脾胃运转正常,才能保持皮肤的滋润。临床实践证明:过度饮食会加重肠胃的负担,导致脾胃虚损,使面色苍白、皮肤松弛。在注重食物多样化、合理搭配酸碱性食物的基础上,每餐适当控制进食量有助于身体健康。

(二)健美皮肤的营养建议

健美皮肤的营养建议有以下几个。

1. 富含类胡萝卜素的食物 各种红色、橙色、黄色的水果,胡萝卜,深绿色蔬菜。

2. 富含维生素 C 的食物 柚子、枣、绿色蔬菜。

3. 富含维生素 E 的食物 榛子、杏仁、麦胚、植物油。

4. 富含黄酮类化合物的食物 苹果、柑橘、洋葱、豆类、谷物、果仁、葡萄籽、红葡萄酒、绿茶。

5. 富含硫辛酸的食物 肉类、肝脏、菠菜、马铃薯。

6. 富含微量元素硒的食物 肉类(禽、鱼肉及肝脏)、谷类、奶类。

本章小结

口腔保健涉及口腔医学的各个方面,口腔问题的出现可能会导致或加剧一些全身性疾病的发生。通过预防减少口腔疾病的发生和发展,保证良好的口腔健康与功能。只有控制好口腔健康才能更好地保证整个身体的健康状况。

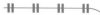

参考答案

Note

能力检测

论述题

1. 刷牙的方法有几种？

2. 老年人口腔保健应注意的方面。

3. 影响皮肤健美的因素。

参 考 文 献

[1] 潘可风.口腔医学美学[M].2版.北京:人民卫生出版社,2009.

[2] 沙涛.医学美学[M].2版.北京:人民卫生出版社,2014.

（苏晓亚）